LE TRAITEMENT CHIRURGICAL

DE

L'EXSTROPHIE DE LA VESSIE

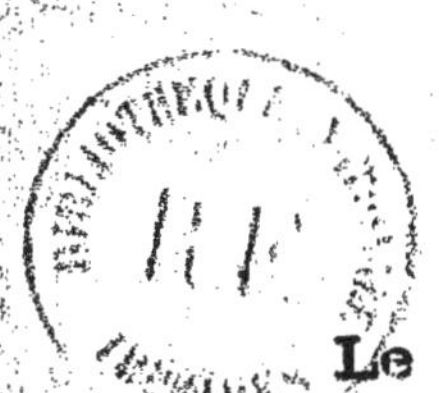

PAR

Le Docteur Albert KATZ

ANCIEN INTERNE DES HOPITAUX ET DE LA MATERNITÉ DE PARIS

Préface du Dr Paul SEGOND

PROFESSEUR AGRÉGÉ A LA FACULTÉ DE MÉDECINE DE PARIS

PARIS

G. STEINHEIL, ÉDITEUR

2, RUE CASIMIR-DELAVIGNE, 2

1903

LE TRAITEMENT CHIRURGICAL

DE

L'EXSTROPHIE DE LA VESSIE

LE TRAITEMENT CHIRURGICAL

DE

L'EXSTROPHIE DE LA VESSIE

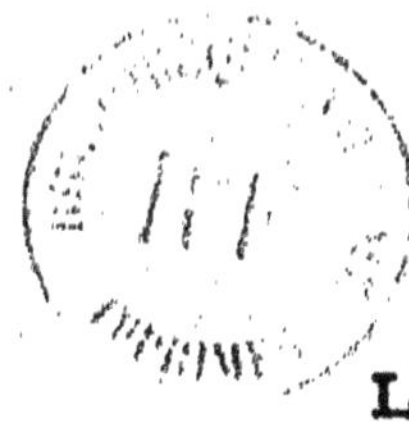

PAR

Le Docteur Albert KATZ

ANCIEN INTERNE DES HOPITAUX ET DE LA MATERNITÉ DE PARIS

Préface du Dr Paul SEGOND

PROFESSEUR AGRÉGÉ A LA FACULTÉ DE MÉDECINE DE PARIS

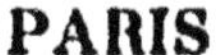

PARIS

G. STEINHEIL, ÉDITEUR

2, RUE CASIMIR-DELAVIGNE, 2

1903

A M. le Professeur Agrégé PAUL SEGOND

CHIRURGIEN EN CHEF DE LA SALPÊTRIÈRE
OFFICIER DE LA LÉGION D'HONNEUR

Je vous dédie, mon cher et vénéré Maître, ce modeste travail, en témoignage de mon affection, de ma reconnaissance et de mon respectueux dévouement.

A MA CHÈRE FEMME

A M. le Docteur QUEYRAT

MÉDECIN DE L'HOPITAL COCHIN

Vous avez été pour moi, dans plus d'une circonstance, d'une bonté et d'un dévouement tels, que je ne saurai jamais vous témoigner toute ma reconnaissance.

PRÉFACE

L'exstrophie vésicale est une infirmité trop navrante, en vérité, pour que depuis les premières tentatives opératoires de Dupuytren, de Delpech, de Simon (de Saint-Thomas hospital), et de J. Roux (de Toulon), les chirurgiens n'aient pas tout fait pour la guérir ou tout au moins pour atténuer ses pénibles inconvénients. La variété des opérations imaginées en témoigne ; mais, ainsi qu'il arrive, cette richesse de notre technique n'est qu'apparente. Elle est même la preuve que la solution parfaite du problème chirurgical reste à trouver et démontre en définitive notre impuissance, jusqu'ici complète, à trouver mieux que des expédients.

Sans doute ce triste vice de conformation n'a pas toujours la même incurabilité. De l'épispadias simple, qui en est comme le premier degré, à l'exstrophie complète, il y a de nombreux intermédiaires, et les sujets qui ont la bonne fortune de répondre aux premiers termes de cette série ascendante sont parfois justiciables d'une réparation moins décevante que les autres. Mais, en présence de l'exstrophie complète, il n'y a pas à se leurrer, et je m'étonne qu'il y ait encore des chirurgiens assez confiants pour croire à la possibilité de donner aux infirmes de cette catégorie un réservoir vésical continent, voire même la faculté de satisfaire leurs appétences sexuelles avec un appareil génital de forme convenable.

Pour ma part, après avoir opéré plusieurs exstrophiés et travaillé la question de près, je persiste à penser que ce rêve n'est pas réalisable: un tel vice de conformation ne saurait être réparé, il ne peut être que pallié. L'exstrophié dont les surfaces muqueuses sont bien protégées par une autoplastie convenable et dont les urines peuvent se collecter dans un appareil approprié n'a plus à chercher de sort meilleur. Voilà la vérité, et voilà pourquoi les procédés autoplastiques purs et simples restent, en somme, les procédés de choix.

Par contre, il est à coup sûr indiqué de réduire à leur minimum les inévitables imperfections des réparations de cette nature, et l'une d'elles, en particulier, mérite, je crois, très attentive correction. Je veux parler des concrétions calculeuses dont les exstrophiés souffrent si souvent lorsqu'on se contente d'appliquer une sorte de couvercle cutané sur leur vessie ouverte, sans se préoccuper autrement de la nature des tissus avec lesquels l'urine va désormais prendre contact.

Or, telle est bien la caractéristique des procédés autoplastiques en usage. Ils donnent un réservoir vésical dont la paroi antérieure n'est faite que de tissu cicatriciel et, par conséquent, la complication en question trouve ainsi les meilleures chances de se produire. Et c'est malheureusement ce qui a lieu trop souvent. Les dépôts calculeux qui se forment dans ces conditions sont parfois très volumineux. Petits ou gros, ils sont en tous cas fréquents et comportent toujours un pronostic des plus réservés. Il est donc urgent de mettre les opérés à l'abri d'une pareille éventualité, et, qu'il me soit permis de le rappeler, c'est précisément là le perfectionnement particulier que je crois avoir réalisé, en imaginant le procédé autoplastique spécial auquel on a bien voulu donner mon nom (1).

(1) *Traitement chirurgical de l'exstrophie de la vessie. — Note sur un nouveau procédé opératoire. — Congrès français de chirurgie*, IVe session, octobre 1889, et *Annales des maladies des organes génito-urinaires*, avril 1890.

En procédant comme je l'ai conseillé, le nouveau réservoir se construit, en effet, avec la vessie elle-même, l'urine ne peut donc ultérieurement trouver que des surfaces muqueuses sur son passage, sans prendre contact, avec la moindre surface cicatricielle, et par conséquent le desideratum anatomique poursuivi est réalisé tout à fait. Quant au résultat clinique, il est bien tel qu'on peut le souhaiter. Les sujets opérés de cette manière ne fabriquent ni pierres, ni graviers dans leur vessie nouvelle. Je puis, aujourd'hui, l'affirmer par expérience, et, comme je reste convaincu qu'il n'y a guère mieux pour un exstrophié qu'une bonne autoplastie, j'en arrive toujours à cette conclusion que, dans le traitement de l'exstrophie totale, mon procédé réalise le maximum de nos possibilités réparatrices.

Ces quelques idées générales jointes aux observations de mes opérés constituent les seuls documents personnels donnés à mon interne et ami Katz, lorsque je lui ai conseillé de prendre le traitement de l'exstrophie comme sujet de thèse inaugurale. Sujet intéressant, sans doute, mais sujet bien ingrat aussi, et quand j'ai pu mesurer les recherches que l'auteur de ce travail a dû faire pour lui donner une belle tournure, la crainte m'est souvent venue de lui avoir confié un labeur vraiment trop ardu.

Katz s'est lui-même chargé de dissiper mes appréhensions premières. Prenant sa tâche à cœur, il lui a donné de longs mois d'étude. Non content de lire, d'approfondir et de commenter, avec autant de bon sens que de conscience, tout ce qui a été publié sur le sujet, ce qui est déjà beaucoup, il a voulu pousser les choses plus loin et pouvoir dire à ses lecteurs quelle était l'opinion exacte des chirurgiens de tous pays ayant travaillé le même sujet et surtout quel était le sort réel de leurs opérés, au jour même de la publication de son propre travail.

Les difficultés d'une pareille entreprise sont trop évidentes pour qu'il ne soit nécessaire de faire observer à quel point Katz s'est ici montré soucieux de la perfection.

En m'exprimant comme je viens de le faire, je tiens à bien établir que mon amitié pour l'auteur n'influence point mon jugement. Certes, mon amitié pour lui est grande, autant que mon estime pour ses qualités d'homme, de travailleur et de chirurgien, mais ces sentiments privés n'ont rien à voir, je le répète, avec l'intérêt que m'a naturellement inspiré la lecture d'une thèse complète, méthodique, bien pensée et richement pourvue de planches explicatives clairement dessinées. Dernier détail qui, dans le cas particulier, n'est pas à dédaigner !

Bref, c'est uniquement en vertu des seules et réelles qualités de l'ouvrage, qu'il m'est aujourd'hui donné de le présenter au public médical comme une monographie de premier ordre et comme le seul travail d'ensemble actuel permettant d'étudier et de juger, en parfaite connaissance de cause, tous les procédés conseillés contre l'exstrophie, depuis les plus anciens et les plus classiques jusqu'aux opérations nouvelles et si peu connues qui ont été pratiquées à l'étranger durant ces dernières années. Le thèse de Katz a donc aussi les attraits d'une revue critique venant à son heure. Elle marque vraiment une date dans l'histoire du traitement chirurgical de l'exstrophie de la vessie.

Paul Segond.

Juillet 1903.

CHAPITRE PREMIER

INTRODUCTION. — HISTORIQUE

Au Congrès des chirurgiens russes tenu à Moscou en décembre 1901, le professeur Soubotine, de Saint-Pétersbourg, proposa un procédé opératoire nouveau pour le traitement de l'exstrophie de la vessie : ce procédé consiste dans la dérivation des urines dans un réservoir fait *aux dépens* du rectum, mais complètement séparé de celui-ci, ce qui permet au malade une miction volontaire par l'anus tout en évitant le contact des urines avec le contenu intestinal. Au cours d'un voyage d'instruction médicale, fait à l'étranger, j'ai eu l'occasion d'examiner les deux premiers opérés du chirurgien russe et d'apprécier les magnifiques résultats qu'il a obtenus. Une note publiée, à mon retour à Paris, sur l'opération de M. Soubotine (1), deux cas d'exstrophie que j'ai eu l'occasion d'opérer moi-même, m'ont incité, sur le conseil de mon maître, M. Segond, à entreprendre quelques recherches cliniques et expérimentales sur ce sujet et ont été le point de départ de ce travail.

Le moment me paraît d'ailleurs opportun pour une revue critique du traitement chirurgical de cette pénible infirmité : des opérations nouvelles, pratiquées à l'étranger depuis une quinzaine d'années, sont peu connues chez nous ; de plus, le nombre des cas opérés, soit en France, soit à l'étranger, est actuellement considérable, puisque j'en ai pu colliger plus de trois cents ; et ce matériel abondant permet aujourd'hui une étude comparative des avantages et des inconvénients des nombreux procédés opératoire dirigés contre l'exstrophie.

Mais avant d'entreprendre l'étude de ces procédés, leur appréciation et leur comparaison, je désire indiquer quelques points de l'histoire chirurgicale de l'exstrophie et faire un court aperçu de ses caractères anatomiques, afin de bien mettre en relief les difficultés que le traitement chirurgical de cette malformation a à surmonter et les ressources employées par la médecine opératoire pour avoir raison de ces difficultés.

Le premier cas d'exstrophie de la vessie qu'on trouve dans la littérature médicale date de 1595 et est dû à Schenk (2). Mais aussi bien ce dernier, que beaucoup d'autres auteurs qui ont rapporté après lui des cas d'exstrophie, n'avait aucune idée sur la nature de cette malformation, décrite alors sous le nom de *tumeur fongueuse congénitale de la vessie*. C'est ainsi que James Morvatt (3), méconnaissant complètement l'anatomie de cette tumeur fongueuse, essaya, chez un nouveau-né atteint d'exstrophie, d'obturer complètement, à l'aide de compresses et de bandelettes adhésives, les orifices urétéraux. Johannes Buxtorff (4), dans l'idée que cette fongosité représentait une hernie congénitale de la ligne blanche, réduisit la tumeur et la maintint dans l'abdomen après avoir complètement obturé la fente abdominale par des bandes enduites d'emplâtre ; la tentative eut naturellement une issue fatale.

C'est à Devilleneuve (5) qu'on doit la première notion exacte de la nature de cette fongosité.

Dans un mémoire « sur une nouvelle espèce de hernie naturelle de la vessie urinaire », cet auteur, étudiant la nature de la malformation, reconnut que la tumeur rougeâtre, située entre l'ombilic et les pubis, et constamment mouillée d'urine, est constituée par la surface interne de la vessie éversée.

Chaussier (6) donna à cette malformation le nom *d'exstrophie*, nom qu'elle a gardé depuis en France ; à l'étranger, on la désigne souvent sous le nom « d'ectopie » et aussi sous celui d' « inversion de la vessie ».

A partir du travail de Chaussier, le nombre des cas d'exstrophie cités dans les recueils augmente rapidement, et dès 1805 Duncan put rassembler 50 cas ; en 1833, Velpeau (7) basa la description de l'exstrophie sur près de 100 cas colligés dans les auteurs. Dès que la nature exacte de l'exstrophie fut reconnue, commencèrent les tentatives thérapeutiques. Au début, ces tentatives se bornaient à la recherche d'appareils capables de protéger la muqueuse vésicale constamment irritée par son contact avec l'extérieur et de recueillir l'urine. Bonn (8), Rose (9), Jurine (10) construisirent des appareils perfectionnés qui soulagèrent nombre d'exstrophiques. Pipelet (11) essaya d'introduire et de laisser à demeure dans les uretères des sondes adaptées à un urinal fixé à la région hypogastrique. Ces tentatives et celles du même genre faites par Breschet (6) n'eurent aucun succès, les sondes urétérales ayant provoqué chez les malades des douleurs intolérables.

Chassaignac (12), ayant observé que chez beaucoup d'exstrophiques les uretères dilatés gardaient quelquefois des quantités assez grandes d'urine, essaya d'utiliser cette particularité pour le traitement et fit l'essai suivant : à l'aide de bougies, il obstrua temporairement les embouchures urétérales, dans la pensée que les uretères, derrière l'obstacle formé par les bougies, se dilateraient et qu'il lui serait possible de transformer les uretères en réservoirs qui se substitueraient au réservoir vésical absent.

La tentative de Chassaignac échoua, ainsi du reste que celles de Breschet (13) et de Gibb (14), faites dans le même ordre d'idées ; des symptômes menaçants de rétention d'urine forçaient en effet les chirurgiens à interrompre un traitement long et dangereux.

Bouisson (15) proposa théoriquement de comprimer les uretères à l'aide de serre-fines, qui auraient permis l'accumulation de l'urine dans les uretères et son évacuation intermittente ; mais cet essai ne fut jamais, que je sache, appliqué.

A Dubois et Dupuytren (16) revient le mérite d'avoir conçu, dès 1806, le premier traitement rationnel de l'exstrophie ; ces auteurs se proposaient de réduire la vessie en rapprochant, à l'aide d'un bandage compressif, les deux pubis et les lèvres de l'hiatus abdominal et d'obtenir leur réunion, et leur procédé donna quelques résultats satisfaisants entre les mains de Demme (17) et de Friedinger (18).

Mais l'idée de guérir l'exstrophie par une *opération sanglante* appartient à Delpech (19), qui proposa de traiter cette malformation par une opération autoplastique ainsi conçue :

Taille d'un lambeau cutané pris dans la région hypogastrique ; torsion du lambeau autour de son pédicule et suture de ses bords aux bords avivés de la vessie.

Telles furent, jusqu'en 1851, les seules tentatives dirigées contre l'exstrophie de la vessie. Cette même année, Simon (de Saint-Thomas' Hospital) eut le mérite de concevoir et d'exécuter une intervention originale et hardie en abouchant les uretères d'un garçon atteint d'exstrophie, dans le rectum. L'année suivante, J. Roux (de Toulon), qui ignorait l'opération de Simon, traça le plan de deux méthodes opératoires, dont l'une avait pour principe d'ouvrir les uretères dans le rectum, et la seconde consistait à remplacer, à l'aide d'un lambeau cutané, la paroi antérieure de la vessie et à former ainsi un réservoir qui s'ouvrirait dans la gouttière uréthrale, que l'on transformerait plus tard en un canal susceptible d'être fermé par un constricteur élastique.

A partir de ce moment se dessinent les trois grandes méthodes entre lesquelles aura à choisir tout traitement opératoire de l'exstrophie : 1° *la reconstitution autoplastique de la paroi vésicale absente ;* 2° *la réunion des bords de la vessie :* 3° *la dérivation du cours des urines.*

Mais, malgré les opérations les plus brillantes, les résultats sont encore médiocres, et le traitement de cette malformation continue à faire le désespoir des chirurgiens. C'est, qu'en effet, l'exstrophie est une malformation complexe, qui porte en elle-même les éléments qui rendent son traitement si aléatoire. Aussi, avant d'étudier les nombreux procédés opératoires applicables au traitement de l'exstrophie, vais-je indiquer les quelques particularités anatomiques qui expliquent les grandes difficultés que doit surmonter la thérapeutique chirurgicale.

CHAPITRE II

ANATOMIE PATHOLOGIQUE

L'exstrophie de la vessie est une malformation congénitale qui résulte de ce que la paroi antérieure de l'abdomen au niveau de la région hypogastrique, celle de la vessie et de l'urèthre ne se sont pas fermées sur la ligne médiane. On peut se faire une idée de cette malformation en fendant sur un cadavre la paroi supérieure de l'urèthre, la symphyse pubienne, la paroi antérieure de la vessie et de l'abdomen, et en écartant largement les pubis (8) : de cette façon, on étale la surface interne de la vessie qui se continue au dehors avec les lèvres de la paroi abdominale, et on réalise artificiellement l'aspect de l'exstrophie vésicale. A la vérité, cette exstrophie artificielle n'est qu'un schéma, car la malformation congénitale comporte toute une série de lésions que l'exstrophie artificiellement obtenue ne saurait reproduire et que nous allons passer rapidement en revue ; certaines d'entre elles ont en effet une importance primordiale pour le choix du procédé opératoire.

L'exstrophie de la vessie n'est pas une, et entre l'épispadias simple et l'ectopie complète de la vessie avec éventration, il y a toute une série de malformations intermédiaires. Les considérations qui suivent, de même que les procédés opératoires que nous allons étudier, ne concernent que l'exstrophie complète sans éventration, et nous laissons complètement de côté l'épispadias compliqué de simple fissure vésicale, malformation peu complexe et facile à guérir.

Dans l'exstrophie complète, la vessie forme une tumeur rougeâtre, qui occupe l'hypogastre et la région prépubienne, et sur laquelle s'applique, chez l'homme, un tubercule aplati qui masque la vessie à sa partie inférieure : ce tubercule représente la verge, rudimentaire.

Pour bien examiner la muqueuse vésicale, il faut attirer en bas le rudiment de pénis ; on voit alors que la partie supérieure de la muqueuse est presque sèche et d'une couleur rose pâle, alors que la partie inférieure est d'un rouge vif et constamment humide. Cette différence d'aspect est due à ce que les uretères s'ouvrent le plus habituellement à la partie inférieure de la surface vésicale, dans la partie cachée par le tubercule pénien.

Il arrive quelquefois que des îlots épidermiques s'avancent de la périphérie de la vessie vers son centre et envahissent la muqueuse sur une certaine étendue. Cette tendance à l'épidermisation avait autrefois incité Earle (20) à tenter la transformation totale de la muqueuse vésicale en épiderme par des cautérisations répétées ; mais ce processus de transformation épidermique ne se fait que par îlots, et jamais l'épidermisation n'envahit toute la muqueuse.

Les uretères, avons-nous dit, s'ouvrent à la partie inférieure de la vessie ; leurs embouchures siègent le plus souvent au sommet de deux petits mamelons, repères précieux pour le cathétérisme des uretères au cours des opérations ; pendant le sommeil anesthésique, il arrive, en effet, que l'écoulement de l'urine cesse, et la recherche des orifices urétéraux deviendrait alors d'une difficulté extrême sans le repère fourni par ces mamelons.

Sur le pourtour de la vessie, on observe toujours des bandes cicatricielles très marquées, surtout à la partie supérieure, et dues à ce que l'ombilic est étalé à ce niveau et difficilement reconnaissable.

Le *pénis* est étalé, aplati de haut en bas et très court. Sur la face supérieure, tout à fait en arrière, il est facile de reconnaître avec un peu d'attention un cul-de-sac médian, l'utricule prostatique, et, des deux côtés de celui-ci, deux orifices fins permettant l'introduction d'une soie de sanglier et qui sont les orifices des canaux éjaculateurs.

En avant, le pénis se termine par une éminence aplatie, le gland, au-dessous duquel pend un prépuce, d'ordinaire *très déve-*

loppé, en tablier ; c'est ce développement qui a donné à Le Fort l'idée de ramener le prépuce par-dessus la verge pour en faire une paroi supérieure à la gouttière uréthrale.

Le *scrotum* est très étalé transversalement, à cause de l'écartement des pubis. Les *testicules* sont souvent remontés ; en effet, les canaux déférents ne sont pas assez longs pour faire l'énorme trajet que leur impose l'écartement des pubis. D'ailleurs, tous les organes de la région, vessie, pénis, scrotum, périnée, sont tirés en largeur par suite de l'absence de symphyse.

Chez la femme, l'urèthre est aussi en épispadias ; le clitoris est fendu en deux, et les petites et grandes lèvres, très écartées, ne forment pas en haut de commissure.

En déprimant la vessie, on peut la réduire plus ou moins dans l'abdomen et cette réduction permet de reconnaître que la symphyse pubienne n'existe pas ; l'écartement des deux pubis mesure d'habitude de 4 à 8 centimètres, quelquefois jusqu'à douze et quatorze.

La dissection de la région nous révèle plusieurs particularités qui sont d'un grand intérêt pour le chirurgien. Ce qui frappe d'abord, quand on dissèque un sujet atteint d'exstrophie, c'est l'hypertrophie considérable de la paroi vésicale.

Cette hypertrophie est due à deux causes : en premier lieu, la vessie exstrophique remplace dans la région hypogastrique la paroi abdominale qui manque à ce niveau ; la pression abdominale porte donc directement sur la vessie, et celle-ci s'hypertrophie pour lutter contre la pression.

A cette hypertrophie fonctionnelle s'ajoute encore celle qui a comme point de départ la cystite chronique, dont sont atteintes la plupart des vessies exstrophiques. En contact direct avec l'extérieur, constamment souillée par les linges, inoculée par le suintement septique de l'eczéma presque constant de la peau qui l'avoisine, la muqueuse, toujours enflammée, s'épaissit considérablement.

Cette hypertrophie a une conséquence des plus fâcheuses : les uretères se trouvent comprimés dans leur traversée intrapariétale et leur calibre se rétrécit dans la portion terminale. Au rétrécissement urétéral dû à la compression vient s'ajouter encore la sténose provoquée par l'urétérite chronique. Celle-ci est fréquente, ce qui ne saurait étonner quand on songe que les uretères s'ouvrent à fleur de peau sur une surface constamment infectée.

L'urine a donc un écoulement *difficile* chez la plupart des exstrophiques. L'uretère doit lutter contre l'obstacle constitué par le rétrécissement, d'où hypertrophie des parois urétérales et dilatation si fréquemment observée du calibre des uretères. De plus, un uretère qui ne se vide pas est une proie facile à l'infection, et ainsi s'explique la fréquence de la pyélonéphrite, à laquelle est due la grande mortalité des exstrophiques. Dans une statistique établie par Vigneau (2), on voit que sur 71 exstrophiques 10 moururent entre 10 et 20 ans, 17 entre 20 et 40 ans, 5 entre 40 et 50 et un seul atteignit l'âge de 70 ans.

C'est à la fréquence de la néphrite que l'on doit aussi nombre de morts post-opératoires dans la méthode de dérivation intestinale des urines qui, par l'abouchement des uretères dans un milieu septique par excellence, expose à l'infection ascendante des reins en état de moindre résistance.

L'hypertrophie vésicale, avec ses complications habituelles, rétrécissement de la portion terminale des uretères, rétrodilatation des mêmes conduits derrière l'obstacle et altération des reins, est donc un facteur considérable de gravité, avec lequel doit compter la chirurgie réparatrice de cette infirmité.

Il y en a un autre, non moins grave, dû à l'*absence du sphincter vésical*.

Si, vue anatomiquement, l'exstrophie peut être considérée comme un degré plus avancé de l'épispadias, au point de vue chirurgical il n'y a aucun rapprochement à faire entre ces deux affections :

Chez l'épispade, même atteint d'incontinence, le sphincter vésical existe toujours, et il suffit de remédier à la malformation par la suture des bords avivés de l'urèthre pour que l'incontinence cesse.

Chez l'exstrophique, il en est tout autrement : il y a bien, dans l'épaisseur de la tunique vésicale et au niveau du col, des fibres musculaires lisses, mais ces fibres ne peuvent pas jouer le rôle de sphincter même après l'affrontement le plus minutieux des bords de la vessie et de l'urèthre.

Chez le sujet normal, le sphincter interne à fibres lisses n'appartient pas, à proprement parler, à la vessie ; il est une dépendance de la musculature uréthrale, et ses fibres sont particulièrement développées au niveau de la prostate ; or, la prostate manque souvent, ou elle est peu développée chez les exstrophiques.

Enfin, le périnée, qui par son sphincter externe de l'urèthre contribue si efficacement à l'occlusion de la vessie normale, est lui-même très atrophié chez les sujets atteints d'exstrophie.

L'absence d'un appareil sphinctérien est aujourd'hui presque universellement admise. Trendelenburg a pourtant toujours combattu cette opinion ; à l'autopsie d'un exstrophique opéré par ce chirurgien, Thierfelder trouva une prostate bien développée et pourvue d'un stroma musculaire très riche en fibres lisses ; cette autopsie est l'unique fait sur lequel Trendelenburg base sa conviction ; à sa suite, plusieurs chirurgiens se sont efforcés de reconstituer, par la suture exacte de ses bords, un réservoir vésical, se flattant de restituer ainsi au sphincter hypothétique sa contractilité et de faire cesser l'incontinence.

Je dois dire dès maintenant que les résultats obtenus n'ont pas répondu à l'espoir qu'avaient nourri Trendelenburg et son école.

La face postérieure de la vessie est en rapport direct avec le péritoine, qui, après avoir quitté la vessie, s'insinue, chez l'homme, entre les rudiments de la prostate et la face antérieure du rectum, sur laquelle il se réfléchit ; le cul-de-sac de Douglas descend habituellement très bas ; sur deux pièces que j'ai pu disséquer, le fond de ce cul-de-sac était distant de l'anus de 3 centimètres à peine ; sur deux pièces examinées, à ma demande, par le docteur Pétroff, assistant à la clinique chirurgicale du professeur Soubotine (1) à Saint-Pétersbourg, le fond du cul-de-sac de Douglas était aussi à très petite distance de l'anus.

La profondeur du cul-de-sac péritonéal présente un grand intérêt, car dans certaines interventions pour exstrophie, on dérive le cours des urines en établissant une fistule vésico-rectale ; dans ces manœuvres, on ouvre toujours le cul-de-sac péritonéal, et plusieurs chirurgiens, Soubotine, Desjardin (de Liège), etc.,

(1) Communication écrite du docteur Pétroff du 4 janvier 1903.

ont eu à déplorer des accidents très graves sur lesquels je reviendrai.

La plupart des auteurs qui ont écrit sur l'exstrophie admettent l'existence entre les deux pubis d'un *ligament fibreux interpubien*, fort, qui remplacerait la symphyse absente. Or, le toucher rectal ne montre rien de semblable, et la dissection encore moins. Si on dissèque la face postérieure de la vessie exstrophiée, on constate, après avoir enlevé la lame péritonéale qui tapisse cette face, que la vessie se continue par ses bords avec la paroi abdominale, puis arrivée dans la région interpubienne elle s'insère aux deux pubis ; à ce niveau la vessie est *plus épaisse* que dans la région hypogastrique. Mais on ne trouve aucune lame fibreuse indépendante. L'épaisseur plus grande de la vessie dans la région interpubienne est due à ce que, à la musculature propre de la vessie, s'ajoutent les deux muscles pubo-vésicaux qui, partis des pubis, s'étalent sur la face postérieure de l'organe, la vessie n'ayant pas de face antérieure comme à l'état normal.

L'absence d'un ligament interpubien indépendant peut seule expliquer la possibilité de réduire la vessie dans l'abdomen après rapprochement des pubis ; on ne comprendrait pas autrement comment la vessie pourrait passer derrière le pubis, s'il y avait là un ligament fibreux indépendant, réunissant les deux os écartés.

Les muscles du périnée sont le plus souvent atrophiés, et l'écartement des pubis met un obstacle à leur bon fonctionnement ; ceci est surtout vrai pour le releveur de l'anus, dont les faisceaux sont particulièrement mal disposés pour agir efficacement.

Les faisceaux antérieurs du releveur n'arrivent pas jusqu'à la ligne médiane en avant, parce que, les pubis étant écartés, ils se trouvent rejetés sur les côtés ; aussi, lorsque les releveurs se contractent, ils ne peuvent pas former une boutonnière qui enserre le rectum de partout, comme normalement.

Or, toute une méthode opératoire — la dérivation intestinale des urines — a pour principe de transformer l'ampoule rectale en réservoir urinaire et de remplacer le sphincter de la vessie absent par l'appareil constricteur de l'anus.

Ce que nous venons de dire sur la faiblesse des muscles du périnée en général et du releveur en particulier doit faire craindre le surmenage de muscles déjà quelque peu insuffisants.

L'examen minutieux des sphincters de l'anus s'impose donc dans tous les cas d'exstrophie où l'on se propose un abouchement urétéro ou vésico-intestinal. C'est pour n'avoir pas fait cet examen que beaucoup de chirurgiens ont eu des mécomptes, leurs malades ayant été, après l'abouchement, dans l'impossibilité de retenir les matières et l'urine. Ces malheureux se trouvaient ainsi affligés d'une *incontinence sterco-urinaire* infiniment plus pénible pour eux et pour leur entourage que l'incontinence purement urinaire qu'ils avaient auparavant.

Il résulte du court aperçu historique fait plus haut que l'exstrophie de la vessie peut être traitée par une des trois méthodes suivantes : 1° la méthode autoplastique; 2° la méthode des sutures des bords de la vessie; 3° la méthode de dérivation du cours de l'urine.

C'est à l'étude de ces trois méthodes que vont être consacrés les chapitres suivants.

CHAPITRE III

MÉTHODE AUTOPLASTIQUE

§ I. — Procédés autoplastiques « à lambeaux cutanés ».

La méthode autoplastique « à lambeaux *cutanés* » se propose de couvrir la vessie avec un ou plusieurs lambeaux cutanés pris dans le voisinage de l'organe exstrophié; celui-ci est ainsi mis à l'abri des irritations mécaniques, et, d'autre part, l'urine, qui des embouchures des uretères se répandait en nappe sur l'abdomen et sur le scrotum, est canalisée, et l'écoulement se fait dès lors par un orifice plus ou moins étroit; ce qui permet de recueillir l'urine dans un appareil approprié.

L'autoplastie cutanée a été, durant plus de 40 ans, l'intervention souveraine contre l'exstrophie vésicale, et le nombre des procédés employés est vraiment considérable; on peut dire sans exagération qu'il y a presque autant de procédés que d'opérateurs, car chaque chirurgien qui a eu à traiter des exstrophiques par la méthode autoplastique a modifié plus ou moins le procédé de ses devanciers.

A. — Procédés opératoires.

L'opération princeps, celle qui a été le point de départ du grand essor de la méthode autoplastique, appelée aussi *méthode française* à cause de son origine, est due à Jean Roux, de Toulon (22).

Procédé de Roux. — Pratiquée en 1852 sur un homme de 27 ans, elle consista dans la taille d'un grand lambeau périnéo-scrotal qu'il releva, *face épidermique en dessous*, de manière à recouvrir la vessie *et le pénis*. Celui-ci devait être libéré ultérieurement par incision du lambeau.

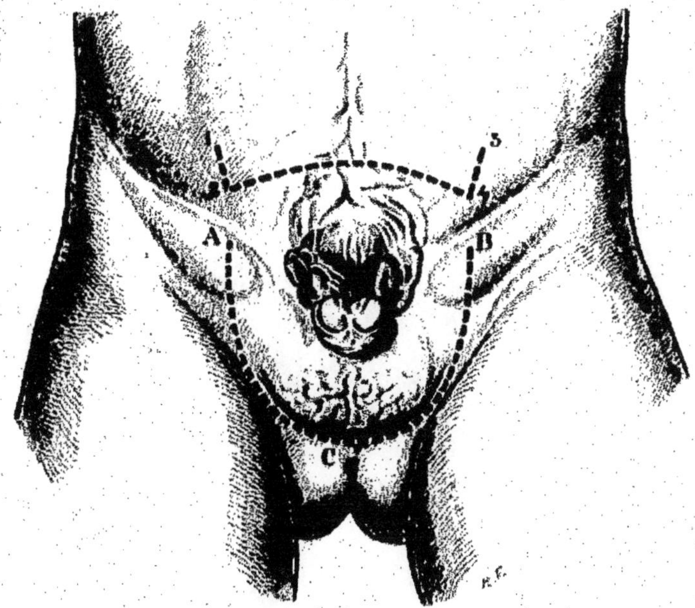

Fig. 1. — Procédé de Jean Roux, de Toulon.

ACB, tracé du grand lambeau périnéo-scrotal ; 1, 2, 4, 3, tracé du petit lambeau abdominal.

Voici, d'ailleurs, les détails de cette ingénieuse opération, tels que les donne l'auteur lui-même :

« Une incision demi-circulaire à concavité supérieure, intéressant la peau, le dartos et le sphincter externe, fut pratiquée sur les bourses de manière à les comprendre en totalité. Cette incision, commencée immédiatement au-dessous de la gouttière inguinale gauche (fig. 1 B) à 2 centimètres environ du pli de la cuisse, fut dirigée directement en bas, puis ramenée à 1 centimètre au devant de l'anus et vint finir, en remontant, au-dessous de la gouttière inguinale droite, au niveau de l'implantation du pénis (A). Le vaste lambeau qui en résulta fut rapidement disséqué de bas en

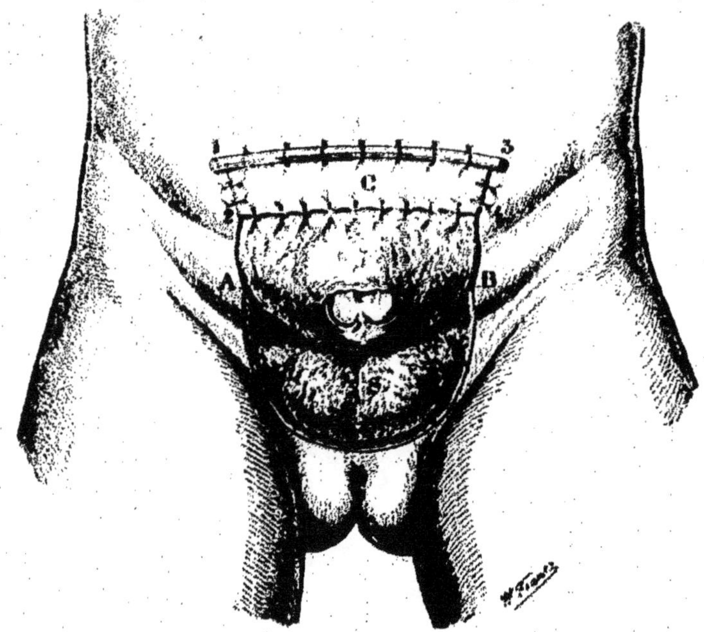

Fig. 2. — Procédé de Roux.

Le lambeau périnéo-scrotal, rabattu sur la verge et la vessie, est recouvert en haut par le petit lambeau abdominal. S, surface cruentée résultant de la dissection du lambeau périnéo-scrotal.

haut, jusqu'au-dessous de la verge ; il était épais, sensiblement rétracté, mais très extensible : la cloison du dartos fut coupée, son artère liée, ainsi que deux honteuses externes. Je fis alors à l'abdomen, à 2 centimètres au-dessus de la tumeur vésicale, une incision demi-circulaire à concavité inférieure commençant au-dessus de la gouttière inguinale gauche, se terminant au-dessus de la droite et laissant ainsi intacte la peau de ces deux gouttières. Je disséquai en forme de lambeau, dans une étendue assez grande, la lèvre supérieure de cette incision, qui avait compris la peau et les deux tiers du fascia superficialis; il n'y eut pas de vaisseau à lier. Pendant ce temps l'urine était reçue dans des éponges. Alors le malade fut incliné sur le côté droit, et quand la plaie eut été abstergée et que les urines eurent pris leurs cours dans la gouttière inguinale droite, le lambeau scrotal fut rabattu de bas en haut, la face épidermique contre la verge et la vessie, la face saignante en avant. Sept points de suture enchevillée fixèrent dans la plaie abdominale la circonférence saignante de ce lambeau. Cette circonférence saignante, renversée en bourrelet, était donc partout en contact avec la plaie, dont la lèvre supérieure, disséquée de manière à former un lambeau abdominal, était en même temps attirée sur le lambeau scrotal lui-même. Enfin, pour préparer par un avivement superficiel l'adhésion de la peau, laissée intacte, de la gouttière inguinale gauche avec la portion épidermique correspondante du lambeau scrotal, un pinceau trempé dans l'ammoniaque concentré fut à plusieurs reprises promené sur les parties en regard. »

L'urine, après l'opération, devait donc trouver un écoulement facile par la gouttière inguinale droite, entre les bords droits de la vessie et du lambeau. Une fois la guérison obtenue, Roux se proposait de fermer la fente inguinale droite et de libérer la verge par une incision transversale sous-pénienne; l'urine s'écoulerait dès lors par cet orifice. A l'époque où l'antisepsie était absolument inconnue, il n'est pas surprenant que, malgré la sagacité avec laquelle cette opération fut conduite, elle ait échoué. Le lambeau scrotal se sphacéla et il n'en resta qu'une corde étroite, transversalement étendue sur la partie inférieure de la vessie et sur la verge. Désireux de retirer quelque chose du « naufrage de cette opération », Roux libéra la verge à travers une incision faite à la base du lambeau périnéo-scrotal; puis, il ponctionna le prépuce à sa racine et sur la ligne médiane et le ramena par-dessus la verge. Il transforma ainsi l'urèthre en « un canal uréthral », qui permit, dans la suite, le port d'un urinal, remplissant dans de bonnes conditions le rôle de réservoir de l'urine.

Malgré cet insuccès, l'opération de Roux est remarquable à plus d'un point de vue : Roux a été, en effet, le premier à faire une autoplastie « face épidermique en dessous » et à tirer profit du prépuce, longtemps avant Le Fort, pour transformer l'urèthre en un canal.

Langenbeck aurait opéré plusieurs exstrophiques d'après le procédé de Roux, si j'en crois Lucke (23). « Langenbeck, dit cet auteur, aurait essayé plusieurs fois, dont deux fois avec succès, de couvrir la vessie à l'aide d'un lambeau scrotal qui, glissé pardessus le pénis, fut fixé au bord supérieur avivé de la vessie exstrophiée. Les testicules, à nu après la dissection du lambeau scrotal, se couvrirent lentement par granulation. »

A part les cas de Langenbeck, le procédé de Roux ne fut appliqué, à ma connaissance, que par Maury (24), qui, 20 ans après le créateur de la méthode, obtint deux beaux succès, l'un, immédiat, sur un garçon de 8 ans, l'autre, après quelques opérations complémentaires.

C'est qu'en effet, le procédé de Roux pèche par un point capital : dans ce procédé on couvre la vessie avec un lambeau trop mince, trop mal nourri et dont la surface cruentée, constamment exposée à l'air, doit suppurer indéfiniment et par conséquent se rétracter dans des proportions considérables.

Procédé de Richard. — Richard (25), élève de Nélaton, ayant à traiter un homme de 24 ans atteint d'exstrophie, se préoccupa de créer à la vessie une paroi antérieure *solide et bien nourrie* ; il eut pour cela recours à « l'autoplastie par doublure », qu'il pratiqua de la façon suivante :

« Un lambeau abdominal carré fut circonscrit et disséqué. Les dimensions étaient telles que, rabattu, son bord supérieur devenu inférieur arrivait à l'union de la vessie et de l'urèthre. Quoi qu'il en soit, une fois disséqué, il fut laissé jusqu'à nouvel ordre sur l'abdomen ; car la partie importante de l'opération était le détachement de toute la moitié antérieure du scrotum. A cette fin, une incision supérieure partant de l'union du scrotum droit avec la partie latérale de la surface vésicale fut continuée bas, longeant le bord latéral de la vessie, puis l'union du corps caverneux droit avec le scrotum ; de là elle passa sous le pénis, entre le scrotum et la base de la lame préputiale, et finit en parcourant le même trajet du côté gauche, le bistouri n'intéressant dans tout cela que la peau des bourses et le tissu sous-cutané. En résumé, cette incision détacha la circonférence supérieure du scrotum : 1° du

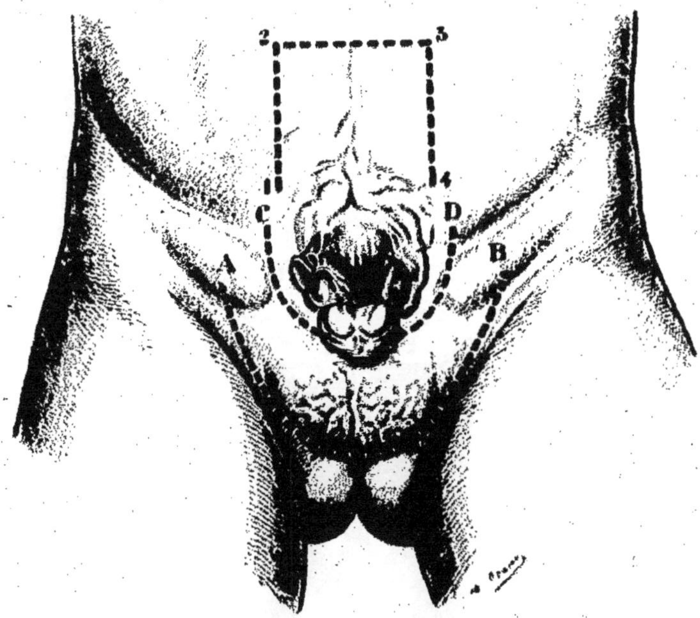

Fig. 3. — Procédé de Richard.

1, 2, 3, 4, tracé du lambeau abdominal sus-vésical ; CD, bord supérieur, et AB, bord inférieur du lambeau scrotal.

pourtour vésical ; 2° plus bas du bord des corps caverneux ; 3° au milieu de la base du pénis et du prépuce. Cette première incision, qui se fit vite et facilement, outre qu'elle commençait la limitation du lambeau scrotal, avivait du même coup tout le pourtour de la surface uréthro-vésicale, que le chirurgien se proposait de boucher ou plutôt de couvrir. Une deuxième incision intéressa tout le bord inférieur de la face antérieure des bourses. La bande scrotale disséquée et détachée avait ainsi 4 centimètres et demi de largeur à ses pédicules, et 5 à 7 centimètres et demi dans les autres points de son étendue.

« Les deux angles inférieurs du lambeau abdominal rabattu furent fixés par un point de suture entrecoupée à la jonction de

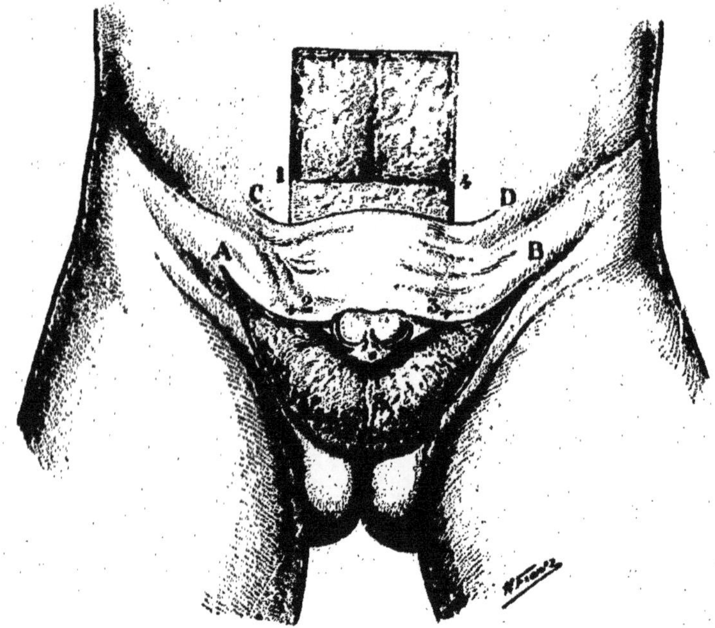

Fig. 4. — Procédé de Richard. (Lambeaux en place.)

la circonférence vésico-pénienne et de la plaie scrotale. Ces deux angles venaient sans aucun tiraillement à l'union de l'urèthre et de la vessie, et toute la muqueuse vésicale se trouvait ainsi couverte par la peau du lambeau hypogastrique, dont la face cruentée regardait en avant. C'est sur cette face que fut appliqué le lambeau scrotal, qui couvrait de plus, par le reste de son étendue, la gouttière de l'urèthre.

« Toute la portion médiane du bord inférieur du lambeau scrotal fut laissée libre, devant être la valve supérieure du méat futur. Le reste de ce bord fut des deux côtés suturé par des fils au bord pénien avivé, ou plutôt à la partie attenante de la plaie scrotale. Trois petites sutures fixèrent aussi le bord supérieur du lambeau scrotal sur la face saignante abdominale (voir fig. 3 et 4). »

Le 6e jour après l'opération, l'enfant fut emporté par un érysipèle de la plaie, compliqué de péritonite ; l'autopsie montra que la réunion des deux lambeaux par leur surface cruentée était presque complète et que de ce côté le succès eût été parfait, si l'enfant avait pu échapper à l'infection post-opératoire.

Auger (26) appliqua avec succès le procédé de Richard sur un jeune garçon, et il se proposait, par une opération complémentaire, de réparer l'épispadias, lorsque l'enfant fut emporté par la variole.

L'opéré de Richard, en admettant qu'il eût guéri, n'aurait pas pu porter un urinal ; en effet, le réservoir vésical reconstitué par l'autoplastie, était ouvert sur les deux côtés où Richard n'avait fait aucun avivement, aucune réunion ; rappelons que le même inconvénient existait chez le malade de Roux ; il est vrai que l'un et l'autre se proposaient de fermer ces fissures latérales par des opérations complémentaires.

Procédé de Sédillot. — Sedillot (27), pour remédier à l'inconvénient de ces opérations complémentaires, proposa l'opération suivante, qu'il n'eut, il faut le dire, jamais l'occasion de mettre en pratique :

« Si je devais tenter une pareille opération, dit Sédillot, je commencerais par tailler un petit lambeau d'un centimètre de largeur sur les trois quarts inférieurs de la circonférence cutanée de la tumeur, afin de ménager la muqueuse vésicale. Je disséquerais cette espèce de bandelette cutanée et je la renverserais en dedans vers la ligne médiane, de manière à en tourner la face épidermique en arrière et la face sanglante en avant. Je détacherais alors de la paroi abdominale un lambeau, dont la grandeur serait calculée de façon à recouvrir toute la surface encore à nu de la muqueuse, et j'en affronterais les bords par quelques points de suture entrecoupée avec ceux de la bandelette tégumentaire. Il ne resterait plus qu'à ramener sur les surfaces saignantes un vaste lambeau scrotal, dont la base devrait s'élever, de chaque côté, au niveau de la partie supérieure de la tumeur. Peut-être serait-il avantageux d'enflammer, quelques jours d'avance, le scrotum, afin d'en prévenir la rétractilité qui est excessive. Ce serait sous la lèvre inférieure de ce lambeau qu'on dégagerait la verge. »

Procédé d'Alquié. — En 1856, Alquié, de Montpellier (28), ayant

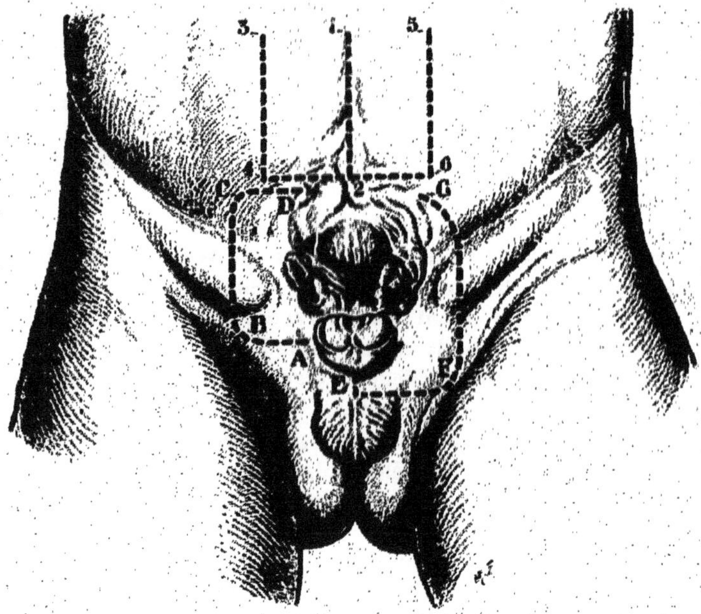

Fig. 5. — Procédé d'Alquié. (Tracé des lambeaux.)

1, 2, 4, 3 et 1, 2, 6, 5, tracé des lambeaux abdominaux; ABCD, tracé du lambeau abdomino-inguinal droit; EFG, tracé du lambeau inguino-scrotal gauche.

à traiter un homme de 40 ans atteint d'exstrophie, pratiqua une autoplastie par doublure *en deux temps*; cette pratique sage des opérations successives, défendue plus tard avec ardeur par Thiersch, par Le Fort et autres, est devenue une loi de chirurgie autoplastique, que tous les opérateurs ont respectée depuis.

Dans un premier temps, Alquié pratiqua « sur le côté droit de l'ouverture une incision demi-elliptique de 6 centimètres environ, s'étendant de la base de la verge à l'angle supérieur de l'ouverture. A partir de cette incision, dissection de dehors en dedans de la partie de la peau qu'elle intercepte, jusqu'à 1 centimètre environ

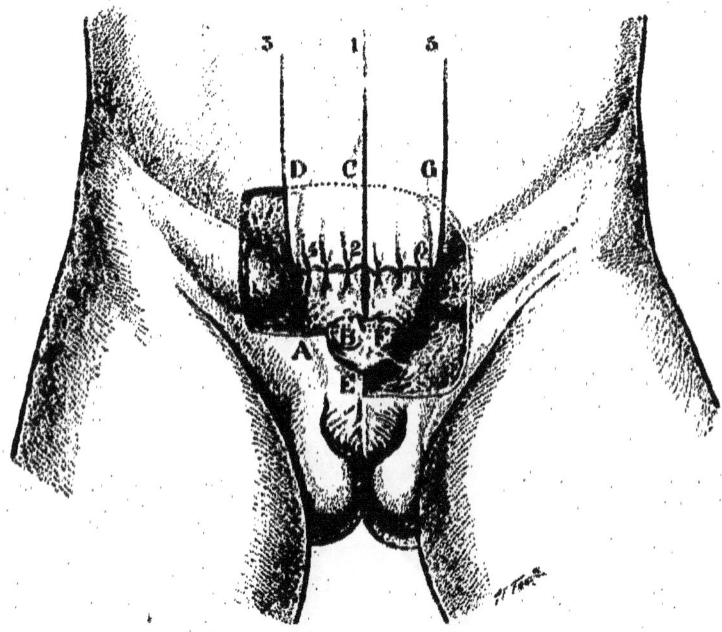

Fig. 6. — Procédé d'Alquié. (Lambeaux en place.)

Les deux lambeaux latéraux ont été renversés autour de leurs bases fixes AD et EG. Ces lambeaux sont recouverts par les deux lambeaux abdominaux sus-vésicaux *glissés*.

du bord droit de l'ouverture. On obtient ainsi un lambeau semi-elliptique, destiné à être renversé et dont le diamètre transversal est de 3 centimètres environ. Un autre lambeau, de 3 centimètres de largeur à peu près, est disséqué au-dessus de la tumeur, de manière que le bord soulevé corresponde à la lèvre supérieure de l'ouverture. Celui-ci est destiné à être tiré en bas et à recouvrir le précédent. »

Dans un second temps, pratiqué un mois après le premier, le chirurgien fit une première incision, s'étendant depuis la base du prépuce, à la face inférieure du pénis, jusqu'à la naissance du scrotum ; puis, sur le côté gauche de l'ouverture, une autre incision courbe, à concavité tournée en dedans, et qui, partant de

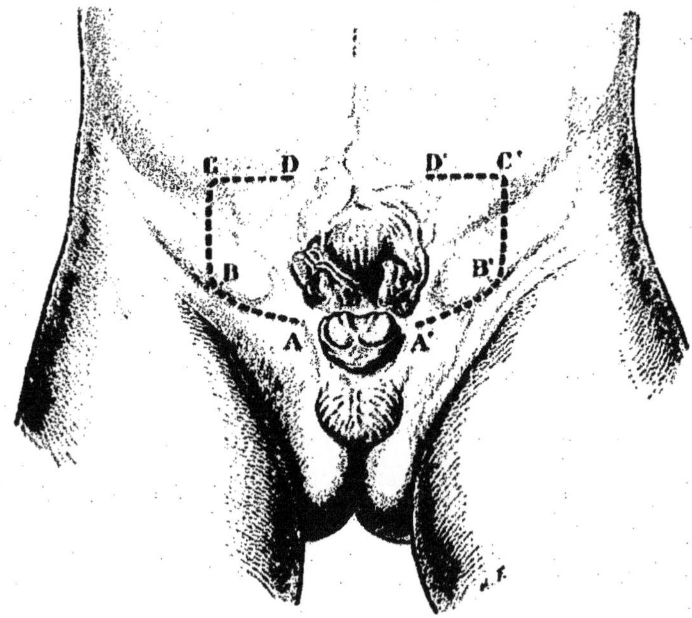

Fig. 7. — Procédé de Pancoast.

ABCD et A'B'C'D', tracés des deux lambeaux latéraux qui seront disséqués de dehors en dedans.

l'extrémité inférieure de la première incision, va rejoindre l'angle supérieur gauche de l'ouverture abdominale. Dissection de dehors en dedans de ce lambeau, qui est destiné à être renversé comme le correspondant de manière que la surface de la peau devienne profonde. Dissection du lambeau gauche à la partie inférieure de la verge.

Incision verticale partant de l'extrémité supérieure de l'incision courbe et s'élevant à 3 centimètres à peu près. Autre incision parallèle à celle-ci, située à 4 centimètres en dedans et s'élevant à la même hauteur. Toutes les deux viennent tomber sur le bord supérieur de l'ouverture abdominale, qui leur est perpendiculaire. Enfin une dernière incision est pratiquée suivant ce bord, de ma-

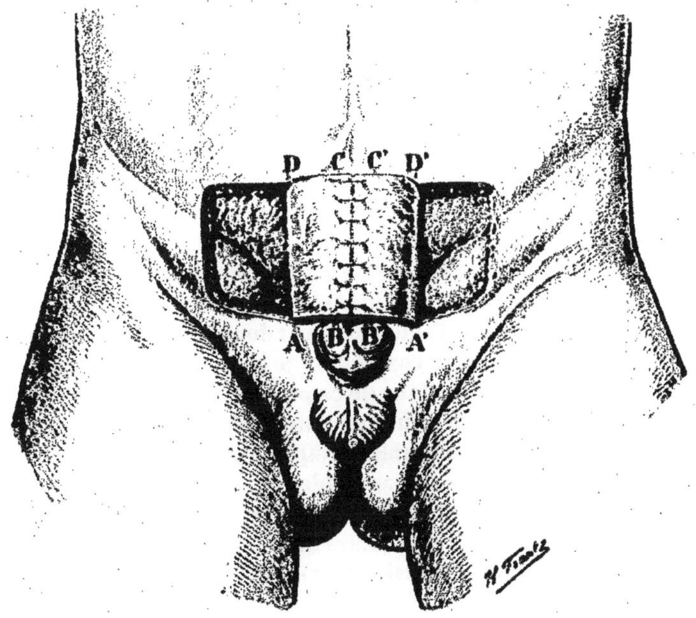

Fig. 8. — Procédé de Pancoast. (Lambeaux en place et suturés.)
Les lambeaux latéraux disséqués ont été renversés en volet autour de leur base respective, AD et A'D', et suturés sur la ligne médiane.

nière à former un lambeau carré. Celui-ci est disséqué de bas en haut sur une hauteur de 2 ou 3 centimètres et est destiné à être tiré en bas pour venir recouvrir, par sa face saignante ou profonde, la face saignante ou superficielle du lambeau semi-elliptique et latéral.

Procédé de Pancoast. — Deux ans après Alquié, Pancoast, de Philadelphie (29), revint à la pratique de Roux, à l'autoplastie à simple plan de lambeaux ; mais il modifia l'opération de Roux en deux points essentiels : au lieu de les prendre sur le scrotum, Pancoast les prit sur la paroi abdominale ; de plus, afin d'avoir une couverture vésicale bien nourrie, il prit *deux lambeaux* qu'il disposa en *un seul plan* par-dessus la vessie (fig. 7 et 8). La réunion se fit par première intention, et le succès eût été complet si, plus tard, sous l'influence des efforts, la cicatrice n'avait cédé à sa partie inférieure.

Rickets (30) suivit la pratique de Pancoast sur un enfant de 9 ans ; la suture réussit également d'emblée sur toute la ligne, sauf au niveau de la partie supérieure où persista une fistule. L'auteur se félicita de cette désunion partielle, qui permettait, dit-il, « de faire des *lavages pour enlever les concrétions qui se formaient incessamment dans la vessie* ».

Procédé d'Ayres. — La même année que Pancoast, Ayres, de Brooklyn (31), opéra le premier cas d'exstrophie chez la femme. Il imagina un procédé d'autoplastie par doublure à *lambeau unique*, qui lui donna un succès complet, et je comprends mal pourquoi Steiner (32), dans la critique de ce procédé, dit : « que l'opération d'Ayres a fortement le caractère d'une fable d'outre-mer ». L'opération me semble, au contraire, simple, logique, et, de plus, elle a donné à son auteur un remarquable succès.

La malade d'Ayres était une femme de 28 ans, qui avait accouché d'un enfant né à terme quatre mois auparavant. L'opération, faite au Long Island Hospital, à New-York, fut conduite de la façon suivante :

Un vaste lambeau, circonscrit selon la ligne CBAED (fig. 9), fut disséqué de haut en bas et renversé, face épidermique en dessous, sur la vessie. Les bords latéraux CB et ED de ce lambeau renversé furent suturés aux bords latéraux de la vessie CB', DE' avivés. Le triangle BAE, qui devenait B'E'A', fut alors retourné en haut, autour de la base B'E', la face cruentée en dessous. De cette façon la vessie était pourvue d'une paroi antérieure bien étoffée, constituée par les deux épaisseurs d'un même lambeau, dont les surfaces cruentées s'affrontaient l'une à l'autre. De plus, la vessie était fermée sur les parties latérales et ne restait ouverte qu'en bas. Il résulta, après dissection du lambeau, une vaste plaie, que Ayres combla d'une façon ingénieuse et simple : les téguments en dehors des lignes ABCB' et AEDE' furent disséqués de dedans en dehors sur une vaste étendue, attirés vers la ligne médiane par glissement et suturés. De cette façon, aucune surface cruentée ne fut laissée à découvert.

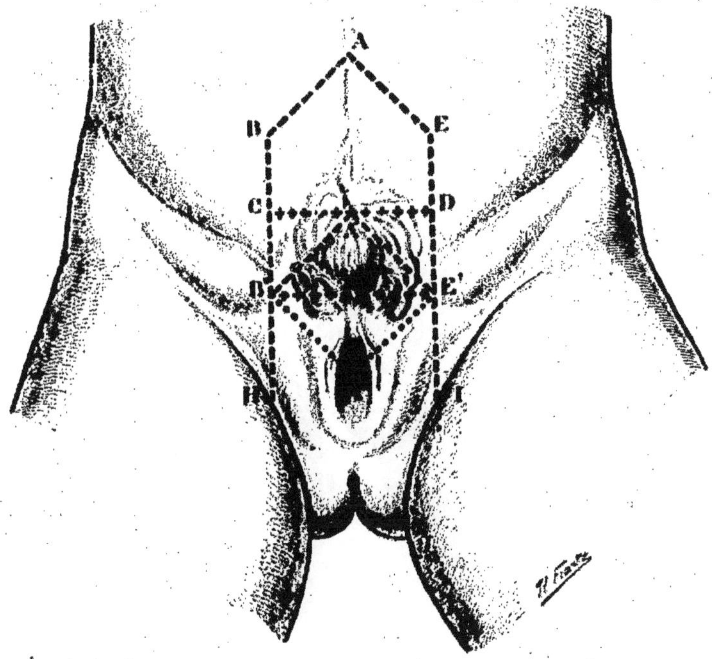

Fig. 9. — Procédé d'Ayres.

La réunion se fit normalement et, trois semaines après, Ayres reconstitua dans une seconde séance opératoire *un urèthre* par l'avivement et la suture des grandes lèvres par-dessus les petites. Cette deuxième opération réussit aussi à merveille ; la guérison se fit *per primam*, et le succès se maintint, car Ayres revit sa malade en parfait état un an après l'opération.

Procédé de Holmes. — Holmes (33), dont je citerai plus loin les ingénieuses opérations d'exstrophie par anastomose vésico-rectale, fit, entre 1865 et 1868, cinq autoplasties, dont trois avec succès, en employant aussi l'autoplastie par doublure, d'après un procédé personnel :

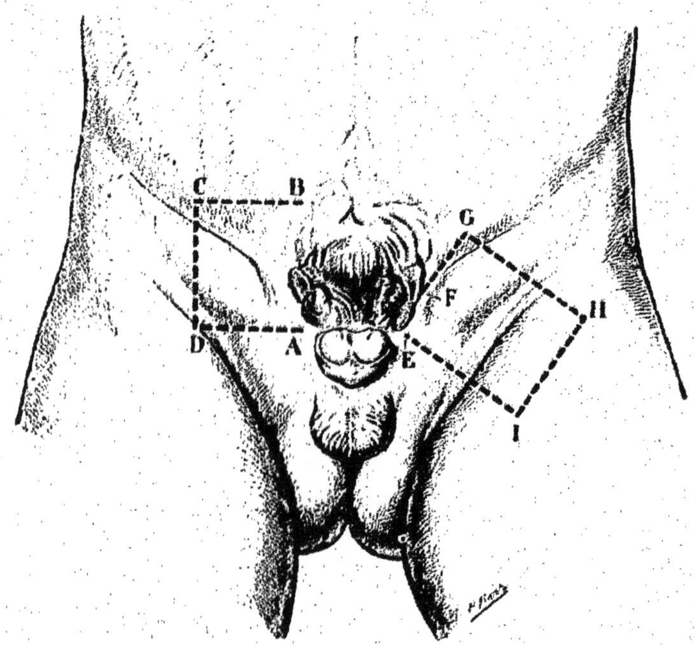

Fig. 10. — Procédé de Holmes (Tracé des lambeaux).

« On emprunte, dit Holmes, à l'une des aines un lambeau carré assez large pour couvrir complètement l'ouverture; on le dissèque de bas en haut dans la direction de cette dernière, de façon que sa base corresponde à la surface malade et on le retourne sur lui-même comme le feuillet d'un livre, en sorte qu'il présente sa surface cutanée à la surface vésicale, qu'il cachera ainsi complètement. Ensuite, pour fixer ce lambeau, on doit en emprunter un au scrotum, sur le côté opposé, en ayant soin qu'il descende obliquement à partir de la surface exstrophiée.

Ce dernier lambeau doit être disséqué de bas en haut, aussi loin que cela peut être nécessaire, et il doit être habilement con-

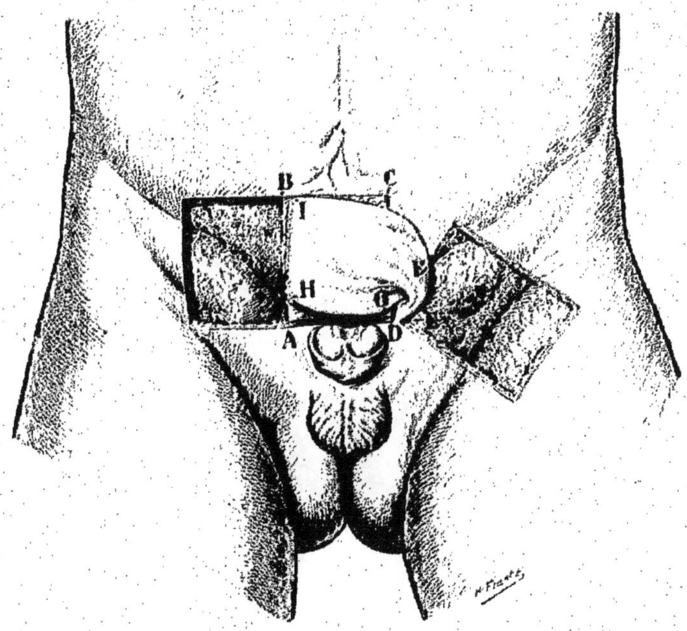

Fig. 11. — Procédé de Holmes.

Le lambeau droit, inguinal, disséqué de dehors en dedans, est renversé autour de sa base AB, face épidermique en dessous. Le lambeau inguino-scrotal gauche est contourné autour de sa base ET, de façon à couvrir le lambeau rabattu droit.

tourné sur lui-même, de façon à se présenter du côté de la partie malade, en sens inverse du premier lambeau, c'est-à-dire la face cutanée tournée au dehors, comme dans les conditions naturelles. De la sorte, les surfaces saignantes des deux lambeaux seront réciproquement en contact, et l'on doit, par conséquent, lorsqu'on taille les lambeaux, avoir soin que leurs surfaces se correspondent dans toute leur étendue ; on les réunit alors entre elles à l'aide de nombreux points de suture faits avec des fils d'argent. »

Les lambeaux mis en place, la néocavité vésicale reste ouverte en haut. Holmes conseille de ne faire cette fermeture que lorsque

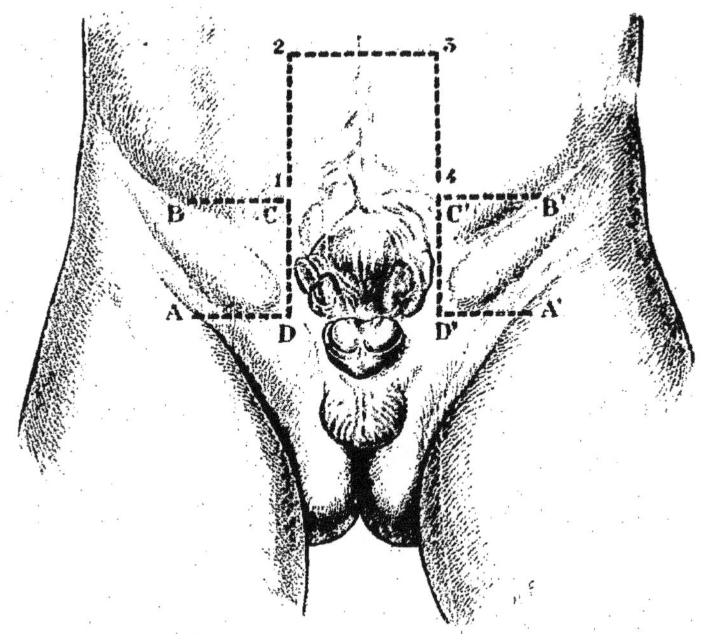

Fig. 12. — Procédé de Michel, de Strasbourg.

1, 2, 3, 4. tracé du lambeau abdominal ; ADCB et A'D'C'B' tracé des deux lambeaux inguinaux.

le pont cutané est bien établi ; il est facile dès lors de fixer le bord supérieur avivé du double lambeau à la peau de l'abdomen avivée également.

Parker (34) suivit, en la modifiant un peu, la technique de Holmes, chez un enfant de 8 semaines.

Ruggi (35) opéra par un procédé analogue 3 enfants. La taille des lambeaux inguinaux, dans le procédé de ce dernier chirurgien, était la même que dans le procédé de Holmes ; mais la technique fut perfectionnée par la fermeture hermétique de la nouvelle cavité vésicale *en haut* : pour cela Ruggi tailla un petit lambeau sus-vésical, le rabattit et sutura son bord inférieur aux bords supérieurs avivés des lambeaux prévésicaux.

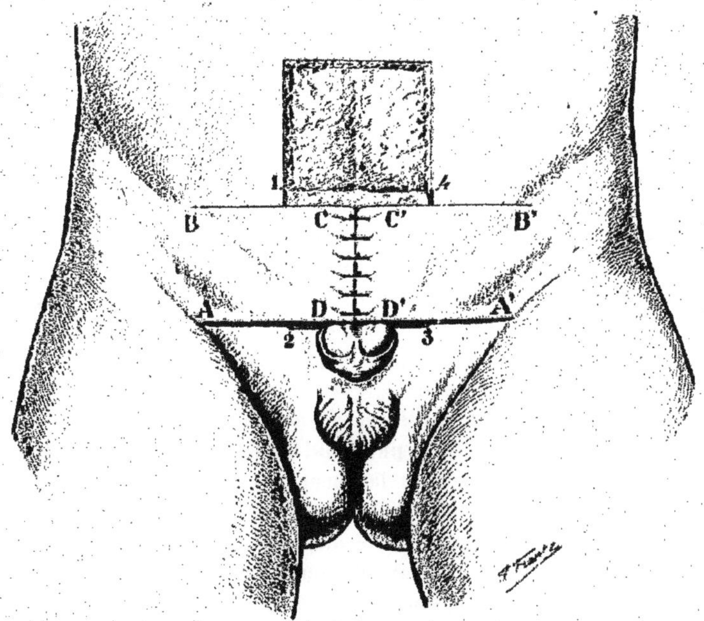

Fig. 13. — Procédé de Michel, de Strasbourg.

Le lambeau abdominal disséqué de haut en bas a été renversé sur la vessie face épidermique en dessous, autour de sa base 1.4. Les deux lambeaux inguinaux, disséqués de dedans en dehors, ont été attirés par dessus le lambeau abdominal, renversé.

Procédé de Michel. — En 1868, le professeur Michel, de Strasbourg (36), opéra un enfant de 14 mois par un procédé autoplastique, qui, perfectionné plus tard par Wood, devint l'opération classique de l'exstrophie pendant de longues années.

Le procédé de Michel consiste à rabattre sur la vessie exstrophiée un lambeau abdominal, dont la face cruentée, tournée en dehors, est recouverte par deux lambeaux inguinaux, qu'on fait glisser sur le premier. Cette opération (V. fig. 12 et 13) donna au chirurgien strasbourgeois un succès complet ; il y eut réunion *per primam* et, 15 jours après l'opération, l'enfant, complètement guéri, fut emmené par ses parents.

Procédé de Wood. — L'opération de Wood (37), que l'ordre chronologique me conduit maintenant à décrire, est, pour ainsi dire, l'opération-type de la méthode autoplastique ; l'expérience du chirurgien anglais est considérable, puisqu'il eut l'occasion d'opérer 18 malades atteints d'exstrophie, et ce n'est que peu à peu, après maints tâtonnements, qu'il s'est arrêté à l'opération qui porte son nom.

Dans ses premières opérations, Wood recouvrait la vessie avec des lambeaux pris dans le voisinage de l'organe exstrophié, principalement *sur les côtés* ; dès sa cinquième opération il suivit une technique tout autre, que je vais décrire, en m'en tenant à l'opération typique qu'il fit sur un enfant de 14 ans, entré le 14 septembre 1866 au King's College Hospital de Londres et opéré le 6 octobre de la même année.

Le chirurgien anglais tailla *au-dessus* de la vessie un lambeau carré, assez grand pour qu'il pût, à lui seul, recouvrir cet organe. Disséqué de haut en bas, le lambeau fut rabattu, face épidermique en dessous et suturé aux bords avivés de la vessie. Cela fait, Wood tailla deux lambeaux latéraux d'une largeur à peu près égale à la longueur du lambeau abdominal et dont les bases fixes répondaient *à l'aine* : ces lambeaux, disséqués et attirés l'un vers l'autre par glissement, furent réunis sur la ligne médiane par des sutures entortillées. Pour assurer le contact intime des deux plans de lambeaux, Wood eut soin de prendre dans ses sutures une partie du lambeau sous-jacent ; enfin les plaies résultant de la prise des lambeaux furent rétrécies, autant que faire se pouvait, par des sutures entortillées et entrecoupées.

La guérison se fit sans encombre ; mais, quatre semaines après l'opération, l'orifice *inférieur* de la nouvelle cavité s'était considérablement agrandi, et Wood dut faire une opération complémentaire pour le rétrécir. Deux ans plus tard, Wood revit l'enfant : les lambeaux étaient tellement rétractés et l'orifice inférieur tellement agrandi, que le port d'un urinal devenait impossible ; aussi, pour diminuer cet orifice, Wood dut intervenir une seconde fois et, pour couvrir la brèche, il eut recours à un lambeau scrotal à la Nélaton-Richard.

J'ai cité en détail ce cas, car il est typique ; il montre que la

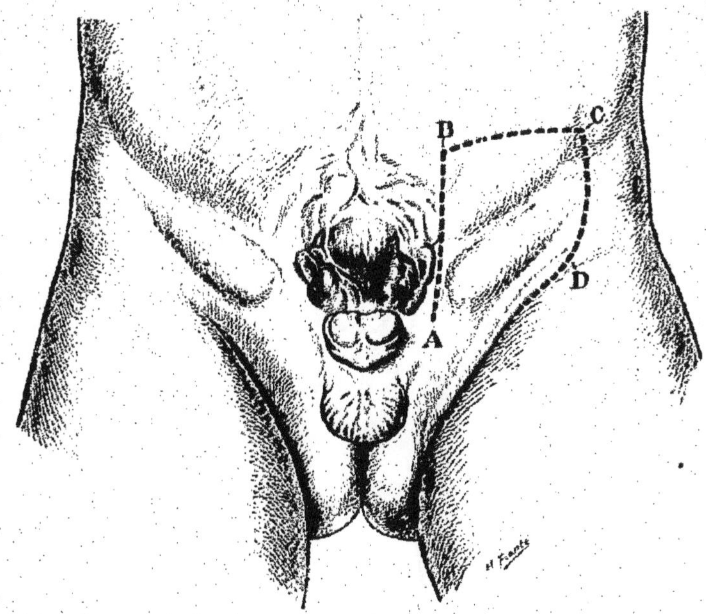

Fig. 14. — Procédé de Hirschberg (Tracé du lambeau).

puissance de rétraction des lambeaux est telle que, tôt ou tard, la vessie se trouve de nouveau à découvert au moins dans sa partie inférieure et fait fatalement hernie. Ce sont ces défauts du procédé anglais qui vont nous faire apprécier tout à l'heure l'immense progrès que Le Fort fit faire à la chirurgie autoplastique de l'exstrophie vésicale en imaginant son procédé. Malgré ses défauts, le procédé de Wood est rapidement devenu classique, et John Ashurst (38), Benett (39), Wheeler (40), Gay (41), May

Robson (42), Schrady (43), Marsch (44), Murray (45), Matvieff (46) et beaucoup d'autres ont employé avec des succès divers ce procédé, qui subit entre les mains de ces chirurgiens une série de modifications de détail concernant le mode de dissection des lambeaux, les sutures, etc., etc.

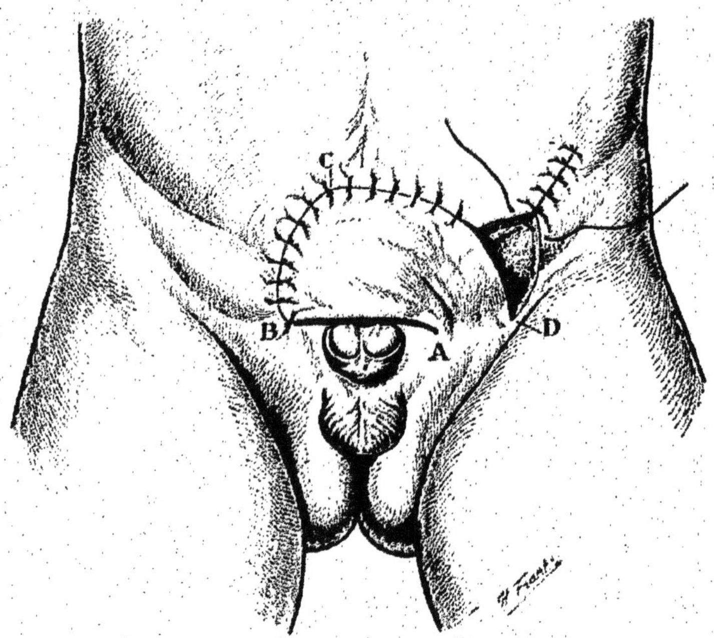

FIG. 15. — Procédé de Hirschberg.

Le lambeau est glissé sur la vessie et suturé à son pourtour, sauf au niveau de l'urèthre; AD, pédicule du lambeau.

Avec Hirschberg, Billroth et Thiersch, nous revenons à la pratique de l'autoplastie à un seul plan de lambeaux.

Procédé de Hirschberg. — Le procédé d'opération de Hirschberg (47) est très simple, ainsi qu'on peut s'en rendre compte en jetant un coup d'œil sur les figures 14 et 15 ; mais, par suite de la rétractilité bien connue des lambeaux cutanés fraîchement transplantés, l'extrémité inférieure de la vessie se trouva à découvert chez le malade opéré par le chirurgien allemand, quelques semaines à peine après l'autoplastie ; pour protéger la vessie et aussi pour couvrir l'urèthre, Hirschberg, à l'exemple de Roux, utilisa le prépuce, qu'il perfora à sa base et qu'il releva par-dessus le gland passé à travers la boutonnière préputiale. Ceci fait, il sutura le bord supérieur du lambeau préputial au bord inférieur du lambeau abdominal déjà en place. Après quatre opérations complémentaires nécessitées par la persistance de petites fistules, la guérison fut complète.

Hirschberg ne fut guère imité que par Mac Ewen (48).

Procédés de Billroth et Thiersch. — En revanche, Billroth et Thiersch, le second surtout, ont créé pour la guérison de l'exstrophie une opération autoplastique à un *seul* plan de lambeaux qui a victorieusement fait ses preuves et dans de très nombreux cas et entre les mains de chirurgiens de tous les pays. Le procédé que je vais décrire est attribué, tant en Allemagne que partout ailleurs, à Thiersch. Or, c'est incontestablement à Billroth (49) qu'on en doit l'idée première et même sa première application. Thiersch (50), il est vrai, a, par ses remarquables travaux sur la chirurgie autoplastique, considérablement perfectionné l'opération de Billroth, à laquelle il ajouta comme complément essentiel la guérison de l'épispadias par un ingénieux procédé personnel.

Le principe de l'opération de Billroth-Thiersch consiste à recouvrir la vessie par un lambeau qui regarde la muqueuse vésicale par *la face cruentée* ; de plus, afin de prévenir la *rétraction cicatricielle* des lambeaux, Billroth et Thiersch ne *les transportent qu'après cicatrisation complète* de la surface cruentée. Voici quelle est la technique de ces chirurgiens :

Sur un des côtés de la vessie, on taille un lambeau destiné à recouvrir la moitié inférieure de l'organe exstrophié. Le bord interne de ce lambeau longe le bord latéral de la vessie ; le bord externe, parallèle au précédent, descend, en bas, jusqu'à l'arcade de Fallope.

Ces deux incisions délimitent de chaque côté un lambeau qui reste adhérent en haut et en bas. Ce lambeau est disséqué d'un bord latéral à l'autre et Thiersch recommande de disséquer très profondément, de façon à obtenir un lambeau très épais formé de la peau, du tissu cellulaire sous-cutané et des couches musculo-aponévrotiques jusqu'au fascia transversalis. Le lambeau disséqué reste attenant aux parties voisines par deux pédicules : l'un supérieur, l'autre inférieur, et Thiersch, après avoir glissé sous la face cruentée de ce lambeau une plaque d'étain, de verre ou d'ivoire, laisse le lambeau en place pendant deux ou trois semaines. Quand ce lambeau s'est habitué aux nouvelles conditions d'existence et que la rétraction cicatricielle s'est produite, on sectionne obliquement de dedans en dehors et de bas en haut le pédicule supérieur ; le lambeau libéré est attiré sur la vessie, face cruentée en dessous et son bord saignant est suturé à la portion correspondante de la périphérie de la vessie avivée.

Quelques semaines après, on procède à la couverture de la moitié supérieure de la vessie et pour cela on prépare, sur le côté opposé, un lambeau cutané d'après la technique employée pour la préparation du premier lambeau, avec cette différence, qu'on taille ce lambeau plus haut que le premier, en regard de la partie supérieure de la vessie.

Dans la même séance, on avive la marge cutanée qui longe le bord supérieur de la vessie. Quand la cicatrisation de la face profonde du second lambeau est accomplie, on le libère en haut et on le glisse sur la partie supérieure de la vessie. Son bord saignant est suturé au bord latéral de la vessie avivé; en haut, le lambeau couvre la marge cutanée dont on a provoqué le bourgeonnement antérieur et se réunira par deuxième intention; enfin, les deux bords contigus des deux lambeaux transversaux sont réunis par suture.

Avant la fermeture de la vessie, Thiersch traite l'épispadias par son procédé bien connu; de cette façon le malade, une fois guéri, est pourvu d'une vessie, couverte d'un lambeau *non rétractile* se continuant avec un urèthre complètement transformé en canal.

Le procédé de Billroth-Thiersch a été appliqué dans un grand nombre de cas; et avec les 4 opérés de Billroth, les 10 cas de Thiersch et ceux de Simon d'Heidelberg (51), de Langenbeck (52), de Dalle Ora (53), de Brachini (54), de Parona (55), de Priolleau, de Brives (56), etc., etc., nous possédons aujourd'hui un nombre assez grand de cas qui attestent l'excellence d'une opération qui a certainement réalisé un progrès considérable dans le traitement de l'exstrophie de la vessie.

Parmi les opérations autoplastiques que nous venons de décrire, deux surtout jouissent de la faveur des chirurgiens qui pratiquent encore la méthode autoplastique : celle de Thiersch et celle de Wood.

Cette dernière a, sur la première, l'avantage de couvrir la vessie d'un lambeau *double*, bien étoffé, et surtout d'être d'une exécution facile et d'amener une guérison rapide; en revanche, le bon résultat ne se maintient pas longtemps, car la rétractilité des lambeaux met bientôt la muqueuse vésicale de nouveau à découvert dans sa partie inférieure.

Cette rétractilité des lambeaux avait beaucoup préoccupé les premiers opérateurs et, à la lecture des observations, on retrouve constamment le souci de s'opposer à cette fâcheuse rétraction en recouvrant efficacement l'urèthre.

C'est ainsi que Roux et Hirschberg, pour transformer l'urèthre en canal, utilisèrent le prépuce si développé chez les exstrophiques; Richard couvrit l'urèthre avec le lambeau scrotal à l'aide duquel il doublait le lambeau abdominal prévésical. Ayres, chez sa malade, reconstitua l'urèthre en avivant et en suturant sur la ligne médiane les grandes lèvres.

Michel, au lieu de fixer son lambeau abdominal aux bords de la vessie, le suture aux bords avivés du *gland*, de telle façon que par ce lambeau la gouttière uréthrale se trouve transformée en canal.

Mais le procédé qui remplit le mieux cette indication capitale de la fermeture de la gouttière uréthrale est assurément celui de Le Fort (57); s'inspirant de la pratique de Roux et de celle de Wood, Le Fort imagina l'opération suivante, qu'il exécuta avec un plein succès, le 28 mars 1862, sur un jeune homme de 15 ans.

L'opération se fit en deux temps : dans un premier temps,

Le Fort disséqua le prépuce et les téguments situés à la face inférieure de la verge, et passa le gland à travers une boutonnière faite à la base du lambeau ainsi obtenu; le lambeau préputial fut ramené par-dessus la verge, qu'il recouvrait complètement. Six semaines après, Le Fort procéda au second temps, qui était la couverture de la vessie : pour cela, il tailla un lambeau sus-vésical, dont le pédicule longeait le bord supérieur de la vessie, le renversa, face épidermique en dessous, et fixa son bord inférieur au bord supérieur du prépuce avivé. Les sutures ayant lâché sur presque toute leur étendue, Le Fort procéda un an après à la nouvelle confection d'un tablier sus-vésical d'après la même technique. Pour assurer la réunion, il dédoubla le bord supérieur du prépuce, insinua le bord inférieur du lambeau abdominal entre les deux couches préputiales et fixa les parties par une suture enchevillée. La réunion se fit cette fois *per primam* et il ne restait qu'à fermer les fentes latérales. Le Fort remplit cette dernière indication en taillant deux lambeaux latéraux à la Wood, qu'il glissa sur le lambeau abdomino-préputial avivé.

Fidèle au principe si sage des opérations successives, Le Fort tailla d'abord le lambeau gauche et n'oblitéra la fente droite que 4 mois plus tard.

Procédé de Le Fort. — Telle fut l'ingénieuse opération de Le Fort, qu'il eut l'occasion de pratiquer une seconde fois, en 1885, sur un jeune homme de 17 ans, lequel guérit parfaitement comme, du reste, le premier opéré.

Greig Smith (58) dut au procédé de Le Fort deux beaux succès opératoires, dont un chez une fille de 7 ans, où l'auteur utilisa pour la confection de l'urèthre les grandes lèvres.

Richelot (59) pratiqua aussi avec succès le procédé de Le Fort chez 2 malades ; un garçon de 2 ans et une fillette de 6 ans.

Même utilisation des grandes lèvres pour la reconstitution de l'urèthre dans les opérations du professeur Berger (60) et de Phocas, de Lille (61).

Dans les nombreux procédés opératoires que nous venons de décrire, la muqueuse vésicale se trouve protégée par un seul ou par deux plans de lambeaux cutanés ; ces lambeaux, s'ils remplissent bien le rôle de protection vésicale, ne constituent pas moins, au niveau du vaste hiatus créé par l'exstrophie, un point faible qui ne peut résister à la pression intra-abdominale, surtout au moment des efforts. Il en résulte, pour les malades opérés par les procédés classiques, une infériorité physique à laquelle le professeur Pozzi a essayé de remédier, en reconstituant, devant la

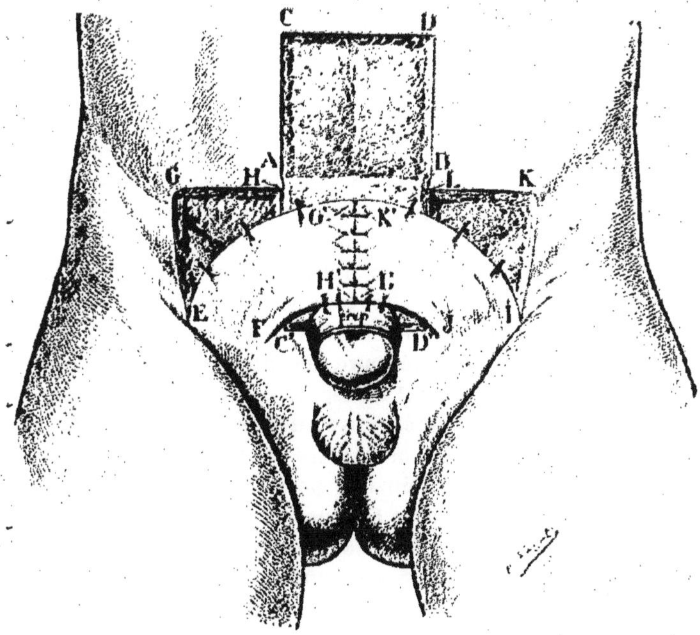

FIG. 16. — Procédé de Wood Le Fort.

vessie fermée par un lambeau cutané, une solide sangle formée par tous les plans fibro-musculaires qui entrent dans la constitution de la paroi abdominale antérieure.

Procédé de Pozzi. — Voici comment procéda le professeur Pozzi sur la malade Julia M..., âgée de 11 ans, opérée le 1er juin 1896 (62) : « 1° Incision en fer à cheval à 4 centimètres en dehors de la tumeur, la cernant complètement. Deux incisions transversales rejoignent inférieurement cette incision curviligne aux limites de la tumeur; deux autres incisions analogues sont faites en haut, de manière à diviser en trois segments le lambeau unique primitivement dessiné par le fer à cheval.

« 2° Dissection des trois lambeaux, de dehors en dedans, jusqu'à leur base, qui correspond à l'écartement des muscles droits. Suture bord à bord de ces trois lambeaux au catgut (par des sutures à la Lembert), de manière à reconstituer une face antérieure de la vessie formée par de la peau, dont la surface cornée est tournée du côté de la cavité nouvelle.

« 3° Pour permettre de refaire un plan musculo-fibreux au devant de ce plan profond, on essaie de rapprocher les muscles droits qui ont été mis à découvert par la dissection de la peau. Leur écartement est tel qu'on ne peut y parvenir, même en y faisant des incisions libératrices. On prend alors le parti de détacher, avec la pince coupante, de chaque côté la partie des pubis (très éloignés l'un de l'autre), sur laquelle se fait inférieurement leur insertion et de la renverser de dehors en dedans. On parvient ainsi à rapprocher un peu la portion supérieure des muscles et on la suture au catgut. Reste inférieurement un espace considérable où ce rapprochement est impossible, même avec des incisions libératrices sur le tissu musculaire. On fait alors rétracter les muscles, et grâce à une incision portée aussi loin que possible en dehors, sur la paroi postérieure de leur gaine fibreuse et suivie de dédoublement de cette gaine de dehors en dedans, on obtient deux lanières fibreuses très résistantes, qu'on parvient à suturer sur la ligne médiane plus bas que la suture des muscles droits.

« On prolonge ainsi le plan musculo-aponévrotique jusqu'au niveau de la partie médiane du plan cutané déjà reconstitué, et à l'aide d'une spatule, on refoule à mesure la saillie herniaire au-dessous de lui ; la réduction se maintient très bien.

« 4° Il reste à recouvrir de peau l'énorme surface dénudée, qui ne mesure pas moins de 15 centimètres de diamètre. Après rapprochement des bords, on fait deux longues incisions libératrices immédiatement en dedans des épines iliaques, et on dissèque la peau en dedans de cette incision et en dehors de la grande plaie. On la mobilise ainsi de manière à permettre son glissement. »

Les sutures faites, la vessie s'est trouvée recouverte des profondeurs vers la superficie :

a) D'un lambeau cutané à simple plan ;

b) Des muscles droits de l'abdomen avec leur gaine;

c) Des téguments.

Le résultat fut excellent et, lorsque la malade quitta l'hôpital, en novembre, l'état local était des plus satisfaisants ; les mictions étaient quelque peu intermittentes : elles avaient lieu toutes les 5 minutes dans la position debout, et encore lorsque la malade y prêtait de l'attention ; dans la position couchée, les mictions restaient souvent un quart d'heure sans se produire, parfois même un peu plus longtemps ; de plus, la sensation du besoin d'uriner était très nettement perçue.

B. — Classification des procédés opératoires.

Comme on le voit, le nombre des procédés autoplastiques « à lambeaux cutanés » est considérable et il est assez difficile de les classer ; Pousson (63) classe ces procédés en deux groupes *selon que les opérations s'adressent uniquement à l'exstrophie ou qu'elles visent en même temps l'exstrophie et l'épispadias*. M. Tuffier (64), dans son article du *Traité de chirurgie*, suit la même classification. Le premier groupe englobe tous les procédés opératoires, excepté celui de Le Fort et ses dérivés. Cette classification me paraît très arbitraire ; en effet, parmi les chirurgiens du premier groupe, Roux, Michel, Hirschberg, Holmes se sont beaucoup occupés de la restauration de l'urèthre ; Thiersch considérait même cette restauration comme tellement capitale, qu'il en faisait le premier temps de l'opération.

Voici ce qui me conduit à proposer une nouvelle classification des opérations autoplastiques pour exstrophie :

La presque totalité des opérations autoplastiques établissent au-devant de la vessie un ou deux plans de lambeaux cutanés, *purement cutanés*. On couvre, on protège l'hiatus, mais on ne reconstitue pas une véritable paroi abdominale. Seule, l'opération du professeur Pozzi remplit cette dernière indication.

Il s'ensuit que l'on doit admettre deux classes d'opérations, selon qu'on se contente seulement de recouvrir la vessie d'un lambeau cutané ou qu'on reconstitue par devant la vessie tous les plans de la paroi abdominale.

La seconde classe ne comprend que le procédé de M. Pozzi, ci-dessus décrit, alors que le premier groupe englobe toutes les opérations à un ou deux plans, et ce dernier détail de technique permet d'établir des subdivisions que je consigne dans le tableau suivant :

CLASSIFICATION DES PROCÉDÉS DIVERS DE LA MÉTHODE AUTOPLASTIQUE « A LAMBEAUX CUTANÉS », DANS LE TRAITEMENT DE L'EXSTROPHIE DE LA VESSIE.

I. — Procédés qui recouvrent la vessie avec des lambeaux exclusivement cutanés.

A. — Procédés a simple plan de lambeaux

1° *Le ou les lambeaux sont rabattus sur la vessie, face* ÉPIDERMIQUE *en-dessous* :

a) Procédé de Roux : lambeau unique périnéo-scrotal glissé et remonté sur la vessie.

1 Cas de Roux : H., 27 ans ; insuccès.
2-3 Cas de Langenbeck ; succès.
4 Cas de Maury : H., 8 ans ; succès d'emblée.
5 — H., 9 ans ; succès après plusieurs opérations complémentaires.

b) Procédé de Pancoast : deux lambeaux inguinaux rabattus en volets et juxtaposés.

6 Cas de Pancoast : H., 28 ans ; succès incomplet.
7 Cas de Wood : H., 6 ans 1/2 ; même procédé légèrement modifié ; succès incomplet.
8 Cas de Rickets : H., 9 ans ; succès.
9 Cas de Bigelow : succès.
10 — H., 6 ans ; procédé de Pancoast, mais après extirpation de la muqueuse vésicale ; succès.
11 Cas de Billroth : H., 20 ans ; mort de pyohémie.
12 — H., 17 ans ; succès.
13 — H., 11 ans ; succès, après 10 opérations.
14 — F., 6 ans ; succès, après 6 opérations.

2° *Le ou les lambeaux sont glissés face* CRUENTÉE *en dessous* :

a) PROCÉDÉ DE HIRSCHBERG : un seul lambeau latéral transféré sur la vessie par inversion du pédicule.

15 Cas de Hirschberg : H. 15 mois ; succès après plusieurs opérations complémentaires.

16 Cas de Mac Ewen.

b) PROCÉDÉ DE BRAUN : deux lambeaux inguinaux à base inférieure transférés sur la vessie par inversion du pédicule.

17 Cas de Braun ; succès après une deuxième intervention.

c) PROCÉDÉ DE BILLROTH-THIERSCH : deux lambeaux inguinaux transportés successivement sur la vessie après granulation de leur surface disséquée.

18 Cas de Billroth : F., 32 ans ; insuccès.
19 — : H., mort de pyélite.
20 — : F., 18 ans ; succès parfait.
21 — : H., 6 ans ; succès parfait.

22-40 Dix-huit cas de Thiersch avec 4 cas de mort dus : 2 à la péritonite, 1 à un érysipèle, le 4e à la pyélo-néphrite.

41 Cas de Simon de Heidelberg : H., 25 ans ; succès.
42 — F., 8 ans ; succès.
43 Cas de Dalleora : H., 24 ans ; succès.
44 Cas de Priolleau, de Brives : H., 5 ans et demi ; insuccès.
45 Cas de Francesco Parona : H., 7 ans ; bon résultat.
46 Cas de Langenbeck : garçon, 5 ans et demi ; 5 opérations sans résultat.

B. — PROCÉDÉS A DOUBLE PLAN DE LAMBEAUX

Dans tous ces procédés le volet qui couvre la vessie a été rabattu face ÉPIDERMIQUE *en dessous* :

a) PROCÉDÉ DE RICHARD : un lambeau abdominal sus-vésical rabattu, recouvert par un lambeau périnéo-scrotal glissé.

47 Cas de Richard : H., 24 ans ; mort d'érysipèle.
48 Cas de B. Anger : H. ; succès.
49 Cas de Berger : H., 50 ans ; insuccès.

b) PROCÉDÉ D'ALQUIÉ (de Montpellier) : deux lambeaux, inguinal et inguino-scrotal, rabattus et recouverts par deux lambeaux abdominaux glissés.

50 Cas d'Alquié : H., 40 ans ; succès presque complet.

c) PROCÉDÉ D'AYRES : vaste lambeau abdominal rabattu et redoublé sur lui-même.

51 Cas d'Ayres : F., 28 ans ; succès complet.

d) PROCÉDÉ DE HOLMES : lambeau inguinal rabattu recouvert par un lambeau inguino-scrotal transféré par inversion du pédicule.

52-56 Cinq cas de Holmes : 3 succès, 2 demi-succès.
57 Cas de Parker : enfant de 8 semaines. Procédé de Holmes légèrement modifié ; mort de bronchopneumonie.
58 Cas de Wood : H., 13 ans ; quitte l'hôpital avec un appareil.
59 — H., 7 ans ; opéré en 1863, succès.
60-62 Trois cas de Ruggi ; avec succès parfait.
63 Cas de Caselli : F., 20 ans ; succès.

e) Procédé de Michel : lambeau abdominal rabattu recouvert par deux lambeaux inguinaux à base externe glissés.

64. Cas de Michel : H., 4 mois ; succès.

f) Procédé de Wood : lambeau abdominal rabattu recouvert par deux lambeaux inguinaux à base inférieure inversés.

65. Cas de Wood : H., 14 ans ; succès après plusieurs opérations complémentaires.
66. Du même : H., 35 ans ; succès après une deuxième opération.
67. Du même : H., 17 ans, succès après plusieurs opérations complémentaires.
68. Du même : H., 12 ans ; succès après plusieurs opérations complémentaires.
69. Du même : H., 19 ans ; succès après une deuxième opération.
70. Cas de Ashurst : F., 6 ans et demi ; succès d'emblée.
71. — H., 16 ans, mort au cours d'une opération complémentaire.
72. Cas de Benett : F., 4 ans, mort à la suite d'une opération complémentaire.
73. Cas de Wheeler : F., 19 ans ; insuccès.
74. — H. ; succès.
75. Cas de Gay : H., 7 ans ; succès.
76. Cas de Mayo Robson : F., 8 ans ; succès.
77. Cas de Schrady : H., 5 ans ; succès.
78. Cas de Marsch : H., 3 ans ; mort de septicémie.
79. Cas de Murray : H., 19 mois ; succès.
80. — F., 3 ans ; succès.
81. Cas de Matwief : succès.

g) Procédé de Langenbeck : un lambeau abdominal rabattu, recouvert par les lèvres de la plaie, disséquées au loin et attirées sur la ligne médiane.

82. Cas de Langenbeck : fille, 9 ans, morte de diphtérie vésicale.

h) Procédé de Le Fort (Wood-Le Fort) : utilisation du prépuce pour la couverture de l'urèthre ; pour la vessie, on procède comme Wood mais en plusieurs temps.

83. Cas de Le Fort : H., 15 ans, opéré en 1872 ; succès complet.
84. — H. ; l'urèthre fut recouvert avec la peau du pénis, le prépuce n'étant pas développé ; succès complet.

85. Cas de Greig Smith : garçon 8 ans ; succès.
86. — H., 14 ans ; succès.
87. Cas de Richelot : H., 2 ans ; succès.
88. Cas de Thomas, (67) : H., 2 ans ; guérison.

f) Procédés dérivés de Le Fort pour le traitement de l'exstrophie chez la femme : utilisation des grandes et des petites lèvres pour la reconstitution de l'urèthre.

89. Cas de Greig Smith : F., 3 ans ; succès.
90. Cas de Richelot : F., 6 ans ; la vessie fut recouverte avec des lambeaux latéraux.
91. Cas de Phocas, de Lille : F., 17 mois ; l'urèthre et la vessie furent recouverts à l'aide de lambeaux taillés aux dépens des grandes lèvres. Succès.
92. Cas de Berger : F., 7 ans ; succès.

II. — Opérations qui reconstituent au devant de la vessie tous les plans de la paroi abdominale : procédé de Pozzi.

93. Cas de Pozzi : F., 11 ans ; succès parfait.

III. — Opérations qui ne trouvent place dans aucune des catégories précédentes ou sur lesquelles je n'ai pas suffisamment de documents pour pouvoir les classer.

94. Cas de Wood : H., 12 ans ; deux lambeaux : un sus-vésical, l'autre inguinal gauche, sont rabattus et disposés en un seul plan ; ils sont recouverts par un lambeau droit à base inguinale, glissé. Succès.
95. Du même : F., 1 an et demi ; même procédé que le précédent, insuccès.
96. Du même : Deux lambeaux latéraux rabattus et recouverts par le glissé.
97. Cas de Wislow (68) : procédé inconnu, succès.
98. Cas de Schœnbarn (69) : F., 16 ans, procédé inconnu, succès ; morte ultérieurement de pyélonéphrite.
99. Cas de Williard (70) : enfant, 5 ans : deux lambeaux latéraux.
100. Cas de Walsham (71) : H., 12 ans ; un lambeau hypogastrique couvert par un lambeau scrotal ; succès parfait.
101. Cas de Racoviceanu (72) : H., un lambeau inguinal gauche fut rabattu, face épidermique en dessous, et recouvert par le prépuce disséqué et glissé.
102. Cas de Battle (73) : H., 10 ans ; bon résultat.
103. Cas d'Anderson (74) : H., 10 ans ; résultat satisfaisant.

104-105. Deux cas de Berg, de Stockholm (75) : procédé inconnu. Bon résultat.
106. Cas de Mac Ewen (76) : Lambeaux latéraux ; succès.
107. Cas de Wance (77) : Beau succès après 5 opérations.

C. — Résultats.

Sur les 107 cas d'exstrophie résumés dans le tableau ci-dessus, nous avons trouvé 13 cas de mort opératoire ou post-opératoire, dont 12 survenues avant la période antiseptique.

Sur ces 13 cas de mort, 2 sont dues à la septicémie (obs. XIX et LXXVIII) ; 2 à la péritonite (Thiersch) ; 3 à la pyélonéphrite (obs. IX, XCVIII, et 1 cas de Thiersch) ; 2 à l'érysipèle (obs. XLVII, et 1 cas de Thiersch) ; 1 à la bronchopneumonie (obs. LVII) ; un malade est mort au cours de l'opération (obs. LXX) ; un autre au cours d'une opération complémentaire (obs. LXXI), et enfin une fille, opérée par Langenbeck, est morte de diphtérie vésicale (obs. LXXXII).

A première vue, cette mortalité paraît très élevée ; mais, à la lecture des observations, on est de suite frappé de ce fait que presque tous ces cas de mort sont dus à des opérations faites depuis plus de 20 ans ; il est injuste de charger une méthode des méfaits dus à l'ignorance des chirurgiens d'alors, de l'antisepsie ; mais qu'on dépouille tous les cas d'autoplastie publiés depuis une quinzaine d'années et on ne trouvera *aucun* cas de mort.

On ne voit plus aujourd'hui des péritonites et des septicémies généralisées, à la suite d'une dissection d'un lambeau cutané. La mortalité est donc particulièrement difficile à apprécier, et la comparaison avec la mortalité due aux autres méthodes opératoires plus récentes est absolument impossible.

On peut considérer *qu'aujourd'hui* l'autoplastie cutanée est d'une bénignité absolue ; la méthode ne compte aucun cas de mort depuis l'ère antiseptique, et, à part le procédé de mon maître Segond, aucun procédé opératoire n'est aussi bénin que l'autoplastie cutanée.

Les malades guéris peuvent être divisés en trois grandes catégories :

Un certain nombre d'exstrophiques ne retirent aucun bénéfice de l'opération. Langenbeck (obs. XLVI) opéra cinq fois un garçon de 5 ans et demi par le procédé de Thiersch ; chaque fois les sutures ont lâché et la désunion fut complète. Billroth (obs. XI) eut à déplorer le même accident chez un garçon de 17 ans ; même accident chez un garçon opéré par le professeur Berger (47). L'opération de Roux échoua, par suite du sphacèle de presque tout le lambeau scrotal relevé au-devant de la vessie. Holmes eut deux insuccès complets dus aussi au sphacèle des lambeaux. Enfin, chez un grand nombre d'opérés, l'insuccès est dû à l'énorme rétractilité cicatricielle qui fait que les lambeaux se retirent progressivement vers le haut et laissent à découvert des portions de plus en plus étendues de l'organe exstrophié, parfois la vessie tout entière. Le malade, après une courte période de bien-être, se trouve dans la même situation précaire qu'avant l'opération ; le port d'un urinal devient impossible, car l'urine s'écoule de nouveau en nappe sur le scrotum et sur les régions inguinales, et la muqueuse se trouve dès lors à nouveau exposée à toutes les irritations.

Dans une deuxième catégorie, on doit classer les malades chez lesquels l'opération n'a pas réussi, mais où ils en retirent néanmoins quelques avantages ; ce sont des succès partiels, des demi-succès, où, malgré la rétraction des lambeaux, la vessie reste cachée et protégée *sur une petite étendue*.

Les malades étiquetés sous la rubrique : « succès complet » forment la troisième catégorie de beaucoup la plus nombreuse.

La vessie exstrophiée est complètement recouverte chez eux ; tout au plus persiste-t-il au-dessus du pénis une petite fente au fond de laquelle apparait la muqueuse. Mais ces malades ne souffrent plus, et ils peuvent porter un urinal. Les hommes peuvent en outre porter un pantalon, ce qui leur était impossible avant l'intervention ; ils peuvent s'adonner au travail, faire des marches et prendre part à la vie sociale ; chez quelques malades la rétraction cicatricielle des larges surfaces d'emprunt des lambeaux pris sur les aines a même eu comme conséquence la guérison d'une hernie concomitante (cas 4 de Maury, cas 6 de Pancoast).

Les chirurgiens qui ont pratiqué des opérations autoplastiques pour exstrophie paraissent ne s'être pas du tout préoccupés de l'aptitude aux rapports sexuels de leurs malades. Or, la question mérite d'être prise en considération ; en effet, la malformation de l'appareil vésico-génital n'éteint pas chez ces malades les désirs génésiques. Chez quelques-uns même, leur passion s'irrite par l'impuissance désespérante et la honteuse nullité de leurs organes et chez eux l'amour est un délire et une vraie fureur (78). Chez la femme, à moins de malformation vaginale concomitante, l'aptitude au coït est normale, et chez quelques-unes la fécondation est possible aussi ; chez ces femmes, la chirurgie doit donc avant tout respecter l'intégrité des organes génitaux. Or les plus beaux succès de la chirurgie autoplastique chez la femme sont justement dus à des opérations qui ont eu pour résultat de rétrécir la vulve dans des proportions considérables et de créer ainsi un obstacle considérable aux rapports sexuels. Chez les opérés de Richelot (obs. XC), de Greig Smith (89), la restauration de la paroi antérieure de la vessie se fit aux dépens des grandes et petites lèvres et il en résulta une atrésie considérable de la vulve, incompatible avec l'intromission du penis ; chez quelques malades, cette atrésie avait au moins une utilité en ce sens qu'elle servait à la contention d'un prolapsus de l'utérus (cas 51 de Ayres, cas 70 de Ashurst) ; mais toutes les exstrophiques femmes n'ont pas de prolapsus et l'atrésie vulvaire post-opératoire constitue chez elles une véritable infirmité.

Chez l'homme, la plupart des chirurgiens se sont occupés de la guérison de l'exstrophie en négligeant complètement la verge épispade. Au point de vue sexuel, les malades sont donc après l'opération dans le même état qu'avant ; il n'en est pas ainsi chez les malades chez lesquels les chirurgiens ont fait, comme dans les procédés de Thiersch et de Le Fort, en même temps qu'une autoplastie vésicale, la réfection de l'urèthre. Dans le procédé de Le Fort, le pénis est constamment sollicité en haut par la rétraction des lambeaux ; l'érection doit se faire dès lors dans des conditions très mauvaises. D'ailleurs Le Fort n'a pas du tout été préoccupé par ce côté spécial de la question, et son lambeau préputial devait seulement lutter contre la rétractilité des lambeaux prévésicaux.

Les opérés de Thiersch ont, au contraire, un pénis restauré en plusieurs séances séparées par de longs intervalles, et nul doute que l'érection doit se faire chez ces malades dans de beaucoup meilleures conditions. Malheureusement, les confidences des malades sur ce point particulier manquent totalement ; du moins les observations publiées sont muettes à cet égard.

Je viens d'énumérer les bénéfices que procure aux malades l'autoplastie cutanée, lorsqu'elle réussit pleinement, et qui sont : *la protection de la muqueuse; la possibilité d'appliquer un appareil collecteur; la possibilité, pour les hommes, de se vêtir comme tout le monde: la disparition des douleurs.*

Je n'envisage pas du tout l'intéressant problème de la contention vésicale, parce que la méthode autoplastique n'a pas la prétention de reconstituer une cavité vésicale et encore moins une cavité vésicale continente. La vessie des exstrophiques opérés par la méthode autoplastique ne forme pas une cavité à proprement parler; la paroi postérieure de la vessie n'est pas refoulée dans l'abdomen : elle continue à faire hernie et se trouve constamment au contact des lambeaux qui la couvrent ; dès que le malade se lève ou fait un effort, la vessie bombe et repousse en avant la paroi cutanée. Quant à la continence, il ne saurait en être question. Nous avons déjà envisagé ce point en étudiant l'anatomie pathologique et nous reviendrons, au chapitre consacré à la méthode de la suture directe des bords de la vessie, sur cette question.

L'incontinence chez les exstrophiques est absolue; sans doute, lorsque le malade reste couché, une certaine quantité d'urine peut être gardée dans la vessie; mais dès que le malade est debout, l'incontinence réapparaît; l'autoplastie ne refait pas une véritable cavité, où pourrait s'accumuler l'urine, et même si la cavité existait, l'absence du sphincter vésical serait une cause d'incontinence qu'aucun procédé autoplastique ne pourrait éviter.

Je me suis efforcé de faire ressortir tous les avantages de la méthode autoplastique, et, pourtant, je suis loin de partager l'enthousiasme de M. Pousson, de Bordeaux, pour cette méthode.

« Je ne crois pas, dit ce chirurgien, étant donné tous les avantages que je viens de faire ressortir, qu'on hésite désormais à faire de la méthode autoplastique la méthode de choix pour le traitement chirurgical de l'exstrophie de la vessie. »

Il me semble, au contraire, que l'on doit non seulement hésiter, mais abandonner de plus en plus une méthode qui, à côté de quelques avantages certains, offre d'assez nombreux inconvénients et où les beaux succès sont rares.

« Il ne faut rien exagérer, dit mon maître, M. Segond; les opérations les mieux réussies laissent bien souvent après elles une situation qui, pour être meilleure, n'est pas moins fort imparfaite et parmi les exstrophiés dont on connait maintenant l'histoire, beaucoup n'ont certes pas le sort enviable du tonnelier que le professeur Le Fort a opéré en 1872 et qui, depuis lors, n'a jamais cessé de vaquer librement à son travail (79). »

Voici, entre mille, l'état actuel d'un exstrophique opéré par M. Priolleau, de Brives, en 1893 : « La paroi antérieure, m'écrit M. Priolleau (1), est bien conservée; mais l'orifice servant de méat s'est beaucoup agrandi. Pendant longtemps cet orifice relativement petit retenait l'urine dans une certaine mesure ; alors survenaient des crises douloureuses dues à l'encombrement de la vessie par des calculs phosphatiques (*environ tous les mois*). L'issue de ces calculs a fini par augmenter l'orifice, et dès lors les calculs ne sont plus accumulés et il y a eu soulagement. Actuellement le malade perd l'urine sans cesse et l'utilité de mon intervention réside dans le port *beaucoup plus facile* d'un urinal en caoutchouc. »

Des dizaines de cas d'exstrophie opérés avec succès ont des suites calquées sur celles du malade de M. Priolleau.

Un des grands inconvénients de la méthode autoplastique à lambeaux cutanés réside dans le grand nombre d'opérations complémentaires que nécessite souvent la guérison complète du malade ; ces opérations retiennent les opérés sous le traitement pendant de longs mois et même des années. Billroth cite le cas d'un exstrophique, chez lequel on a dû intervenir dix-neuf fois ; l'histoire du malade de Simon, d'Heidelberg, est une véritable odyssée :

Il s'agit d'un homme atteint d'exstrophie qui entra à la clinique d'Heidelberg en 1873. Le 24 juin 1873, Simon procède à la fermeture du gland ; en août 1873, nouvelle réfection du gland, la pre-

(1) Communication écrite de M. Priolleau, de Brives, du 10 février 1903.

mière opération ayant échoué. En décembre 1873, Simon opère l'épispadias par le procédé de Thiersch. L'année suivante, ce chirurgien couvrait la moitié supérieure de la vessie exstrophiée, avec un lambeau abdominal latéral gauche ; quelques mois après, il couvrait la moitié inférieure avec un lambeau latéral pris à droite. Au mois de juin 1874, opération complémentaire, ayant pour but la fermeture de deux fistules. En mai 1875, fermeture de la partie postérieure de l'urèthre ; en mars 1876, Thiersch, qui succéda à Simon à la clinique d'Heidelberg, couvrit la vessie à l'aide d'un lambeau scrotal. Plus tard, ce même malade fut réopéré par Braun et par Czerny. Dès l'année 1877 commencèrent à se former des calculs vésicaux, qui torturaient le pauvre malade, mal récompensé de tant de stoïque patience. Je pourrais multiplier les exemples de ce genre ; les autoplasties les mieux conduites exigent très souvent de la part du chirurgien et du malade une longue persévérance, et le résultat final est loin de récompenser les efforts dépensés.

La production de *calculs vésicaux* est, de tous les inconvénients de la méthode autoplastique, le plus fréquemment observé et le plus pénible pour le malade.

La pathogénie des calculs a été diversement interprétée : une des causes le plus souvent invoquées est la présence de *poils* sur la face vésicale du lambeau cutané ; ces poils joueraient le rôle de corps étrangers et, baignant constamment dans l'urine, ils deviendraient autant de centres de précipitation.

Chez les enfants, dont les lambeaux sont dépourvus de poils, on admet, pour expliquer la formation des calculs, que par la seule desquamation du lambeau, des cellules épidermiques mortes, séjournant dans la vessie, peuvent jouer, tout comme les poils, le rôle de corps étrangers. Mais, avant tout, il faut incriminer l'infection urinaire ; en effet, la vessie des exstrophiques est le plus souvent atteinte de cystite, et celle-ci persiste même après la couverture de la vessie.

Les urines fermentent et des concrétions se déposent ; les poils, les squames épidermiques, sont probablement des facteurs adjuvants ; mais la cause initiale paraît être la cystite chronique des exstrophiques. Ceci est tellement vrai que les concrétions s'observent aussi bien chez les opérés dont les lambeaux regardent la vessie par leur surface cutanée, que chez les malades opérés par le procédé de Thiersch-Billroth, chez lesquels l'urine n'arrive pas en contact avec l'épiderme, mais avec du tissu cicatriciel. Il faut croire même que les calculs sont fréquents chez ces derniers opérés, car les auteurs allemands donnent une foule de conseils pour lutter contre cette fâcheuse complication; c'est ainsi que Billroth prescrit à l'intérieur des doses élevées d'acide phosphorique; Thiersch a soin de tailler les lambeaux *exactement* au ras de la vessie et aussi de suturer ces lambeaux exactement au bord correspondant de cet organe; on éviterait ainsi, selon Thiersch, des clapiers où l'urine stagne, fermente et laisse précipiter des calculs; d'autres auteurs conseillent des lavages de la vessie avec de l'eau légèrement acidulée.

Quoi qu'il en soit de la pathogénie, il est indéniable que la formation des calculs est un inconvénient grave et quelquefois un véritable supplice. Ils causent au malade des souffrances vives, tellement violentes parfois, que des chirurgiens se sont vus dans la nécessité de sectionner le lambeau prévésical afin de remettre la vessie à nu; quelquefois le calcul, comme cela est arrivé à un malade de M. Segond, perfore le lambeau; enfin, le calcul entretient la cystite et, par l'obstacle qu'il met au libre écoulement des urines, il favorise l'infection ascendante.

Voilà pourquoi, malgré les brillants services qu'a rendus la méthode autoplastique, elle est de plus en plus délaissée; en Allemagne, on ne la pratique plus du tout depuis une quinzaine d'années; en France, son pays d'origine, la méthode autoplastique a été délaissée aussi malgré les remarquables succès de MM. Richelot, Pozzi, Berger, Phocas, de Lille, etc.

Après une longue pratique de l'autoplastie *à lambeaux cutanés*, la chirurgie de l'exstrophie s'est engagée dans des voies nouvelles et nous allons étudier dans le chapitre suivant des procédés opératoires tenant aussi de la méthode autoplastique, mais où la vessie est recouverte de *lambeaux muqueux*.

§ 2. — Procédés autoplastiques à lambeaux muqueux.

1° Procédés opératoires.

Les procédés autoplastiques à *lambeaux muqueux*, pas plus que les procédés que nous venons de décrire, ne visent à la reconstitution d'un réservoir vésical à fonctions normales; leur ambition se borne à protéger la vessie et à faciliter le port d'un appareil collecteur; mais, en ayant recours à des lambeaux muqueux, ces procédés soustraient l'urine à tout contact avec du tissu épidermique ou cicatriciel et évitent ainsi un des grands inconvénients *de l'autoplastie cutanée*, à savoir la formation de calculs.

La muqueuse qui se présente le plus naturellement à la portée du chirurgien, celle qui est la plus aisée à préparer et à adopter, est, sans contredit, la muqueuse vésicale elle même; et c'est la taille du lambeau au dépens de cette muqueuse, qui constitue l'originalité de l'ingénieux procédé de mon maître M. Segond.

Mais avant de le décrire, je dois mentionner quelques tentatives faites à l'étranger pour couvrir la vessie exstrophiée à l'aide de lambeaux de muqueuse provenant d'autres organes.

En 1888, deux auteurs italiens, Poggi et Tizzoni, essayèrent de reconstituer expérimentalement, chez le chien, la vessie extirpée à l'aide d'une anse d'intestin grêle. Pour cela ces auteurs isolèrent, après laparotomie, une anse d'intestin grêle, longue de 7 centimètres et rétablirent la continuité de l'intestin grêle par une entéro-entéro-anastomose terminale. L'anse isolée, dont le mésentère avait été laissé intact, fut nettoyée, fermée à ses deux bouts et réduite dans l'abdomen.

Dans une seconde séance opératoire, Poggi et Tizzoni, extirpèrent, après nouvelle laparotomie, le corps de la vessie, fixèrent le bout inférieur de l'anse intestinale isolée et rouverte au col de la vessie et abouchèrent les deux uretères à cette anse.

Ces expériences donnèrent à leurs auteurs quelques survies prolongées où les nouvelles vessies fonctionnaient admirablement.

Rosenberg (80) modifia un peu le manuel opératoire de Poggi et Tizzoni, en ce sens qu'au lieu d'extirper la vessie au delà du trigone, il réséqua le corps de la vessie jusqu'au niveau des embouchures urétérales seulement ; de cette façon point n'était besoin, après l'autoplastie intestinale, de faire un abouchement urétéral et l'opération se trouvait considérablement simplifiée. Rosenberg étudia surtout les modifications histologiques que subissait l'épithélium intestinal au contact de l'urine ; il constata que la muqueuse subit deux modifications remarquables : les glandes intestinales s'éliminaient et les papilles se couvraient d'épithélium vésical. Enderlein (81) reprit les expériences de Rosenberg et arriva à peu près aux mêmes conclusions.

Procédé de Rutkowski. — C'est à Rutkowski (82) qu'on doit la première application d'autoplastie vésico-intestinale, chez l'homme. Ayant à soigner un garçon de 12 ans, atteint d'exstrophie, le chirurgien de Cracovie procéda de la façon suivante :

Le 12 mai 1898, il fit une laparotomie sus-vésicale, attira l'intestin grêle dans la plaie et isola une anse de 6 centimètres ; une entéro-anastomose rétablit la continuité du tube digestif ; puis l'anse isolée fut incisée le long du bord opposé à l'insertion mésentérique et il obtint ainsi un lambeau intestinal mesurant 40 centimètres carrés environ. Ceci fait, la paroi vésicale fut disséquée et le lambeau intestinal suturé aux bords de la vessie par deux plans de suture, un profond, prenant toute l'épaisseur des tissus, l'autre superficiel, à la Lembert. La nouvelle vessie fut réduite dans l'abdomen et la paroi abdominale refermée. Les suites de l'opération furent des plus simples et le malade quitta l'hôpital porteur d'une pelote qui comprimait l'urèthre et permettait une contenance vésicale de 30 centimètres cubes d'urine.

Cette intervention hardie fut aussi pratiquée par Mikulicz (83), sur un garçon de 18 ans, entré à la clinique chirurgicale de Breslau en mai 1898. Après laparotomie, ce chirurgien attira l'intestin grêle dans la plaie, en isola un segment de 12 centimètres environ, ferma son bout proximal et fixa le bout distal, ouvert, à l'angle inférieur de la plaie ; une entéro-entéro-anastomose rétablit la continuité du tube digestif. Pour éviter l'infection de la ligne des sutures anastomostiques, Mikulicz fit au-dessus et au-dessous de celle-ci, une ligature lâche de l'intestin, au catgut fin, finalement, le tout fut réduit dans l'abdomen et la plaie abdominale fermée, sauf au niveau de l'angle inférieur, où débouchait l'anse intestinale isolée.

Cette opération préliminaire devait permettre de surveiller le sort de l'anse isolée ; des expériences poursuivies antérieurement par Mikulicz et Obalinski leur avaient en effet montré que quelquefois l'anse isolée s'atrophiait rapidement malgré l'intégrité du segment mésentérique correspondant ; or Mikulicz ne voulait utiliser pour l'autoplastie qu'un lambeau bien nourri et bien étoffé. Dès le second jour se montrèrent des phénomènes d'occlusion intestinale, dus à la striction de l'intestin par les fils de catgut qui tardaient à se résorber, et le cinquième jour, l'état du malade s'aggravant, Mikulicz rouvrit l'abdomen, coupa les fils et rétablit le cours des matières.

L'état général se releva dès lors rapidement, et le 23 juillet, le chirurgien allemand fit l'autoplastie intestino-vésicale.

Pour cela, après dissection des bords supérieur et latéraux de la vessie exstrophiée, il sectionna le pont tégumentaire qui séparait la vessie de l'anse intestinale isolée et sutura les bords disséqués de la vessie au bout inférieur ouvert de cette anse. Cette suture, aux fils d'argent, ne fixa que la *moitié* de la circonférence formée par les bords de la vessie à la *moitié* de la circonférence intestinale ; c'était donc une autoplastie partielle.

Dans une quatrième séance opératoire, on reconstitua un canal uréthral par avivement et suture des bords de la gouttière uréthrale ; enfin, dans une cinquième intervention, Mikulicz compléta l'autoplastie et ferma la vessie. Pour cela, il incisa la paroi abdominale circulairement autour de l'insertion inférieure de l'anse intestinale à cette paroi ; cette anse fut libérée de partout, sauf au niveau de l'insertion du mésentère, laissé intact ; la moitié inférieure des bords de la vessie disséquée fut fixée, au catgut, à la partie restée libre de la circonférence intestinale et la cavité vésico-intestinale close fut réduite dans l'abdomen. L'hiatus abdominal fut fermé par deux étages de suture, et une sonde de Nélaton fut laissée à demeure dans l'angle supérieur de la vessie.

Les jours suivants, la sonde fut retirée et la fistule supérieure se ferma spontanément. La guérison se fit sans accidents, et lorsque, un an après la dernière opération, le malade fut présenté au XXIXe Congrès des chirurgiens allemands, il avait une santé parfaite et portait une pelote qui comprimait l'urèthre, ce qui permettait au malade d'uriner toutes les 2 heures environ.

Je dois citer dans le même ordre d'idées les essais expérimentaux de Mundel (84). Cet auteur s'était demandé si on ne pouvait parvenir à couvrir la vessie exstrophique avec un lambeau provenant de la vessie d'un *animal*, et il procéda expérimentalement de la façon suivante: Un chien est laparotomisé sous chloroforme et la calotte vésicale lui est enlevée; d'autre part, Mundel incise la ligne médiane abdominale d'un deuxième chien, dissèque les lèvres de la plaie, sépare le tissu cellulaire sous-cutané en deux couches, étale entre elles le lambeau vésical, le fixe dans cette position par quelques points de suture, de façon à ce que la face séreuse du lambeau regarde les couches superficielles, la face muqueuse les couches profondes du tissu cellulaire. Enfin une lame métallique isolante est insinuée sous la face muqueuse du lambeau, afin d'empêcher la coalescence de l'épithélium vésical avec le tissu cellulaire. Ces expériences ayant montré à Mundel que le lambeau prenait parfaitement et qu'il restait vivace dans ces nouvelles conditions d'existence, ce chirurgien proposa l'opération suivante chez l'homme :

Insertion d'un lambeau vésical provenant d'un chien, ou d'un mouton, sous la peau abdominale de l'exstrophique ; puis, quand le lambeau aura pris (?), Mundel propose de faire une autoplastie en glissant sur la vessie le lambeau cutané dont la face profonde serait tapissée d'épithélium vésical. Jusqu'aujourd'hui la proposition du chirurgien américain n'a qu'un intérêt purement théorique, cet essai n'ayant jamais, que je sache, été fait chez l'homme.

En définitive, 2 opérations pour exstrophie ont été faites chez l'homme avec des lambeaux muqueux *pris en dehors de la vessie.*

Il m'a été impossible de saisir quelle fut, chez les auteurs qui l'ont pratiquée, l'indication d'une opération aussi compliquée.

Les 2 malades opérés par Rutkowski et Mikulicz sont incontinents ; tout le bénéfice retiré de l'opération consiste dans la possibilité de porter un urinal ou une pelote compressive, et on peut se demander si, pour un résultat aussi modeste, on est autorisé à faire une opération grave, alors que le procédé de notre maître M. Segond, que je vais bientôt décrire, arrive au même résultat par une intervention des plus simples, extrêmement facile et d'une innocuité absolue. D'ailleurs, Mikulicz semble accorder lui-même que l'autoplastie intestinale n'a pas une indication bien précise :

« Je dois répéter, dit le chirurgien allemand, que nous ne considérons nullement l'autoplastie intestinale comme le procédé opératoire *normal* de l'exstrophie ; tout au plus doit-elle être réservée au cas *où on ne ferait pas volontiers* (?) une opération radicale [*bei welchen man nicht gerne eine der radikalen verstumelnden Methoden anwenden machte*].

Quant au procédé proposé par Mundel, son compatriote Lewis (85) l'a un peu sévèrement mais très justement jugé, en considérant l'opération de Mundel comme « a little fantastic ».

PROCÉDÉ DE M. PAUL SEGOND

Le procédé de mon maître a été tantôt rattaché à la méthode de la suture directe des bords de la vessie, tantôt considéré comme un perfectionnement du procédé de Sonnenburg. En réalité, il s'écarte sensiblement de l'une et l'autre de ces opérations ; lorsqu'on se met en devoir de suturer bord à bord une vessie exstrophiée, c'est avec l'espoir de faire une reconstitution anatomique de la vessie et principalement de réformer un sphincter qu'on suppose existant, mais étalé. Dans le procédé de mon maître, il s'agit de tout autre chose : *faire une vessie exclusivement muqueuse, quelles que soient la forme et la variété de l'exstrophie, quel que soit l'écartement des pubis* : voilà la seule ambition, le seul but du procédé de M. Segond, et aucune préoccupation de la reconstitution d'un sphincter hypothétique n'y entre.

L'opération imaginée par M. Segond s'éloigne davantage du procédé de Sonnenburg ; dans ce dernier procédé on extirpe toute la vessie, alors que dans celui de mon maître on n'en excise que les bords. Le chirurgien allemand *anastomose*, en outre, les uretères à l'urèthre, alors que dans le procédé de M. Segond on ne touche pas aux uretères ; j'insiste sur cette dernière différence, parce que M. Segond lui-même a décrit son procédé comme un perfectionnement de celui de Sonnenburg ; or, ce que je viens de dire montre nettement qu'il n'y a entre les deux techniques opératoires, entre le but poursuivi, entre les résultats qu'on obtient par l'une et l'autre de ces deux opérations une différence considérable. Le procédé de Sonnenburg appartient à la méthode de dérivation des urines ; celui de M. Segond doit, selon nous, être rangé parmi les procédés *autoplastiques*.

A côté des autoplasties cutanées, on a, à mainte reprise, essayé de faire une autoplastie à l'aide de lambeaux de muqueuse, et Mikulicz, Rutkowski, Mundel, ont essayé de remplacer la paroi antérieure de la vessie exstrophiée par de la muqueuse intestinale du même malade ou par la muqueuse vésicale d'un animal.

Voici en quoi consiste le procédé de mon maître : la surface exstrophiée de la vessie, disséquée extra-péritonéalement, est rabattue sur la gouttière pénienne, aux lèvres avivées de laquelle elle est suturée.

Dans le procédé de M. Segond on ferme l'hiatus avec *la paroi vésicale du même individu*. C'est une autoplastie muqueuse, où la matière qui sert de couverture est fournie par l'organe malade lui-même. C'est pourquoi, à l'encontre de tous les auteurs qui rangent le procédé de mon maître dans la méthode des sutures des bords de la vessie, j'ai cru devoir faire l'étude de ce procédé avec ceux de la méthode autoplastique :

« Pour obtenir ce résultat, dit mon maître, je dissèque la vessie comme Sonnenburg jusqu'au niveau de l'abouchement des uretères ; mais, au lieu de la sacrifier, je la conserve pour la rabattre sur la gouttière pénienne : puis, imitant la pratique du professeur Le Fort, je perfore le prépuce à sa base et, le faisant passer audessus du gland, j'étale sa surface cruentée sur la face supérieure du lambeau vésical rabattu. Pour terminer l'opération, il ne reste plus qu'à combler par un procédé autoplastique quelconque la brèche qui résulte de la dissection de la vessie. Les conditions nouvelles créées par cette manière de faire sont faciles à comprendre. L'urine, à sa sortie des uretères, s'écoule dans une sorte de canal à renflement supérieur, dont les parois, formées d'un côté par la gouttière pénienne et de l'autre par la vessie rabattue, sont en conséquence exclusivement muqueuses et, partant, incapables de favoriser la formation des concrétions calculeuses. Le déficit est, en d'autres termes, réparé avec des tissus analogues d'aspect et de structure ; le grand écueil des méthodes autoplastiques est évité, et le desideratum poursuivi par Sonnenburg est ainsi réalisé. Mais, qu'on le note bien, ce résultat est obtenu sans le moindre sacrifice, tous les tissus disponibles sont utilisés et, de plus, les orifices des uretères sont, dès le premier temps de l'opération, protégés de la manière la plus efficace (86). »

L'opération comprend quatre temps :

Premier temps. — Disséquer la vessie et la rétrécir par excision de ses bords, afin qu'elle ait les dimensions voulues pour s'adapter à la gouttière pénienne sur les bords de laquelle elle va être rabattue et suturée.

2e temps. — Aviver les bords de la gouttière pénienne, rabattre la vessie disséquée sur cette gouttière et fixer les bords du lambeau vésical rabattu aux lèvres avivées de la gouttière pénienne.

3e temps. — Inciser le feuillet cutané antérieur du prépuce sur tout le pourtour sous-pénien, ponctionner en travers son feuillet cutané postérieur, dans une étendue suffisante pour que la boutonnière ainsi pratiquée laisse passer le gland ; relever tout le capuchon préputial par dessus la verge, l'étaler sur la surface cruentée du lambeau vésical rabattu et le fixer dans cette position par des sutures appropriées.

4e temps. — Terminer les sutures et combler la plaie qui succède à la dissection de la vessie.

Le procédé de M. Segond a été pratiqué dix-sept fois jusqu'aujourd'hui; sur ce nombre, 9 cas ont été opérés par mon maître ; les autres cas appartiennent à MM. Poncet, de Lyon, Vincent, de Lyon, le professeur Berger, Anderson, de Londres, Richelot, Piéchaud, de Bordeaux, Pousson ; moi-même, j'ai opéré un cas dans le service de M. Segond.

Ayant vu pratiquer deux fois cette opération par mon maître et lu toutes les observations publiées concernant cette ingénieuse opération, je vais en analyser tous les temps successifs et décrire les modifications apportées au manuel opératoire primitif.

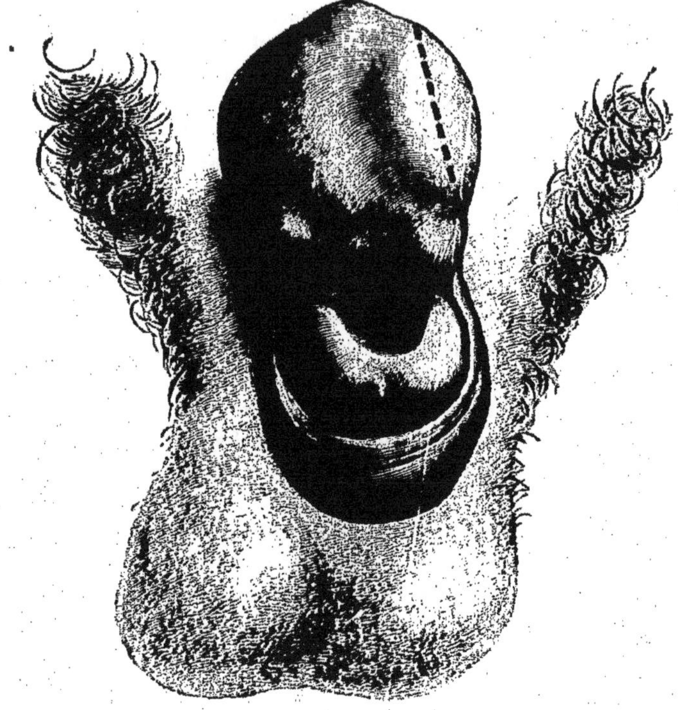

Fig. 17. — Exstrophie de la vessie.

La paroi vésicale postérieure repoussée en avant sera disséquée, puis rétrécie suivant les lignes pointillées avant d'être rabattue sur la gouttière pénienne.

Premier temps. — Disséquer la vessie et la rétrécir par excision de ses bords, afin qu'elle ait les dimensions voulues, pour s'adapter à la gouttière pénienne, sur les bords de laquelle elle va être rabattue et suturée.

« La dissection de la vessie, dit M. Segond, n'offre aucune difficulté ; en disséquant avec un peu d'attention et en tournant toujours le tranchant du bistouri vers la vessie, sans craindre de mordre parfois sur sa couche musculaire superficielle, on est sûr de ne pas pénétrer dans le péritoine. La seule précaution capitale à prendre, c'est de bien surveiller sa lame lorsqu'elle approche des uretères. Ceux-ci, généralement dilatés et gorgés d'urine, se laisseraient aisément blesser. Il faut donc redoubler d'attention lorsqu'on les voit apparaître et, du reste, c'est à ce moment-là qu'il convient d'arrêter la dissection du lambeau vésical. Celui-ci, pour être rabattu sur le pénis, doit être en effet plié au niveau de l'abouchement des uretères. »

Comme on le voit, mon maître dissèque la muqueuse vésicale sans craindre de mordre « parfois » la couche musculeuse ; cette dissection, toute superficielle, a pour but d'éviter une lésion de la séreuse péritonéale ; mais, en étudiant l'anatomie pathologique, nous avons vu que la paroi vésicale est très épaisse chez les exstrophiques et qu'on peut, tout en mordant assez profondément, être néanmoins assez loin de la séreuse ; et même, s'il arrive que par mégarde on ait pénétré dans le péritoine le malheur n'est pas si grand : un point de suture suffit pour fermer la brèche. En revanche, une trop grande crainte du péritoine expose à tailler un lambeau vésical trop mince, mal nourri, de vie précaire et par conséquent exposé au sphacèle. C'est ce qui est arrivé à MM. Piéchaud, Pousson et Anderson.

Pour conserver toute la vitalité du lambeau, M. Pousson propose la modification suivante à la manière de disséquer indiquée par M. Segond :

« Au lieu de pratiquer la dissection extrapéritonéale de la paroi de la vessie, j'inciserai, dit M. Pousson, cette dernière de part en part, jusques et y compris le péritoine qui y adhère presque toujours très fortement, de manière à avoir un lambeau dont la nutrition ne laisserait rien à désirer (87). »

A la vérité, cette modification transformerait du coup une opération des plus bénignes en une intervention abdominale sérieuse ; il ne faut pas oublier, en effet, que la ponction de la vessie exstrophiée n'est jamais, quoi qu'on fasse, aseptique; que la muqueuse vésicale elle-même est souvent atteinte de cystite chronique ; en un mot, les mains du chirurgien ne peuvent pas être rigoureusement aseptiques au cours d'une intervention pour exstrophie, et on risque d'infecter le péritoine en l'ouvrant largement.

Il est plus sage de ne pas ouvrir le péritoine ; la paroi vésicale est épaisse et il est permis de mordre en pleine couche musculaire et, en disséquant avec soin, on aperçoit parfaitement la séreuse, si par hasard on l'approche de trop près.

« *L'excision des bords latéraux du lambeau vésical* indiquée par les deux lignes pointillées de la figure 18 réclame à son tour une certaine attention. Il importe, en effet, de conserver au pourtour de chaque orifice urétéral le maximum possible de tissu vésical, sans quoi on s'expose à rencontrer les plus sérieuses difficultés lorsqu'on veut fermer la vessie de chaque côté des uretères. (Voir fil 4 de la fig. 20.) Le fait s'explique aisément et je l'ai vérifié sur mon premier opéré. L'étoffe manquant, la striction du fil en question tiraille l'orifice urétéral et ferme sa lumière. Aussitôt l'uretère correspondant devient turgescent et la suture, impossible dans ces conditions, doit être remise à plus tard. On conçoit, du reste, qu'il soit très simple d'éviter cet écueil et de donner cependant au lambeau vésical le degré d'étroitesse que réclame son adaptation aux bords de la gouttière pénienne. Il suffit d'être prévenu, et les deux lignes pointillées de la figure 3 montrent bien quels doivent être le siège et l'étendue de l'excision (86). »

Le professeur Poncet, de Lyon (88), a légèrement modifié la taille du lambeau vésical : au lieu de réduire la largeur du lambeau, il le conserve intégralement et l'utilise dans sa totalité. Multiples sont les raisons qui plaident en faveur de cette modification : et d'abord, en laissant toute la muqueuse, on crée une ampoule spacieuse qui pourrait retenir les urines pendant un certain temps, lorsque le malade est couché sur le dos ; en outre, il peut arriver que, à cause de la rétractilité de la vessie disséquée, on ait de la peine à adapter, *après excision*, le lambeau vésical à la verge. « Cette rétraction, dit M. Poncet, doit continuer après la réunion des parties en contact, et si alors une portion de la vessie, comprise entre deux sutures, venait à se rétracter et à créer une fistule, on ne pourrait, pour la réparer, trouver assez d'étoffe (88, p. 46). »

J'ajoute, aux raisons invoquées par le professeur Poncet, une autre qui a son importance : lorsqu'on excise le lambeau, il peut

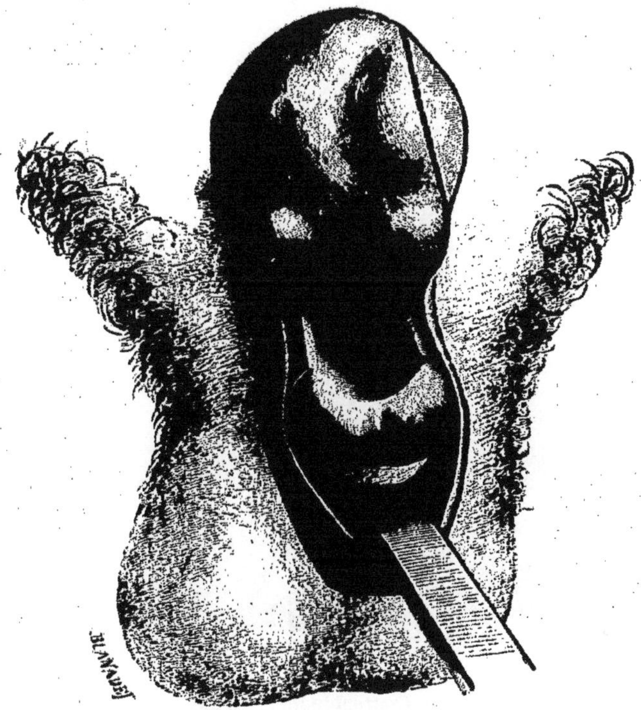

Fig. 18. — Exstrophie de la vessie.

Les bords de la gouttière pénienne sont avivés ainsi que la peau adjacente. En outre, le feuillet cutané antérieur du prépuce a été détaché sur tout le pourtour sous-pénien et son feuillet postérieur a été ponctionné en travers. L'écarteur n'est là que pour montrer le prépuce ainsi traité et développé en capuchon étoffé.

arriver que l'étoffe vésicale manque totalement en dehors des uretères, et pour faire les sutures des bords de la vessie, on sera alors forcé d'entamer les parois urétérales proprement dites. Or cela serait une faute grave, car elle exposerait à la sténose des orifices urétéraux et, par conséquent, à l'hydronéphrose. Il faut

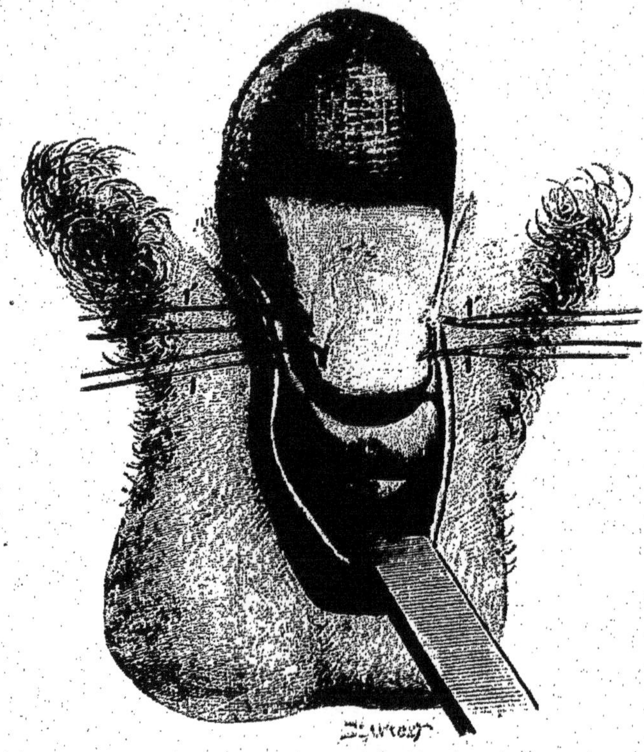

Fig. 19. — Exstrophie de la vessie.

L'avivement des bords de la gouttière pénienne et de la peau adjacente est fait ; le prépuce préparé est montré développé en capuchon par l'écarteur. La vessie rétrécie est rabattue sur la gouttière, et les deux premiers fils (1 et 1') sont placés de chaque côté. Ils ont gardé assez de longueur après torsion, pour pouvoir être passés tout à l'heure au travers de la peau préputiale, lorsqu'elle sera étalée au-dessus du tombeau vésical.

donc éviter de passer les fils dans la paroi urétérale et pour cela il faut disposer d'étoffe vésicale en dehors des uretères. En ne faisant aucune excision, on est sûr de garder à la vessie assez d'ampleur pour ne pas être dans la nécessité de passer les fils dans les parois urétérales.

Deuxième temps. — « Aviver les bords de la gouttière pénienne,

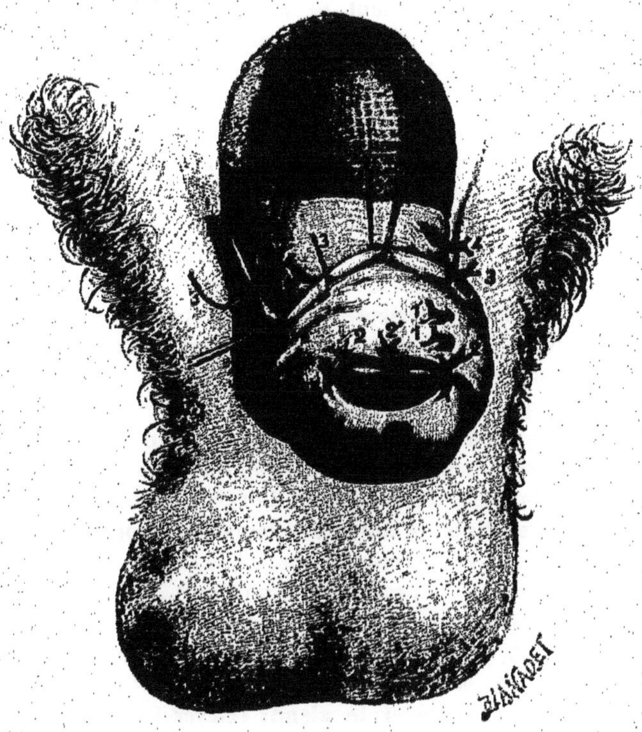

Fig. 20. — Exstrophie de la vessie.

Le lambeau vésical ayant été disséqué, rétréci, rabattu, et fixé de chaque côté par les fils 1 et 1', le capuchon préputial préparé a été relevé par-dessus la verge et la face cruentée du lambeau vésical. — Les fils 2 et 2' ajustent le pourtour du méat. — Les fils 1 et 1' ont traversé la peau préputiale pour pouvoir être ultérieurement retirés. — Un crochet soulève la peau préputiale pour montrer la marche du fil 1' du côté droit. — Le fil 3 réunit la peau de la verge, le bord avivé de la gouttière pénienne, le lambeau vésical et le capuchon préputial. — Le fil 4 ferme avec précaution le repli vésical, près de l'uretère. — Le fil 5 étalera le prépuce en le tirant en haut et l'unissant soit à quelque lambeau de peau abdominale, soit à la face cruentée du lambeau vésical.

rabattre la vessie disséquée sur cette gouttière et fixer les bords du lambeau vésical rabattu aux lèvres avivées de la gouttière pénienne par quatre sutures au fil d'argent (2 de chaque côté [86]). »

Les figures 4 et 5 (voir fig. 18 et 19) sont trop explicites pour qu'il soit utile de beaucoup développer la description de ce temps opératoire. L'avivement, dont la largeur varie nécessairement avec les dimensions du pénis, doit comprendre à peu près toute l'épaisseur des lèvres de la gouttière pénienne et s'étendre jusqu'à la peau adjacente.

Quant aux sutures (1,1, 1', 1') de la figure 5 (voir fig. 19), j'insiste sur la nécessité de les placer à ce moment de l'opération, afin de fixer d'ores et déjà le lambeau vésical en bonne position.

Sur ce point encore, la technique a varié depuis la première description de M. Segond. Dans ses premières opérations, mon maître, après avoir tordu les fils, leur laissait une certaine longueur pour les passer ultérieurement au travers de la peau préputiale ; depuis, il a simplifié cette technique et il fixe le lambeau vésical par quelques points de catgut fin. Habituellement, deux points de chaque côté suffisent. M. le professeur Poncet, préoccupé de la rétraction possible du lambeau vésical, conseille de multiplier et de rapprocher les sutures afin qu'elles s'opposent à la rétraction de la vessie. Si une partie du rebord vésical se rétractait entre deux points de suture, le lambeau autoplastique susjacent pourrait, en effet, venir au contact de l'urine et créer ainsi un milieu favorable à la production des calculs.

3e TEMPS. — « Inciser le feuillet cutané antérieur sur tout le pourtour sous-pénien, ponctionner en travers son feuillet cutané postérieur, dans une étendue suffisante pour que la boutonnière ainsi pratiquée laisse passer le gland ; relever tout le capuchon préputial par-dessus la verge, l'étaler sur la surface cruentée du lambeau vésical rabattu et le fixer dans cette position par des sutures appropriées. »

« Ici encore l'examen des figures et la lecture de leur légende donnent l'idée bien nette de la mise en place des parties, du trajet et du siège des sutures. Mais je crois utile de bien spécifier l'ordre dans lequel il convient de placer les fils, lorsque le capuchon préputial a été remonté au-dessus de la verge et étalé sur la surface cruentée du lambeau vésical rabattu. Les trois fils 2, 2 et 2' doivent être placés tout d'abord, de manière à bien ajuster le pourtour du méat (voir fig. 20). Cela fait, les extrémités tortillées des fils 1 et 1' seront passées au travers de la peau préputiale, puis on terminera par la mise en place des deux fils 3. En procédant aux sutures dans cet ordre, l'opération est simple et la coaptation des lambeaux aussi parfaite que possible. »

Mais le prépuce peut ne pas avoir l'ampleur suffisante pour couvrir la vessie : dans ces cas, on peut utiliser la peau de la partie inférieure de la verge, ou celle du scrotum ; quelquefois, les circonstances permettent de mener à bien l'opération sans utiliser ni le prépuce, ni le scrotum, ni la peau du penis. Tel fut le cas du deuxième opéré de M. Segond. Ce malade avait subi autrefois une opération autoplastique ; pour exécuter son procédé, mon maître fit d'abord une section médiane et verticale de la bande cutanée représentant la paroi vésicale antérieure et procéda après à la reconstitution de la vessie selon le manuel opératoire décrit. La vessie une fois fermée, mon maître n'eut qu'à rabattre sur la surface cruentée de la vessie les deux volets cutanés resultant de la section médiane pratiquée au début de l'intervention, sur la paroi antérieure de l'ancien clapier vésical.

M. Segond emploie presque toujours des fils d'argent pour les sutures ; d'autres chirurgiens ont eu recours à la soie ; mais celle-ci a l'inconvénient de favoriser le dépôt de concrétions calcaires : sur l'un des opérés où M. Segond a eu par exception recours aux fils de soie, il a eu les plus grandes difficultés pour enlever un des fils dont la partie moyenne était devenue, en quelques heures, le centre d'une volumineuse concrétion calcaire. M. Poncet eut à déplorer le même accident chez son opéré.

Vingt jours après l'opération, le malade (v. obs. XI) revint à l'hôpital, en accusant de vives douleurs au niveau de la région opérée. L'exploration de la vessie fit constater l'existence d'un calcul qu'on eut beaucoup de peine à extraire, parce que ce calcul s'était incrusté au niveau d'un fil de soie qui n'avait pas été enlevé à temps.

4e temps. — Terminer les sutures et combler la plaie qui succède à la dissection de la vessie. « Ce dernier temps, dit M. Segond, ne doit pas être soumis à des règles trop absolues. J'ai déjà montré comment l'application des fils 4 et 4 (voir fig. 20) peut être facile ou impossible, suivant que l'étoffe vésicale, limitant en dehors l'abouchement des uretères, est plus ou moins ample. Cette occlusion définitive des bords de la vessie pliée au niveau des uretères peut donc être, à l'occasion, nécessaire à retarder. De son côté, la brèche, que laisse la dissection vésicale, se présente dans des conditions variables. Elle est plus ou moins vaste, les tissus qui la limitent sont plus ou moins souples et favorables à la taille des lambeaux. Bref, il est impossible de dire que, chez tous les exstrophiés, il convient d'achever la réparation autoplastique en une seule séance opératoire.

« Que la chose soit possible dans certains cas, je n'en disconviens pas, et si la brèche à combler s'y prête, si la peau voisine peut fournir deux lambeaux latéraux qui l'obturent complètement et s'affrontent en même temps au bord supérieur du lambeau préputial, on aura tout avantage à tenter la réparation complète en une seule séance. Mais les conditions anatomiques permettant ainsi la réparation totale en une seule séance sont probablement rares, et, soit que les lambeaux cutanés taillés de chaque côté de la plaie sus-pubienne ne puissent la recouvrir en totalité, soit que l'occlusion immédiate du pli vésical au voisinage des uretères paraisse difficile ou périlleuse, on sera conduit le plus souvent, je pense, à s'en référer au principe classique et fort prudent de la succession des actes opératoires.

« Dans les cas auxquels je viens de faire allusion, on se contentera donc, après avoir exécuté complètement les trois premiers temps opératoires, de combler partiellement la plaie sus-pubienne à l'aide du procédé autoplastique qui semblera le plus simple et le moins onéreux pour les régions voisines ; si le bord supérieur du lambeau préputial ne pouvait être affronté avec la peau abdominale mobilisée, on le fixera simplement à la partie la plus élevée de la face cruentée du lambeau vésical replié et, au besoin, on n'hésitera pas à conserver au voisinage des uretères un orifice d'écoulement provisoire pour les urines. La cicatrisation naturelle des parties laissées à découvert et quelques retouches ultérieures conduiront aisément la réparation au degré de perfection voulue. »

On voit que mon maître conseille de différer la suture complète des bords, selon que l'étoffe vésicale limitant en dehors l'abouchement des uretères est plus ou moins ample. Mais il est préférable de faire ces sutures tout de suite et dans de bonnes conditions; on le peut, si on a pris soin de garder à la vessie toute son ampleur, si on ne fait aucune excision des bords de la vessie disséquée.

Observations d'exstrophies opérées par le procédé de M. Segond.

Obs. I. (Segond [86]). — Mon premier opéré est un enfant de 8 ans qui m'a été adressé en octobre 1888 à l'hôpital de la Charité. Il s'agissait d'une exstrophie complète. L'écartement interpubien mesurait 7 centimètres, on ne sentait pas de prostate par le toucher rectal, le gros bourgeon rougeâtre et saignant représentant l'exstrophie avait environ 5 centimètres carrés, l'épispadias était complet et les deux testicules occupaient les bourses. Le 24 octobre, dans une même séance opératoire, j'ai fixé aux lèvres avivées de la gouttière pénienne la vessie disséquée, transversalement rétrécie et rabattue, j'ai fait passer au-dessus du gland le prépuce préalablement perforé à sa base pour l'étaler sur la surface cruentée du lambeau vésical, puis j'ai comblé en grande partie la perte de substance résultant de la dissection vésicale en suturant ses deux marges cutanées latérales bord à bord et dans presque toute leur hauteur. Pour favoriser ce rapprochement transversal des téguments, j'ai fait à distance suffisante deux incisions libératrices verticales et j'ai pansé à plat les deux plaies résultant de leur entre-bâillement.

Les suites de cette intervention ont été fort simples. Des compresses boriquées ont constitué tout le pansement; j'ai enlevé les fils le 8e jour, l'épidermisation des parties non suturées s'est faite peu à peu et, en décembre, la cicatrisation était complète. Toutefois, au voisinage de l'uretère gauche, la réunion avait échoué dans une étendue de 2 à 3 millimètres et, pour fermer définitivement la fistule ainsi créée, il m'a fallu pratiquer à deux reprises différentes, le 11 et le 29 janvier 1889, l'avivement et la suture de ses bords. Je dirai dans un instant comment j'étais moi même responsable des difficultés que j'ai rencontrées pour obtenir la cicatrisation de cette fistule. Qu'il me suffise de noter pour l'instant sa guérison définitive. L'enfant a quitté l'hôpital dans le courant de février en parfait état. — La figure 21, dessinée d'après une photographie de M. Jean Dinot, en témoigne, et je puis dire que, chez cet enfant, la réparation suffisante de la forme extérieure, la direction des urines dans un conduit à parois exclusivement muqueuses et leur collection dans un urinal aisément supporté étaient autant d'indications remplies aussi bien que possible. J'ai eu du reste des nouvelles de l'enfant il y a quelques semaines et je sais qu'il conserve tous les bénéfices de mon

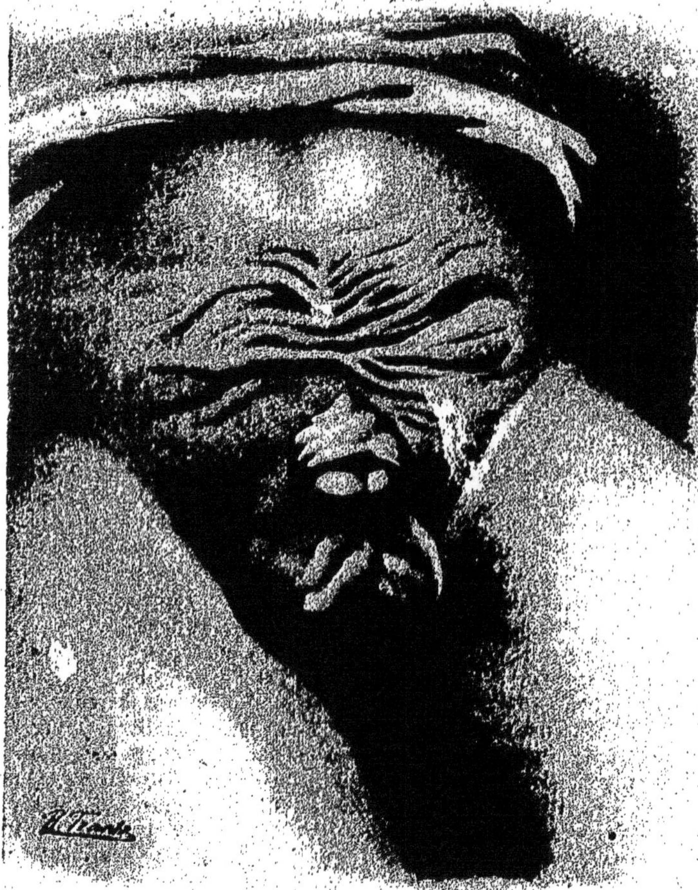

FIG. 21. — Résultat opératoire obtenu chez l'enfant de l'obs. I.
Dessiné d'après une photographie.

intervention. La cuvette de l'urinal en caoutchouc qu'il porte actuellement embrasse le pénis et les bourses. Plus tard, lorsque le développement des parties le permettra, j'ai l'intention de réduire encore les proportions de l'urinal dont l'extrémité supérieure n'engainera plus que le pénis.

Obs II. Second. — Ce deuxième opéré est un garçon de 20 ans qui m'a été adressé en avril 1889 par mon ami le docteur Debord (d'Orsay). Son observation mérite d'être méditée par ceux qui douteraient des véritables tortures que peut infliger l'incessante production des calculs dans les vessies construites par autoplastie cutanée. Notre jeune homme, atteint d'exstrophie complète avec épispadias, avait été opéré à

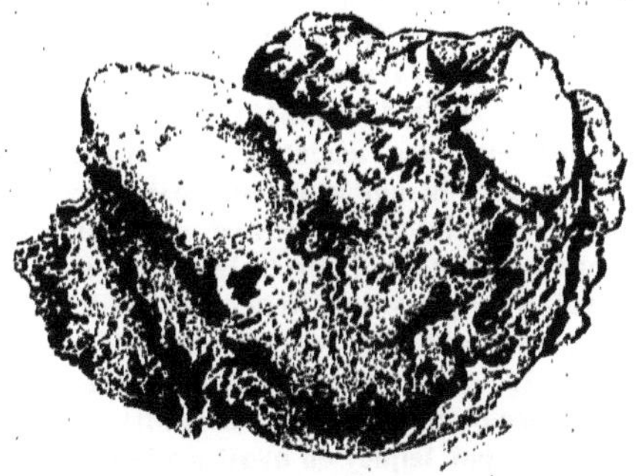

Fig. 22. — Calcul extrait du malade de l'obs. II.

l'âge de 2 ans par un procédé autoplastique qui m'a paru être celui de Richard. Il s'agissait, en d'autres termes, d'une autoplastie par doublure, et la cavité vésicale ainsi construite avait pour paroi antérieure la face cutanée du lambeau abdominal qui avait été rabattu, puis recouvert par un lambeau en forme de pont emprunté à la face antérieure de scrotum. Or, depuis l'âge de 2 ans jusqu'au jour de mon intervention, c'est-à-dire pendant 18 ans, la vessie nouvelle n'a jamais cessé de produire des concrétions calculeuses qu'il a fallu extraire chirurgicalement à maintes reprises et qui, sans cesse, venaient infliger au patient les douleurs les plus vives.

Sans doute, l'indocilité exceptionnelle du jeune garçon n'avait pas permis de pratiquer régulièrement des lavages prophylactiques ; mais le fait n'en conserve pas moins sa valeur. En tout cas, voici quel était l'état des parties lorsque le docteur Debord a bien voulu me confier le malade : un volumineux calcul, dont la figure 22 reproduit la forme et les dimensions, remplissait la cavité vésicale et faisait bomber sa paroi antérieure. Deux ulcérations, ou mieux deux perforations situées à droite et à gauche de la ligne médiane, à la partie supérieure de la cavité vésicale, permettaient de voir la pierre. (Les deux saillies lisses représentées sur la figure 22 correspondent aux deux parties du calcul qui étaient ainsi à découvert). La bande cutanée (lambeau inguino-scrotal de Richard) qui passait en sautoir au-devant de la pierre était recouverte de poils dont les plus inférieurs recourbés dans la cavité vésicale étaient tous incrustés de dépôts calcaires. Toute la portion balanique du pénis émergeait au-dessous du lambeau précédent. Les deux testicules bien développés occupent leur place normale et, par le toucher rectal, on constatait l'existence d'une prostate assez bien développée. L'urinal dont le jeune homme faisait usage se composait d'une grande cuvette métallique, qui englobait tout l'appareil génital externe en empiétant largement sur l'abdomen. Tous les téguments situés sous ce véritable bouclier étaient comme macérés et, de toute la région, s'exhalait une odeur infecte.

La situation était, on le voit, intolérable, et le 15 avril 1887, chez les Frères Saint-Jean-de-Dieu, avec l'assistance de mes amis Debord et Launois, je suis intervenu avec la double intention d'enlever la pierre et de remplacer le clapier cicatriciel faisant office de vessie par une cavité à parois exclusivement muqueuses. Pour ce faire, j'ai successivement exécuté les temps opératoires que voici : la section médiane et verticale de la bande cutanée représentant la paroi vésicale antérieure m'a d'abord permis d'enlever la pierre et de nettoyer complètement sa loge. Cette loge laissait voir à sa face profonde un orifice circulaire un peu moins grand qu'une pièce de 5 francs, par lequel on avait accès dans la vessie proprement dite. Celle-ci, moins spacieuse que la cavité artificielle en arrière de laquelle elle était située, *ne contenait pas trace de calcul* et, soit dit en passant, ce fait démontrait que chez notre jeune homme *les formations calculeuses avaient bien pour cause unique le contact de l'urine avec des tissus non muqueux, cicatriciels ou cutanés.* Les parties étant ainsi disposées, j'ai disséqué la vessie pour la rabattre ensuite sur le pénis et la suturer aux deux lèvres avivées de la gouttière uréthrale. Pour terminer l'opération, il m'a suffi de rabattre sur la surface cruentée de la vessie rabattue les deux volets cutanés résultant de la section médiane pratiquée au début de l'intervention sur la paroi antérieure de l'ancien clapier vésical.

Pour éviter le contact de l'urine avec les sutures, j'ai, pendant 48 heures, laissé deux petites sondes à demeure dans les uretères. Cette manœuvre a-t-elle été pour quelque chose dans la poussée de pyélonéphrite qui a suivi ? Le fait est possible. Toujours est-il que 3 jours après l'intervention, la purulence des urines, une élévation thermique de 39° et l'existence d'une douleur vive au niveau du rein gauche m'ont inspiré quelques craintes. Par bonheur, ces symptômes se sont rapidement amendés sous l'influence de deux lavages boriqués pratiqués doucement dans l'intérieur des deux uretères. Ceux-ci, très dilatés, formaient en arrière de la vessie deux poches qu'on pouvait aisément vider par la pression de la main et qui se prêtaient fort bien au lavage à l'aide d'une petite sonde de caoutchouc rouge.

En dehors de cette courte alerte, les suites opératoires ont été fort simples, les fils ont été enlevés le 22 avril, la cicatrisation s'est partout effectuée et le malade a quitté la maison de santé dans les premiers jours de mai en parfait état. Je l'ai revu très satisfait de son sort dans le courant de juin, il allait et venait sans la moindre souffrance et sans qu'il ait revu trace du moindre dépôt calcaire. Ce fait, qu'il constatait pour la première fois de sa vie, lui causait autant de joie que de surprise. J'ai tout lieu de penser qu'il en aurait toujours été ainsi. Malheureusement le jeune homme a succombé quelques semaines plus tard à une double pyélo-néphrite dont les premiers symptômes se sont déclarés à la suite d'une course très longue et sans doute agrémentée de libations copieuses. Depuis plusieurs mois le patient était coutumier du fait.

Obs. III (résumée). Segond (90). — Le sujet de cette observation, Gaspard P..., est un garçon de 13 ans, n'ayant pas d'antécédents héréditaires et atteint d'exstrophie de la vessie avec épispadias. Le prépuce se développe au-dessous de la verge en une masse beaucoup plus volumineuse que la verge elle-même. Les testicules existent et sont en ectopie inguinale ; l'écartement interpubien est de 6 centimètres.

Le 5 mai 1889 ce malade, placé dans une salle du service du docteur Campenon, à l'hôpital Necker, est opéré par M. Segond. L'opération s'accomplit sans aucune particularité jusqu'au moment des autoplasties cutanées. A ce moment, après avoir préparé le prépuce pour l'étaler sur la surface cruentée de la vessie, M. Segond s'aperçoit qu'il a l'étoffe suffisante, non seulement pour doubler le lambeau vésical, mais encore pour obturer le vide laissé par la dissection de la vessie. Des points de suture sont placés en conséquence et l'opération se trouve, de la sorte, terminée en une séance. L'opération a duré 1 heure et quart.

Suites normales ; le 20 mai, la plaie est cicatrisée sur toute sa circonférense et la cicatrice est déjà solide. Toute l'urine s'écoule par la gouttière vésico-pénienne et le résultat est d'ores et déjà assuré. Le 29 juin, le malade quitte l'hôpital.

Obs. IV (inédite). Segond. — François L..., 17 ans, entre le 21 janvier 1892, dans le service du professeur Guyon, à l'hôpital Necker.

Exstrophie complète de la vessie avec épispadias, absence de l'ombilic et écartement interpubien de 6 centimètres. Opération le 29 juillet 1892, d'après la technique déjà indiquée. Le lambeau vésical fut recouvert par un lambeau scrotal, le prépuce étant trop peu développé chez ce malade.

Obs. V (inédite). Segond. — D..., 21 mois, entré en décembre 1893, à l'hôpital Necker, dans le service du professeur Guyon. Exstrophie complète de la vessie. Cet enfant fut opéré le 27 décembre 1893 par M. Segond, d'après sa technique habituelle.

Ses fils sont enlevés le 2 janvier 1894; l'urine, à partir de l'enlèvement des fils, s'écoule en partie par la gouttière uréthrale, en partie de chaque côté des lèvres de la plaie, où la réunion ne s'est pas faite sur toute la ligne.

Ses parents devaient amener plus tard l'enfant, en vue d'une opération complémentaire, mais on ne l'a jamais revu depuis.

Obs. VI (inédite). Segond. — Louis M..., 18 ans, originaire du Doubs, entre à la Maison Municipale de santé, le 20 mai 1895.

Il n'y a rien à relever dans ses antécédents familiaux; le malade, malformation à part, se porte bien. Cette malformation consiste dans une exstrophie totale de la vessie, avec épispadias. Aucune trace d'ombilic; les deux testicules sont descendus dans le scrotum; l'écartement interpubien mesure 6 centimètres.

L'opération fut faite en deux temps: dans une première séance du 3 juin 1895, mon maître reconstitua une vessie par le procédé autoplastique décrit plus haut, mais avec cette différence *qu'au lieu de fixer le lambeau rabattu aux bords avivés de la verge, M. Segond aviva les bords de la vessie sur toute leur longueur et le lambeau rabattu fut fixé aux bords avivés de la vessie, le pénis ayant été laissé intact.*

De cette façon, l'urine s'écoulait par un orifice situé non pas à l'extrémité antérieure, mais à la *base* du pénis.

La guérison se fit sans encombre et le jeune homme, après un séjour de quelques mois à la campagne, rentra de nouveau à l'hôpital pour subir la réfection du canal de l'urèthre.

Cette réfection eut lieu le 22 novembre 1895. Pour cela Segond aviva les bords de la gouttière uréthrale, sutura ces bords et couvrit l'urèthre ainsi fermé par deux lambeaux cutanés pris sur le plan de la face inférieure du pénis, glissés l'un vers l'autre et réunis. De plus, l'orifice de la base fut avivé et fermé par suture de ses bords.

Une sonde à demeure permit la cicatrisation des plaies, et aucune suture ne lâcha. Le jeune homme quitta la maison Dubois le 23 octobre, possédant une vessie complètement recouverte et un urèthre restauré; de plus, partout l'urine était en contact avec des tissus muqueux, tant au niveau de la vessie que le long du canal uréthral.

J'ai eu des nouvelles toutes récentes de ce malade (1). La santé de M..., Louis, s'est très bien maintenue jusqu'en juillet 1899 ; à cette époque, le malade eut une double *orchite* qu'il attribue « peut-être à des excitations diverses pouvant influencer les organes génitaux, car pour être malheureux on n'en est pas moins homme ». Depuis ces orchites, vraisemblablement d'origine blennorrhagique, Louis M... a eu fréquemment des crises douloureuses des reins. Mais jamais il n'a souffert de sa vessie et jamais il ne s'est formé de calculs.

Obs. VII (inédite). Segond. — Adolphe A..., 30 mois, entre le 18 novembre 1896 à la clinique Baudeloque, salle Levret.

Il n'y a aucun antécédent héréditaire à noter ; dans la famille il n'y a jamais eu de malformation ; l'enfant, venu à terme, ne présente, en dehors d'une exstrophie typique totale avec épispadias, rien de particulier à signaler.

L'opération, faite le 18 novembre 1896, par mon maître, fut en tout point semblable à celles déjà décrites plus haut. La paroi vésicale fut recouverte par le prépuce très exubérant et bien étoffé. Il y eut une seule difficulté au début de l'opération ; l'orifice urétéral gauche fut impossible à déceler sur la surface vésicale, et par conséquant on dut poursuivre toute l'opération, sans avoir cathétérisé au préalable l'uretère gauche.

Les suites opératoires furent simples ; on enleva les fils le cinquième jour ; la cicatrisation se fit normalement ; mais à sa sortie, en décembre 1896, il persistait de chaque côté une fistule qui laissait sourdre l'urine. Une des fistules fut fermée dans une intervention ultérieure.

J'ai vu l'enfant en septembre 1902, près de six ans après l'opération ; il était très bien développé et en parfait état de santé. Sa vessie était complètement recouverte ; l'urine s'écoulait par l'urèthre et par une fistulette située au niveau du bord gauche de la vessie, près du tubercule que forme sa verge.

Il n'a jamais accusé la moindre douleur, et les parents n'ont jamais remarqué la moindre concrétion calculeuse.

L'enfant devait être ramené un jour à l'hôpital, pour la fermeture de la fistule gauche, mais il fut emporté vers la fin de l'année par une méningite tuberculeuse.

Obs. VIII, inédite, Segond. — Alphonse P..., 19 ans, entré à l'hospice de la Salpêtrière, service de M. Segond, le 4 avril 1897. Exstrophie vésicale complète, typique ; au-dessous de la vessie se trouve la verge sous forme d'un tubercule aplati mesurant 2 centimètres de large et ayant une longueur de 4 centimètres. Les uretères s'ouvrent dans le sillon de séparation entre la vessie et la verge. Aucune trace d'ombilic. Les deux

(1) Lettre privée du 6 avril 1903.

testicules sont dans les bourses. Pas de hernie, ni de prolapsus de la muqueuse rectale.

Le malade, journalier, doit constamment interrompre son travail, à cause des douleurs que provoque le contact de la vessie avec ses vêtements ; le port d'un pantalon est impossible, et le malade s'habille en femme à cause des dimensions de l'exstrophie. Alph... ne peut porter aucun appareil.

Opération, novembre 1897 : La muqueuse vésicale est disséquée, rabattue sur la gouttière pénienne et fixée à ses lèvres avivées ; aucune parcelle de muqueuse *ne fut excisée*. Le prépuce étant peu développé, M. Segond disséqua la face antérieure du scrotum, qui fut glissé pardessus la verge, étalé par sa face cruentée sur le lambeau vésical rabattu et fixé en cette position. Quelques points de sutures rétrécirent la plaie restée après la dissection de la vessie ; les lèvres de la plaie scrotale, furent aussi réunies. La guérison se fit sans encombre et, à part deux fistules qui nécessitèrent deux retouches, il n'y a aucune particularité postopératoire à signaler.

J'ai vu ce malade le 24 février 1903, plus de 5 ans après l'intervention : il est actuellement marchand ambulant et fait quotidiennement de très longues courses à pied. La vessie est complètement recouverte et la verge mesure 5 centimètres à l'état de flaccidité. Alph. P... est vêtu comme tout le monde et porte un appareil collecteur qui emboîte exactement la verge : ce malade n'a *jamais souffert* de la région opérée et à aucun moment il n'y a eu des concrétions. Alph... a des érections fréquentes ; dans les premiers temps après l'opération, ces érections étaient un peu douloureuses, car la paroi antérieure de la vessie fixée à l'urèthre se tendait énormément pendant l'érection ; aujourd'hui, les tissus sont souples et les érections sont indolentes.

Le malade a des désirs sexuels et des éjaculations abondantes et fréquentes ; le pénis érigé n'a malheureusement pas une situation normale, favorable au coït ; en effet, lors de l'érection le pénis se relève par devant la paroi antérieure de l'abdomen et les rapports sexuels normaux sont impossibles.

Obs IX (inédite), Segond. — Paul Cham..., 28 ans, dessinateur, entré à l'hospice de la Salpêtrière, dans le service de M. Segond, le 15 janvier 1897.

Exstrophie de la vessie avec épispadias. Absence d'ombilic. Ecartement interpubien de 6 centimètres. Les deux testicules sont dans les bourses. Autoplastie faite par M. Segond, selon sa technique habituelle. La vessie reconstituée est recouverte d'un lambeau péno-scrotal. Guérison d'emblée sauf en deux points, où se forment deux petites fistulettes. Depuis, le malade n'a cessé de donner très régulièrement de ses nouvelles par écrit, mais il s'est constamment refusé à se laisser examiner à nouveau.

Obs. X (résumée), Richelot. — Le nommé Denizard, âgé de 5 ans, demeurant rue de la Tombe-Issoire, n° 19, entre à l'hôpital Saint-Louis, dans le service de M. Richelot, le 19 avril 1894. Il est atteint d'une exstrophie vésicale, complète avec épispadias et écartement modéré des pubis. L'opération eut lieu le 20 août 1894 par le procédé de Segond, modifié seulement en ce sens que toutes les sutures furent faites au catgut. La surface saignante de la vessie rabattue fut recouverte avec un lambeau préputial taillé à la Le Fort, et ce lambeau préputial, presque suffisant pour recouvrir la surface vésicale sans tiraillements, laisse seulement en haut un petit espace cruenté qui fut fermé sans difficulté par deux fils passés transversalement.

Pansement à la vaseline boriquée et avec des compresses boriquées. Au bout de quelques jours, la paroi vésicale se déchira spontanément au niveau de son insertion à l'abdomen, au point où s'était arrêté le décollement chirurgical ; de telle sorte que la paroi cutanéo-muqueuse de nouvelle formation devint flottante au-dessus de la gouttière uréthrale. Le 15 juin 1895, M. Richelot, en une opération complémentaire, fit un avivement circulaire de la paroi abdominale et du lambeau vésico-préputial avec suture des bords avivés aux crins de florence. La suture tint cette fois et la guérison fut complète.

Obs. XI (résumée). Poncet (88 et 89). — J.... Joseph, natif de l'Ardèche, entre le 5 mai 1890 à l'Hôtel-Dieu de Lyon, dans le service du professeur Poncet salle Saint-Louis, lit n° 76. La vessie exstrophiée est large de 4 centimètres et demi et haute de 2 ; au-dessous de la vessie se trouve la verge épispade, munie à sa face inférieure, d'un prépuce rudimentaire. Écartement interpubien de 6 centimètres.

Opération le 23 mai 1890, par le procédé de Segond. Incision en fer à cheval, autour de la vessie exstrophiée, à la limite de la peau et de la muqueuse. La face postérieure de la vessie est disséquée soigneusement au bistouri, en évitant de léser le péritoine.

Dans un second temps, on avive les bords de la gouttière pénienne en leur enlevant une petite bande de trois millimètres de large et on adapte les bords du lambeau vésical à ceux de la gouttière pénienne. La surface de la paroi vésicale disséquée, étant à peine plus grande que la verge à recouvrir, n'est pas excisée sur ses bords et on la fixe de chaque côté par trois points de suture, à *la soie*. Pour recouvrir la vessie rabattue on utilise un lambeau taillé au dépens du scrotum. Suites opératoires simples : le 4 juin, on enlève les fils ; le 16 juin, la réunion est parfaite sauf au deux angles du lambeau autoplastique, par où l'urine sort par deux petites fistules, mais la plus grande partie s'écoule par le méat.

Le malade, sorti de l'hôpital le 6 juillet, rentre de nouveau le 11 septembre en accusant des douleurs vives, dues à des *calculs* ; le père de l'enfant montre en effet des fragments de graviers que son fils expulsés. Etant donné le principe de l'opération faite, il n'était guère possible de s'expliquer la production de calculs, et, pour en trouver la raison, on anesthésie le malade ; un stylet introduit dans la vessie donne alors la sensation nette d'un calcul.

Saisi avec une pince, ce calcul résiste à l'extraction ; on y réussit cependant et l'on constate que ce calcul est formé *autour d'un fil à suture qui n'avait pas été enlevé.* On avait ainsi l'explication du phénomène produit. Les deux petites fistules latérales furent avivées et leurs bords suturés. La guérison s'est maintenue depuis.

Je dois à l'obligeance du professeur Poncet d'avoir eu des nouvelles toutes récentes de ce malade (1).

« J'ai examiné, dit M. Poncet, le jeune J. J... le 10 février 1903 (13 ans par conséquent après l'opération).

« C'est aujourd'hui un jeune homme de 21 ans, présentant tous les signes d'une santé parfaite ; il est de taille moyenne (1 m. 56), bien découplé, il se dit fort vigoureux. Aucune maladie depuis son opération, en dehors d'une néphrite survenue, dit-il, à la suite de fatigues exagérées, de longues courses en bicyclette (souvent 100 kilomètres par jour) et aussi de quelques excès alcooliques. Il commença à souffrir du rein gauche exclusivement, en avril 1901, et son attention fut appelée du côté de ses voies urinaires par une hématurie abondante qui se reproduisit deux fois à quelques mois d'intervalle. Sous l'influence du traitement, il y eut une amélioration notable ; actuellement il a 2 grammes d'albumine par litre.

Jamais il n'y eut de calculs ; indolence à peu près complète du côté de la vessie.

La vessie est complètement recouverte. Pour apprécier la muqueuse vésicale, il faut abaisser le rudiment du gland, qui forme bourrelet et opercule en bas. L'urine suinte constamment, mais grâce à de grands soins de propreté, elle ne provoque que peu d'érythème. La peau qui forme la paroi antérieure de la vessie a sa coloration normale ; la muqueuse vésicale que l'on aperçoit est rouge, mais non enflammée. Scrotum normal ; les deux testicules, de volume ordinaire, sont dans les bourses. En résumé, le résultat opératoire est aussi parfait qu'on peut le désirer : *vessie complètement recouverte ; pas de douleurs, pas d'irritabilité locale, pas de calculs.*

J. J... ne souffre pas, il marche, va et vient comme tout le monde ; personne dans son pays ne se doute de son infirmité. Au point de vue génital, il a les désirs de son âge, il raconte « aimer beaucoup les femmes » ; il passe, paraît-il, pour le plus coureur du pays. Les érections, naturellement très incomplètes, seraient fréquentes et suivies parfois de sensations voluptueuses, de détente, mais sans éjaculation ; il n'a jamais cons-

(1) Communication écrite de M. le professeur Poncet, du 19 février 1903.

taté, raconte-t-il, « d'écoulement de sperme ». J. J... paraît très intelligent ; il se dit apte à exercer n'importe quelle profession ».

Obs. XII. (Vincent, de Lyon (89 et 92). — F... (Ferdinand), âgé de 24 mois, entré à la Charité, salle Sainte-Marguerite, lit n° 9, le 3 octobre 1890. Exstrophie complète de la vessie ; épispadias complet ; hernie inguinale double.

Opération le 23 octobre 1890. Procédé de Segond. On n'a pas fait de résection des bords de la vessie et l'on n'a pas mis plus d'un point pour coudre la vessie aux bords du pénis. La vessie fut recouverte avec le prépuce ; celui-ci n'étant pas très large et sa distension le réduisant à l'état de cordon, on le dédouble dans le sens de sa largeur ; on étale alors les feuillets muqueux et cutané du prépuce et on les fixe par leur face interne sur la surface cruentée de la vessie.

La suture de l'hiatus sus-vésical fut difficile, car sous l'influence des efforts et des cris de l'enfant, le péritoine éclata et les intestins firent hernie. Après réduction de l'intestin, on réussit le rapprochement des lèvres de la plaie grâce à deux incisions libératrices. Pansement à l'iodoforme. Le malade guérit, mais le lambeau vésical se sphacéla et l'échec opératoire fut complet (81, p. 107).

Obs. XIII. Auderson (93). — Garçon de 10 ans. Procédé de Segond. Insuccès par suite de sphacèle du lambeau vésical. Une autoplastie cutanée fut alors pratiquée, qui donna un résultat très satisfaisant.

Obs. XIV. Piéchaud, de Bordeaux (87). — Garçon, de 2 ans et demi. Procédé de Segond avec la modification de Poncet. Au 5e jour, le lambeau vésical se sphacèle et la suppuration s'empare des lambeaux autoplastiques qui se désunissent.

Obs. XV. Pousson (87). — Garçon, de 3 ans. Procédé de Segond avec la modification de Poncet. Le 26e jour, alors que tout semblait marcher régulièrement, la suppuration et le sphacèle détruisent le lambeau vésical et une partie des lambeaux d'emprunt.

Échec complet.

Pas tard, cet enfant fut de nouveau opéré par Chavannaz, par le procédé de Segond. L'épispadias fut réparé d'après le procédé de Duplay. Cette fois encore, il y eut échec, l'urine s'écoulant, dès le 3e jour après l'opération, par la plaie abdominale.

Obs. XVI. Berger (60). — Homme, 50 ans. M. Berger fit d'abord une autoplastie cutanée qui ne donna aucun résultat ; il eut alors recours au procédé de Segond, qui réussit parfaitement. Le lambeau vésical rabattu fut recouvert par un grand lambeau scrotal, passant au-dessous de la verge. L'urine est facilement recueillie dans un urinal.

Obs. XVII personnelle et inédite. — Émile L..., de Mers (Somme), entre le 15 janvier 1903 dans le service de mon maître M. Segond, à l'hos-

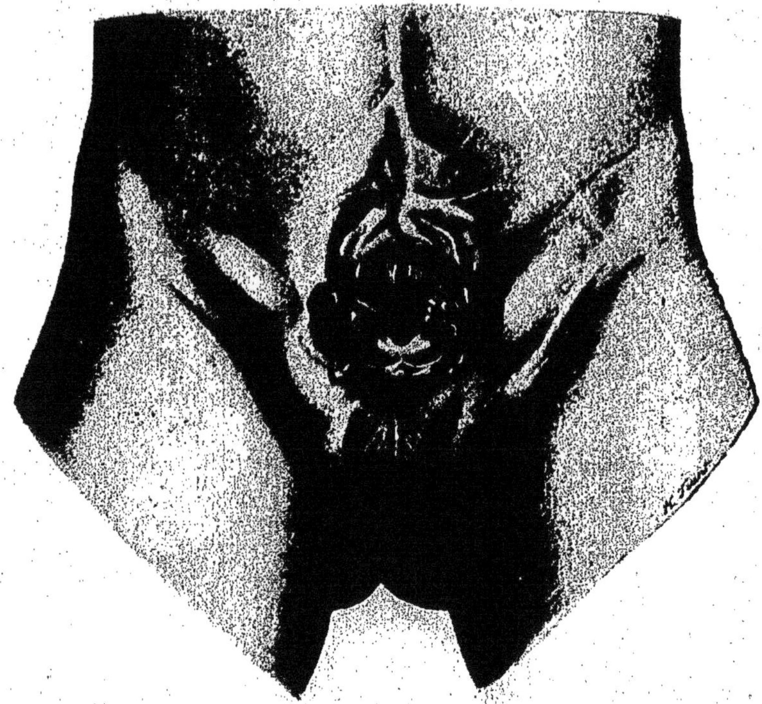

Fig. 23. — État des organes de Émile L. avant l'opération.

pice de la Salpêtrière. Cet enfant, âgé de 12 ans, est né de parents bien portants, ses deux sœurs sont bien portantes et n'ont aucune malformation congénitale.

En découvrant l'enfant, on aperçoit dans la région hypogastrique une tumeur présentant les dimensions d'un œuf de poule, mais qui devient grosse comme le poing d'un adulte, lorsque le malade est debout ou s'il fait des efforts (fig. 23). Cette tumeur est nettement médiane et en partie cachée par la verge, relevée presque verticalement ; la surface de la tumeur vésicale est pâle et presque sèche, comme épidermisée, dans ses deux tiers supérieurs. Lorsqu'on tire la verge en bas, on a sous les yeux la partie inférieure de la surface vésicale et cette partie est rouge, douloureuse au toucher. Dans l'angle vésico-pénien, on voit jaillir l'urine par deux orifices distants de 1 centimètre environ, l'un de l'autre, et qui ne deviennent visibles qu'aux moments des mictions ; dès que l'écoulement urinaire a cessé, les orifices disparaissent dans la profondeur et restent cachés par les gros plis de la muqueuse vésicale. La vessie exstrophiée est entourée d'une bande cicatricielle, étroite en bas, très large au niveau du bord supérieur de la tumeur. Il n'y a pas d'ombilic.

La verge, étalée en épispadias, a 1 centimètre de longueur et est presque entièrement constituée par le gland. Au-dessous de celui-ci se trouve un prépuce très épais et muni de son frein.

La symphyse pubienne manque ; les pubis sont écartés l'un de l'autre de 8 centimètres. Les grands droits de l'abdomen sont écartés, pour loger la vessie exstrophiée, ils se réunissent à 5 centimètres environ, au-dessus de la vessie et à partir de ce point, jusqu'à l'appendice xiphoïde, la ligne blanche est forte et résiste vigoureusement à la pression intra-abdominale. Le scrotum développé en largeur contient deux testicules. L'anus est reporté en avant tout contre le sillon périnéo-scrotal. L'appareil sphinctérien est faible ; en effet, lorsqu'on recommande à l'enfant de serrer l'index introduit dans le rectum, la striction est très faible ; de plus, l'enfant a un léger prolapsus de la muqueuse rectale. A part cette malformation et le prolapsus rectal, l'enfant est bien constitué et d'un caractère enjoué ; son instruction est très rudimentaire, car il ne peut fréquenter l'école à cause de l'odeur ammoniacale qu'il dégage.

J'ai fait le cathétérisme des deux uretères, afin de recueillir les urines pour les faire analyser. Les sondes sont restées en place 20 minutes et j'ai obtenu 30 grammes d'urine de chaque rein. La miction se fait des deux côtés, d'une façon absolument identique ; toutes les minutes environ on remarque un jet d'urine d'environ 10 à 15 gouttes et la miction se fait alternativement d'un uretère, puis de l'autre.

L'analyse des urines, faite par M. Leclerc, pharmacien à Paris, a donné les résultats suivants :

Urines droites :

Urée, 16 grammes par litre.
Acide urique, 0 gr. 40.
Chlore en NaCl, 8 grammes.
Ni albumine, ni sucre.

Urines gauches :

Urée, 12 grammes par litre.
Acide urique, 0 gr. 40.

Chlore en NaCl, 8 grammes.
Albumine en quantité notable.
Nombreuses hématies; quelques leucocytes.

La faiblesse de l'appareil sphinctérien de l'anus et la présence de l'albumine dans l'urine du rein gauche contre-indiquaient absolument l'emploi de la méthode de dérivation intestinale ; d'autre part, le grand écartement pubien rendait toute tentative de réunion des bords de la vessie, illusoire ; c'est pourquoi l'autoplastie muqueuse se trouvait être ici l'opération de choix.

Mon maître, M. Segond, me fit le très grand honneur de me confier l'opération de ce malade, et le 13 février 1903 je l'ai opéré de la façon suivante :

Après cathétérisme des deux uretères, je fis une incision demi-circulaire qui circonscrivit les bords supérieurs et latéraux de la vessie exstrophiée. La face postérieure de la vessie est disséquée rapidement, jusqu'au niveau d'une ligne horizontale qui réunit les deux embouchures urétérales : la paroi vésicale étant très épaisse, je dissèque en pleine couche musculaire, ce qui me permet d'obtenir un lambeau épais, bien étoffé, tout en évitant une lésion du péritoine. Les bords de la gouttière pénienne sont alors avivés depuis le gland jusqu'à la racine du pénis, et le lambeau vésical, rabattu est adapté aux bords avivés de l'urèthre et fixé par 8 points de suture au catgut, 4 de chaque côté.

Le prépuce de l'enfant n'étant pas assez développé, je couvre la vessie à l'aide d'un lambeau scrotal. Pour cela, je trace d'abord une incision en arc de cercle, immédiatement au-dessous du sillon sous-pénien ; cette incision commence et finit de chaque côté, à 1 centimètre environ, des bords cruentés de la vessie.

Une deuxième incision inférieure, parallèle à la première, longe le sillon périnéo-scrotal ; par une dissection rapide, la peau des bourses est libérée, glissée par dessus le pénis, rabattue sur la vessie fermée, et fixée dans cette position à la partie la plus élevée de la face cruentée du lambeau vésical replié et au bord inférieur de ce même lambeau.

La vaste plaie scrotale résultant du glissement du lambeau est alors fermée par quelques points de suture ; enfin, la plaie résultant de la dissection de la vessie est fermée par rapprochement de ces lèvres, rapprochement rendu possible à cause de deux incisions libératrices faites à distance.

Une sonde en verre est introduite dans la vessie par le nouvel orifice uréthral, la région opératoire pansée et le malade est reporté dans son lit.

13 *février*. — La journée a été bonne ; le malade revenu à lui ne se plaint d'aucune douleur ; l'urine coule par la sonde dans un urinal ; T. s., 38° ; P., à 100.

14 *février*. — La nuit a été un peu agitée ; le malade n'a pas dormi,

mais il n'accuse aucune douleur ; T. m., de ce matin, 37°,6 ; P., 85.

L'urine continue à s'écouler abondamment par la sonde. Les compresses imbibées de vaseline stérilisée, qui constituent tout le pansement, sont changées toutes les deux heures.

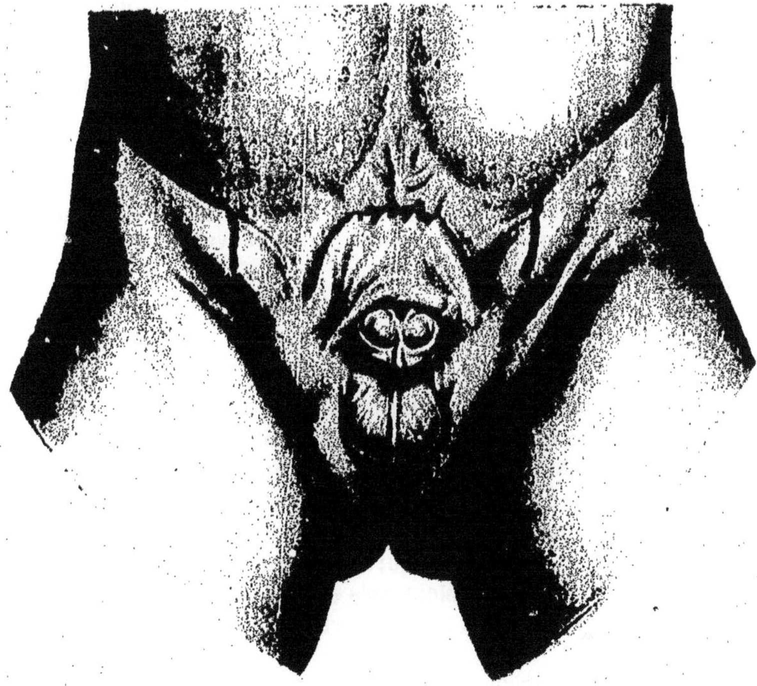

FIG. 24. — L'état des organes de Émile L. après l'opération.

Le soir, on remarque un gonflement du lambeau scrotal pré-vésical et le malade se plaint de souffrir. T., 37°,6 ; P., 85.

13 *février*. — Le malade n'a pas dormi cette nuit ; il accuse de fortes douleurs dans la région opérée ; l'orifice uréthral est encombré de mucosités visqueuses et adhérentes ; la sonde est retirée, la vessie lavée à l'eau bouillie très légèrement oxygénée et ces lavages répétés trois fois dans la journée ramènent une grande quantité de mucus épais et adhé-

rent aux parois de la vessie. La sonde n'est plus remise. T., s. 37° ; P., à 80.

16 février. — Le malade a bien reposé cette nuit ; il accuse encore quelques douleurs, mais se sent beaucoup mieux depuis l'enlèvement de la sonde ; les deux plaies libératrices bourgeonnent activement.

A partir de ce jour la cicatrisation se poursuit très rapidement et sans incident ; l'œdème du lambeau scrotal diminue, puis disparaît ; la plaie scrotale a un bel aspect, malgré l'écoulement incessant des urines. Un léger météorisme accompagné d'un état saburral de la langue disparaît à la suite d'une purge et la température reste désormais normale ; au cinquième jour, les fils sont enlevés ; aucune suture n'a lâché. Les pansements consistent dorénavant en lavages répétés à l'eau oxygénée suivis d'application de compresses imbibées de vaseline stérilisée. Dès le 5 mars, le malade se lève ; la cicatrisation est complète à ce moment. Toute l'urine s'écoule par le méat(voir fig. 24), et les plaies latérales sont complètement épidermisées. Le malade sort le 27 avril 1903 muni d'un appareil collecteur.

2° Résultats.

Il ressort des 17 observations publiées, que l'opération de mon maître Segond est d'une bénignité absolue.

Tous les malades opérés par ce procédé ont guéri et on ne peut assurément pas invoquer une série heureuse, puisqu'il s'agit de malades opérés un peu partout et par des chirurgiens différents.

Quelquefois, l'opération échoue ; cet échec s'est montré chez 3 des 17 opérés ; 2 d'entre eux étaient âgés de moins de 3 ans. Or, à cet âge, le lambeau vésical est mince, sa vitalité précaire et son sphacèle facile.

Même chez les malades plus âgés, il faut compter avec des désunions partielles donnant lieu à des fistules, que des opérations complémentaires minimes ferment facilement.

Avec ou sans opération complémentaire, la guérison est rapide ; le séjour à l'hôpital ne dépasse pas celui nécessité par une cure radicale de hernie, et nous sommes loin des longues et pénibles guérisons de la méthode autoplastique à lambeaux cutanés.

Les suites éloignées sont des plus simples : une fois rentré chez lui, muni de l'appareil collecteur, l'exstrophique peut se livrer aux occupations les plus fatigantes ; le malade de l'observation VIII est marchand ambulant et fait de 15 à 20 kilomètres à pied tous les jours ; J. J..., l'opéré du professeur Poncet, est un fervent bicycliste et il fait jusqu'à 100 kilomètres par jour. La vessie reste protégée, l'urine est facilement recueillie dans un appareil ; la vessie s'agrandit avec l'âge ; elle suit le développement général des sujets sans qu'il y ait, au niveau de la région opérée, aucun tiraillement douloureux, aucun trouble. Jamais les malades ne souffrent de leur vessie et dans aucun cas il ne s'est formé de calculs. A ce point de vue, mon enquête faite auprès de quelques-uns des malades, longtemps après l'opération, est absolument démonstrative. De ce qui précède, il ressort que la comparaison entre le procédé de mon maître et les procédés autoplastiques *à lambeaux cutanés* tourne incontestablement à l'avantage du procédé de M. Segond.

Il suffit de mettre en regard des autoplasties cutanées, avec leurs vicissitudes opératoires, les nombreuses retouches qu'elles imposent, leur suites incertaines souvent fâcheuses, le procédé simple, d'application facile, de guérison rapide qui est l'autoplastie muqueuse, pour être convaincu de la supériorité de ce dernier procédé.

On peut néanmoins faire au procédé que je viens de décrire le reproche de ne pas assez tenir compte de l'avenir sexuel des malades. La paroi antérieure de la vessie s'insère, dans le procédé de M. Segond, sur le méat. Si le malade a des érections, celles-ci sont gênées, car le pénis est empêché de se développer, à cause du tablier vésical inséré au méat ; la verge remonte sur la paroi abdominale, sa face inférieure se recourbe considérablement et l'érection est souvent fort douloureuse ; tel est le cas pour Gaspard (obs. VIII), par exemple.

Mais on peut heureusement modifier la technique sur ce point et répondre à ce désidératum. Chez un de ses malades, M. Segond a fait l'opération en deux temps (voir p. 80) : dans une première séance il reconstitua une vessie par le procédé habituel, avec cette différence pourtant, qu'au lieu de fixer le lambeau rabattu aux bords avivés de la verge, il aviva les bords de la vessie sur toute leur longueur et le lambeau rabattu fut fixé aux bords de la vessie *exclusivement*. Dans une seconde séance opératoire, mon maître reconstitua la verge par avivement et suture des bords de l'urèthre et il couvrit l'urèthre ainsi fermé par deux lambeaux cutanés pris sur la face inférieure du pénis.

Le bord inférieur du lambeau vésical fut enfin suturé à *la racine* de la verge.

De cette façon, la turgescence du pénis au moment de l'érection n'est plus gênée par le lambeau vésical et le coït devient ainsi possible.

J'ai insisté sur la supériorité du procédé de M. Segond sur les procédés autoplastiques à lambeaux cutanés ; dans le chapitre suivant, après avoir montré l'immense effort fait à l'étranger pour guérir *radicalement* l'exstrophie par la suture des bords de la vessie, je comparerai les résultats de cette méthode avec celle de M. Segond ; nous verrons que de ce côté encore ce dernier procédé a des avantages considérables et que pour tous ceux qui pensent « *que la cure véritablement radicale est au-dessus des ressources de la chirurgie* (86) », l'opération de M. Segond, avec restauration en deux temps de la vessie et de l'urèthre, est le procédé de choix ; il est, en effet, d'exécution facile, d'une innocuité absolue pour le malade ; il est applicable à l'immense majorité des cas ; il constitue le plus grand progrès fait dans la chirurgie palliative de l'exstrophie de la vessie.

CHAPITRE IV

MÉTHODE DE SUTURE DIRECTE DES DEUX MARGES DE LA VESSIE

Les procédés divers qui appartiennent à la méthode des sutures directes des bords de la vessie se rattachent tous à une conception qu'a eue, dès 1845, Gerdy, et qu'il a même mise partiellement en pratique.

Voici ce qu'on lit, en effet, dans la thèse de Jamain (94), inspirée par Gerdy :

« Ne serait-il pas possible, comme le professeur Gerdy l'avait conçu sur le sujet de l'observation I, d'aviver, dans certains cas, les bords de la plaie et de la réunir ? Enfin, ne serait il pas possible, si on obtenait, par ce procédé, la fermeture de la vessie et sa dilatation, d'obtenir encore, dans certains cas, la fermeture de l'urèthre sus-pénien en avivant ses bords latéraux ? »

Malheureusement, au lieu d'appliquer à son malade l'opération si ingénieuse et si simple qu'il avait conçue, Gerdy fit une intervention préliminaire grave, qui coûta la vie à son malade.

Obs. I (94). — Hôtel-Dieu, salle Saint-Jean, n° 15 ; Alexandre-Michel Pierre, 24 ans, entré le 20 mars 1843.

Le 9 avril 1843, on essaya de réduire la vessie à l'aide de compresses pliées en plusieurs doubles ; la compression étant très douloureuse, on l'enlève, et le jour suivant, on recommence avec de la charpie. La vessie exstrophiée ne se laissait pas réduire, les embouchures urétérales formant sur la surface vésicale deux énormes mamelons qui s'opposaient, par leur volume, à la réduction. Alors, Gerdy prélude à l'application de son plan en excisant un des gros mamelons, le gauche, afin de diminuer un peu la surface vésicale. Le malade succomba le 5e jour de pyélonephrite, et Gerdy ne put exécuter l'acte principal de son opération.

Dans un deuxième cas, Gerdy aviva les bords de la vessie et les sutura. Il se proposait, une fois la réunion obtenue, d'augmenter la capacité vésicale par l'introduction, dans la vessie, de ballons élastiques, qu'on dilaterait progressivement. Les sutures ayant lâché dans toute l'etendue de la plaie, la deuxième tentative de Gerdy avorta aussi. Mais avant Gerdy, Dubois et Dupuytren (16) avaient déjà envisagé ce problème et s'étaient parfaitement rendu compte de la difficulté que présenterait la réunion des bords de la vessie sans mobilisation du squelette pelvien. Ils conçurent, dès 1806, la guérison radicale de la vessie par le procédé suivant :

A l'aide d'un bandage compressif ils se proposaient un rapprochement graduel des os du bassin, rapprochement qui permettrait la réduction de la vessie et la réunion de ces bords. Mais le petit enfant sur lequel ils se proposaient de procéder de la sorte, mourut, et ils ne purent réaliser leur plan opératoire.

Il est à noter que les deux premières tentatives ont, pour ainsi dire, envisagé toutes les faces du problème, et on peut dire que depuis, malgré le grand nombre de perfectionnements qu'a subis cette méthode, tous les procédés mis en œuvre pour reconstituer, par la suture bord à bord, la vessie se rangent dans les deux groupes suivants :

1° Suture des bords sans mobilisation du squelette pelvien, procédé conçu et exécuté, en partie, par Gerdy ;

2° Réunion après mobilisation du squelette, opération conçue par Dubois et Dupuytren dès le début du dernier siècle.

Au même titre que la méthode autoplastique, la suture des bords de la vessie est une méthode essentiellement française ; si j'insiste sur ce point, c'est qu'en Allemagne, où la suture des bords de la vessie a été pratiquée sur une très grande échelle, on parle couramment de procédés de Czerny, de Mikulicz, de Küster, alors que la lecture des opérations faites par ces auteurs démontre clairement que les chirurgiens allemands n'ont fait qu'exécuter le plan opératoire de Gerdy sans modification notable.

Nous allons donc étudier dans ce chapitre deux catégories de procédés : la première comprendra les procédés où l'on se contente d'affronter par la suture les bords avivés de la vessie ; la seconde, les procédés qui suturent les bords de la vessie après mobilisation et rapprochement des pubis.

§ 1. — Procédés consistant dans la suture après avivement des bords de la vessie, sans opération préalable sur le squelette pelvien.

1° Procédés opératoires.

Procédé de Gerdy. — J'ai déjà cité la tentative malheureuse de Gerdy. Les embouchures des uretères formaient chez son malade deux saillies très prononcées (91), qui gênaient l'affrontement des bords. Gerdy commença par exciser l'une d'elle, mais cette opération préliminaire coûta la vie au malade, qui fut emporté en quelques jours par une pyélonéphrite. Sans cet accident malheureux, Gerdy se proposait, « après avoir refoulé celle-ci (la tumeur) du côté de l'abdomen, de l'extérieur à l'intérieur, d'en disséquer la peau et d'en réunir les bords au moyen de la suture enchevillée, puis de développer peu à peu la cavité de la vessie au moyen d'une vessie artificielle introduite vide à l'intérieur de la vessie naturelle, pour dilater peu à peu, après la réunion obtenue, la vessie malade au moyen de la vessie artificielle que l'on insufflerait. »

Après Gerdy, Billroth (49), fit quelques tentatives dans cette direction. Je n'ai pas lu sans surprise que Thiersch (50) considérait Billroth « comme le premier chirurgien ayant réussi à suturer sur la ligne médiane les bords de la vessie. » Or, Billroth déclare lui-même, dans l'ouvrage qui résume toute son activité chirurgicale depuis 1860 jusqu'à 1874 (49), qu'avant 1871 il n'avait traité aucun cas d'exstrophie, alors que la tentative de Gerdy datait de 1843.

Sur les 9 cas d'exstrophie qu'il eut à traiter, Billroth fit trois tentatives de suture directe des bords de la vessie :

Chez un enfant de 2 ans (49), Billroth essaya, comme traitement préopératoire, la réduction de la vessie à l'aide d'une boule d'ivoire appliquée sur elle et fixée à une ceinture. Il espérait ainsi réduire l organe exstrophié, en rapprocher les bords et faciliter les sutures qu'il se proposait de faire. Mais l'enfant ne supporta pas ce traitement préliminaire et fut repris par ses parents.

Dans un deuxième cas, Billroth traita d'abord l'épispadias, se proposant de faire ensuite la suture des bords de la vessie ; le malade, un garçon de 20 ans, mourut de septicémie à la suite de la reconstitution de l'urèthre. Enfin, chez un troisième malade, Billroth aviva les bords de la vessie, mais ne parvint à les suturer qu'à la partie supérieure seulement.

La partie non réunie fut suturée à la peau. Le malade mourut des suites de l'intervention.

Découragé par ces tentatives, Billroth ne fit plus de suture des bord, tout en étant convaincu de l'excellence de cette opération. « L'idéal, dans le traitement de l'exstrophie, dit Billroth, serait la dissection des bords de la vessie et la réunion, par-dessus, de la plaie cutanée. Voilà le but à atteindre par la chirurgie de l'avenir ; si cette réunion réussit, on pourrait penser à une fermeture de la symphyse, au renforcement du sphincter réuni, peut être aussi à la continence de l'urine. »

Hirschberg communiqua, en 1874, au quatrième Congrès des chirurgiens allemands, un cas de suture des bords de la vessie. Chez un enfant de 15 mois, opéré par le procédé autoplastique à un lambeau, Hirschberg percevait, toutes les fois qu'il introduisait le doigt dans la vessie par l'orifice inférieur de la néocavité, une striction forte qui lui faisait croire à l'existence d'un sphincter. Cette hypothèse l'encouragea à tenter une reconstitution du sphincter. Pour cela, Hirschberg aviva les bords de la vessie et les sutura *par-dessous* le lambeau autoplastique, qui ne fut pas incisé. De cette façon il constitua, sous le lambeau, une cavité vésicale exclusivement muqueuse. Mais il y eut désunion sur toute la ligne.

Vingt ans après l'essai malheureux de Gerdy, Rigaud (de Strasbourg) pratiqua l'opération de Gerdy sur une fillette de 3 ans atteinte d'exstrophie. C'était un cas facile où les pubis arrivaient au contact et où la vessie était aplatie et en partie réduite dans l'abdomen. Rigaud disséqua tout autour de la vessie exstrophiée un lambeau cutané mesurant environ un travers de doigt de largeur ; puis, après avoir refoulé la vessie au moyen d'une petite ampoule de caoutchouc, il sutura par-dessus les deux lèvres de la plaie cutanée.

Le chirurgien de Strasbourg modifia donc l'opération de Gerdy en ce sens, qu'au lieu de disséquer et de réunir les bords de la vessie exstrophiée, il aviva les tissus au voisinage de ces bords.

Les sutures échouèrent, à l'exception de deux points situés à l'angle supérieur de la plaie. La mère refusa toute nouvelle intervention.

La tentative de Rigaud n'ayant eu aucun écho, la suture des bords de la vessie tomba de nouveau dans l'oubli jusqu'au jour où Wyman — 24 ans après Rigaud — opéra, avec succès cette fois, un enfant au quatrième jour de sa naissance.

Wyman (96), après avoir chloroformé l'enfant, commença par aviver dans une étendue d'un demi-pouce environ tout le pourtour de la paroi vésicale, excepté dans un petit espace, correspondant à la paroi inférieure de l'urètre. Cela fait, il pratiqua de chaque côté deux incisions libératrices profondes, intéressant la peau et le fascia superficiel. Les marges de la vessie, devenues alors mobilisables, furent avivées et suturées sans difficulté. Pour obtenir cet affrontement, Wyman transfixa les tissus à l'aide de 3 épingles à bec-de-lièvre, qui lui servirent à faire une suture entortillée. La plaie médiane fut saupoudrée d'oxyde de zinc et les incisions libératrices furent couvertes de lint. L'urèthre devait être reconstitué ultérieurement.

Les suites furent des plus simples. Toutes les sutures tinrent et la réunion *per primam* fut obtenue sur toute la ligne. Deux mois après l'opération, l'enfant mourut de convulsions et Wyman n'eut pas le temps de reconstituer l'urèthre.

Mais telle que, l'observation de Wyman est très intéressante, car elle constitue le premier succès obtenu par la méthode de réunion des bords de la vessie.

A partir de ce moment, les opérations de ce genre se multiplient et j'ai pu réunir 15 cas dont je donne ci-dessous les résumés :

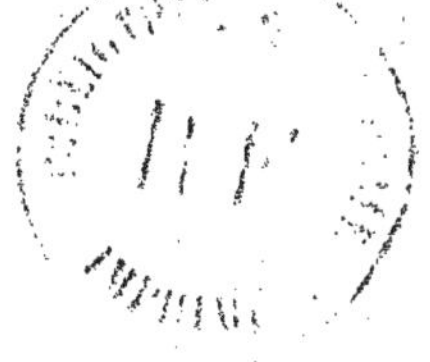

Obs. I. Billroth (voir p. 96).

Obs. II. Hirschberg (voir p. 96).

Obs. III. Rigaud (voir p. 96).

Obs. IV. Wyman (voir p. 97).

Obs. V. Czerny (97). — Garçon, 3 ans, atteint d'exstrophie avec épispadias. Dans une première séance Czerny reconstitua le pénis d'après le procédé de Thiersch.

Le 29 mai 1881, on avive les bords de la vessie, on les suture au catgut et on recouvre la vessie avec deux lambeaux latéraux. La réunion se fit sur toute la ligne; et l'urine s'écoulait par l'espace laissé ouvert entre la vessie et le pénis. Deux tentatives faites pour fermer la région du col ne donnèrent aucun résultat; en 1892, date des dernières nouvelles de l'opéré, l'urine s'écoulait encore par l'orifice du col.

Obs. VI. Czerny (97). — Fille, 2 ans, opérée le 21 novembre 1889. Avivement et suture des bords de la vessie; par-dessus, fermeture de l'abdomen par simple traction des bords. La plaie vésicale se réunit *per primam*, les sutures cutanées lâchèrent. Le 21 décembre 1889, on couvre l'hiatus avec deux lambeaux latéraux; en janvier 1890, Czerny ferma par avivement et suture la région du col. Un an après l'intervention, on pouvait injecter dans la vessie 37 centimètres cubes d'eau.

Obs. VII. Poppert (98). — Garçon, 13 ans, opéré en 3 séances : dans une première séance, Poppert ferma par avivement et sutura le tiers supérieur de la vessie; dans une deuxième, il reconstitua la verge; dans une troisième, il ferma le col de la vessie.

Huit mois après l'opération, l'enfant *urinait spontanément toutes les 4 heures.*

Obs. VIII. Von Eiselsberg (99). — Michel D..., 8 ans, suture bord à bord après avivement, le 30 juin 1896. Les sutures lâchent. Un mois après, von Eiselsberg opéra ce même malade par le procédé de *Maydl.*

Obs. IX. Vogt (100). — Fille, 7 ans. Avivement et suture des bords de la vessie, par dessus, on couvre avec des lambeaux cutanés. Pour éviter le contact des urines avec la plaie, on laisse des sondes dans les uretères. Mort au 10e jour de pyélo-néphrite.

Obs. X. Hoeftmann (101). — Garçon, 4 ans. Opération en deux temps.

Dans un premier temps, il dissèque *toute* la muqueuse de l'urèthre, la roule autour d'une sonde et suture les bords. Il fend alors les corps caverneux et les passe par-dessus l'urèthre ; 48 heures après, il fait la suture après dissection des bords de la vessie Celle-ci est recouverte par deux lambeaux latéraux. Mort à la fin de l'opération.

Obs. XI, Von Hacker (102). — Garçon, 12 ans. Le 25 juin 1896, von Hacker fit une suture après dissection des bords de la vessie ; au neuvième jour l'enfant a des hématémèses, du melæna et les sutures lâchent. Le 4 décembre 1896 il répéta la même opération avec le même insuccès. Le 10 avril 1897 on ravive les bords de la vessie et on les suture. Par-dessus, von Hacker couvre avec les muscles droits mobilisés par la section des pubis et avec la peau. Les deux pubis furent suturés sur la ligne médiane. Cette fois-ci la réunion se fit par première intention. Deux séances ultérieures furent consacrées à la réfection de l'urèthre. Une 6e opération fut nécessaire pour couvrir le col par un lambeau à la Thiersch. Quatre nouvelles interventions assurèrent l'occlusion de fistules uréthrales. En tout, 10 interventions. La nuit, il retient les urines pendant 1 heure ; le jour, il porte une pelote, qui lui permet de retenir les urines 3 à 4 heures.

Obs. XII. Lotheisen (102). — Otto M..., 4 ans ; exstrophie incomplète, limitée à la partie inférieure de la vessie. Première opération le 3 août 1896 ; avivement et suture des bords de la vessie. Cinq interventions furent ensuite pratiquées pour reconstituer l'urèthre et fermer des points où les sutures avaient lâché. Le jour l'enfant a une continence *d'une* heure ; la nuit il est incontinent.

Obs. XIII. Roberts (103). — Garçon 8 ans. Dans une opération préliminaire, Roberts établit une fistule vésico-périnéale pour permettre un drainage de la vessie dans les suites de l'opération principale. Celle-ci consista dans la suture après avivement des bords vésico-péniens. Roberts revoit l'enfant 16 mois après l'opération ; il est incontinent et il souffre beaucoup de la vessie. Roberts ouvre celle-ci et y trouve un calcul de 195 grammes. Il l'extrait et referme la vessie après établissement d'une nouvelle fistule périnéale.

L'enfant mourut dans les jours suivants. A l'autopsie : pyélo-néphrite gauche.

Obs. XIV. Kraus (104). — Garçon, 9 ans. Dissections des bords de la vessie, du pénis et suture. La vessie est recouverte avec les trois couches de la paroi abdominale antérieure.

Comme à la partie inférieure de la plaie le rapprochement est très difficile Krause désinsère les droits et les ramène alors facilement sur la ligne médiane. L'opération a duré trois heures et demie. Guérison opératoire, mais l'enfant reste incontinent.

Obs. XV. Kuster (105). — Anna K..., 5 ans. Avivement et suture en deux étages des bords de la vessie. Le seizième jour toute la paroi antérieure de la vessie se détache par gangrène et l'état de l'enfant est celui d'avant l'opération. Deux mois après on referma la vessie par le même procédé. Mort le lendemain par hémorragie provenant de 2 vaisseaux non liés.

2° Technique opératoire.

La technique de la suture est facile et peut se résumer ainsi :

Dans un premier temps on avive les bords de la vessie et on les dissèque sur une étendue suffisante pour que les bords puissent être rapprochés et suturés sans tension.

La vessie fermée, on la couvre soit par simple traction de la plaie cutanée, soit par des lambeaux autoplastiques.

Dans un deuxième temps on reconstitue l'urèthre épispade par le même procédé, à savoir la dissection et la suture des bords.

Enfin, dans un troisième temps, on ferme l'orifice du col de la vessie.

En réalité, presque toujours on est forcé de faire un certain nombre d'opérations complémentaires, car la réunion exacte *per primam* sur toute la ligne des sutures vésico-péniennes est exceptionnelle.

Lotheisen est intervenu 6 fois; von Hacker, 10 fois, jusqu'à la guérison définitive.

3° Résultats.

Sur les 17 cas d'exstrophie opérés par la suture des bords, on note *cinq morts* et 3 insuccès par absence de réunion; dans 9 cas il y a eu guérison opératoire complète et même chez 2 malades la vessie était continente (obs. VII, de Poppert et obs. XI, de von Hacker).

Il est vrai que chez l'un d'eux la continence était toute relative, puisqu'elle ne s'observait que la nuit et pendant une heure à peine; mais, par contre, le malade de Poppert présentait une continence parfaite, lui permettant de garder ses urines 4 heures durant et le dispensant du port d'un appareil.

J'analyserai bientôt en détail ces résultats et je les comparerai à ceux que l'on obtient par les autres procédés. Mais auparavant j'étudierai la 2e catégorie d'opérations de suture, à savoir, l'avivement des bords de la vessie *après mobilisation du squelette pelvien.*

§ 2. — Procédés consistant dans la suture des bords de la vessie après une intervention sur le squelette du bassin.

A. — RÉUNION DES BORDS DE LA VESSIE APRÈS RAPPROCHEMENT PROGRESSIF DES PUBIS SANS OPÉRATION SANGLANTE.

L'idée de réunir les bords de la vessie après une intervention sur le squelette est due à Dubois et Dupuytren (16).

La mort prématurée de l'enfant auquel ces auteurs se proposaient de rapprocher les pubis ne leur permit pas de mettre en pratique leur conception, et le plan opératoire de Dubois et Dupuytren ne trouva sa première application que longtemps après, avec Demme (17).

Procédé de Demme. — Cet auteur se proposait de *réduire* la cavité vésicale et de *rapprocher* les pubis par l'intervention suivante : la réduction de la vessie devait se faire en gardant le malade couché et en exerçant longtemps une pression dirigée d'avant en arrière sur la vessie; la reconstitution d'une cavité vésicale devait s'opérer en obturant mécaniquement la cavité vésicale réduite; par cette obturation on empêcherait l'urine de s'écouler librement au dehors, et l'urine, retenue en quantité progressivement croissante, forcerait la vessie à se dilater de plus en plus. Comme moyen de contention, Demme proposa la *verge épispade* qui est dirigée presque verticalement en haut chez les exstrophiques et qui devait être fixée dans cette situation, au devant de l'hiatus vésical, par un ressort d'acier.

Enfin, le rapprochement des pubis s'obtiendrait par une pression latérale à l'aide d'un bandage spécial, qu'on maintiendrait pendant toute la durée de la réduction de la vessie et de la reconstitution de sa cavité.

Pour satisfaire à tous ces désiderata, Demme fit construire un appareil ressemblant à un bandage herniaire double ; sur le ressort de ce bandage, qui embrassait la ceinture, il fixa un autre ressort d'acier, qui, après avoir embrassé le périnée dans sa concavité, venait appuyer par son bout antérieur sur le pénis, qui obturait l'ouverture de la vessie, d'autant plus efficacement que celle-ci se réduisait davantage dans l'abdomen.

Demme se proposait enfin, au cas où la réduction de la vessie et le rapprochement des pubis seraient obtenus par ce procédé, de suturer ultérieurement les bords de la vessie.

Le plan opératoire de Demme fut appliqué par son auteur dans trois cas.

Obs. I. Demme (17). — Garçon de 10 ans, atteint d'exstrophie. Demme applique son appareil, qui fut supporté, dès le premier jour, pendant trois heures. Après quatorze jours de traitement. l'enfant rentre chez ses parents portant l'appareil ; chez lui, malgré le port assez irrégulier de l'appareil de Demme, la vessie se réduisait progressivement et au bout de six mois, la vessie, lorsque le pénis obturateur était bien appliqué, pouvait contenir un verre à boire d'eau. Six mois après, le résultat était plus surprenant encore : les deux pubis étaient arrivés au contact et le large hiatus abdominal était remplacé par une simple fissure longitudinale. La capacité vésicale était tellement développée que l'enfant put rester tout une nuit sans uriner et il gardait ainsi, sans inconvénients, durant des heures, la verge fortement appliquée contre la fissure vésicale.

Obs. II. Demme (17). — Garçon, 2 ans et demi ; après 5 mois de traitement orthopédique, les deux pubis étaient arrivés au contact et la vessie, dont la capacité était nulle au début du traitement, était assez développée pour contenir une « demi-chopine » d'urine.

Obs. III. Demme (17). — Garçon, 12 ans ; après quelques essais, on dut interrompre le traitement vu l'indocilité de l'enfant et l'opposition des parents.

Comme on le voit, les résultats obtenus par Demme et consignés dans le travail de son élève Mörgelin sont très médiocres et même tout à fait contestables. En effet, les trois malades de Demme sont âgés respectivement l'un de 9 ans demi, l'autre de 10 ans, le troizième de 12 ans. Or, à cet âge, les articulations sacro-iliaques n'ont plus l'élasticité voulue et il est — les expériences de Trendelenburg en font foi — impossible qu'un simple bandage à ressort ait obtenu un rapprochement des pubis. Ne savons-nous pas que l'appareil compresseur de Trendelenburg (voir fig 25), autrement puissant que le bandage de Demme, n'arrive pas à mobiliser les os iliaques des enfants au-dessus de 10 ans ?

J'ai peine à croire aussi que la simple occlusion pénienne ait suffi à développer une capacité vésicale assez considérable, pour permettre la contention « d'un verre à boire », « d'une demi-chopine » de liquide. Les résultats de Demme me paraissent d'autant plus sujets à caution, que Mörgelin donne çà et là sur les trois malades de son maître des détails vraiment par trop fantaisistes.

Par exemple, Mörgelin soutient que chez le deuxième malade les deux publis étaient non seulement rapprochés, mais *soudés* à la suite de la compression ; il se serait formé entre les pubis une véritable synchondrose ! Il y a encore dans le travail de Mörgelin le récit enfantin du garçon de l'observation III, chez lequel le port de l'appareil de Demme aurait eu pour conséquence la descente dans le scrotum des deux testicules ectopiés, descente accompagnée d'une véritable *furor coeundi*, chez un enfant plutôt indolent et apathique jusque-là !

Il ne reste pas moins à l'actif de Demme d'avoir le premier essayé, peut être avec quelque succès, le traitement de l'exstrophie par le rapprochement progressif des pubis ; mais dans aucun des trois cas de Demme le traitement ne fut complet, car la suture des bords de la vessie n'a pas été tentée.

Procédé de Passavant. — Longtemps après Demme, Passavant fit de nouveau quelques essais de rapprochement des pubis sans opération sanglante.

Comme Demme, Passavant recommande le port d'une ceinture pelvienne ; en même temps, le malade doit rester couché une partie de la journée dans une gouttière, en forme de coin aigu. Les pressions combinées de la gouttière et de la ceinture rapprochent progressivement les pubis ; concurremment à cette action latérale, on refoule dans l'abdomen la vessie herniée à l'aide d'un ballon de caoutchouc, maintenu par des plaques de gutta-percha fixées à la ceinture. Lorsque la vessie a été réduite et que les os du pubis sont arrivés au contact, Passavant conseille de suturer les bords de la vessie, depuis l'extrémité supérieure de celle-ci jusqu'au niveau de la racine du penis. La réunion vésicale obtenue, on ferme la région du col vésical par avivement et suture ; par devant le col fermé, on avive les surfaces pubiennes et on suture le périoste prépubien, les parties molles, ainsi que les tendons et les muscles droits.

Telle fut la pratique recommandée par Passavant dans son premier mémoire de 1886 (106). Depuis, cet auteur publia, en 1890 et en 1891, deux beaux mémoires sur le sujet, où il étudie avec beaucoup de soin l'anatomie pathologique de l'exstrophie de la vessie, et plusieurs questions intéressantes concernant la médecine opératoire de cette infirmité. Malheureusement, on ne peut accorder aux travaux de Passavant qu'une valeur toute théorique : il a bien essayé d'appliquer sa conception opératoire sur *trois exstrophiques*, mais d'une façon irrégulière et sans aucun résultat appréciable.

De tout ce qui précède, on voit que les tentatives de suturer les bords de la vessie après rapprochement préalable *non sanglant* des pubis sont restées incomplètes. Il est évident pourtant qu'une compression *puissante continue* doit pouvoir provoquer des modifications considérables au niveau de parties squelettiques, *en période de croissance*. Rappelons-nous en effet les modifications produites par l'appareil plâtré dans le traitement du pied bot, celles que provoque la compression précoce sur le pied des femmes chinoises.

Mais ces modifications ne peuvent être obtenues que lorsque la pression est très prolongée, que les appareils compresseurs trouvent des points d'appuis favorables et que la compression est assez puissante. Or le bandage de Demme n'a ni force suffisante, ni point d'appui osseux ; d'après le modèle figuré dans le travail de Mörgelin, l'action des pelotes devait s'exercer surtout sur les parties molles des fosses iliaques, qu'elles poussaient vers la ligne médiane, alors que l'action sur les os des iles devait à peine être appréciable.

La ceinture de Passavant est solide, son action certaine, mais ici encore la compression ne peut être augmentée dans les proportions voulues, sans que des escharres se produisent sur les régions où porte la pression maxima ; et, d'autre part, une pression assez modérée pour être inoffensive est incapable de rapprocher les pubis des malades ayant dépassé un certain âge.

Les expériences de Trendelenburg (107), celles de Pousson (63) démontrent jusqu'à l'évidence que la force nécessaire pour rapprocher les os des iles d'un sujet adulte, est vraiment considérable ; elle ne saurait être exercée sur le vivant sans préjudice pour celui-ci. Tout au plus la compression serait-elle applicable chez des nouveau-nés ou de très jeunes sujets.

B. — Réunion des bords de la vessie après rapprochement des pubis par intervention sanglante

C'est pour étendre l'application de la méthode de suture avec rapprochement des pubis aux adolescents et aux adultes, que Trendelenburg imagina son procédé de rapprochement des pubis par *l'arthrotomie sacro-iliaque*. Le procédé de Trendelenburg n'est pas le seul qui rapproche les pubis par la voie sanglante.

Plusieurs chirurgiens, jugeant l'opération de Trendelenburg compliquée et dangereuse, ont tenté d'obtenir le rapprochement des pubis par des opérations plus simples.

Berg (75), au lieu d'ouvrir les articulations sacro-iliaques, fait *une ostéotomie verticale uni ou bilatérale des os iliaques*, au-dessus de la grande échancrure ischiatique.

Konig (108) pratique le rapprochement des pubis par la *section des branches horizontale et descendante* des pubis de chaque côté.

Koch (109) fait *l'ostéoclasie sous-cutanée, ou brisement forcé des os iliaques par pression latérale forte*.

Schlange (110), enfin, se contente de faire une simple *résection de la partie du pubis qui reçoit l'insertion des deux droits de l'ab-*

domen, ce qui lui permet de mobiliser vers la ligne médiane cette partie libre des pubis avec le muscle droit de chaque côté.

1° Procédés opératoires.

Je résume dans ce tableau d'ensemble les différentes techniques :

1° Rapprochement des pubis par arthrotomie sacro-iliaque ; procédé de Trendelenburg ;

2° Rapprochement des pubis par ostéotomie verticale des os des iles ; opération de Berg ;

Rapprochement des pubis après brisement forcé sous-cutané des os des iles ; opération de Kocher, de Groningen ;

4° Rapprochement des pubis après pubotomie bilatérale ; procédé de Konig ;

5° Pubotomie partielle ou résection du bord supérieur des pubis ; opération de Schlange.

Procédé de Trendelenburg. — Ce procédé consiste dans la réunion des bords de la vessie, après disjonction des symphyses sacro-iliaques.

Dans une première séance opératoire, on fait la symphyséotomie d'une seule ou des deux articulations sacro-iliaques ; les malades sont soumis, après l'opération, à un traitement orthopédique ayant pour but de maintenir le rapprochement pubien obtenu par l'intervention.

Dans une deuxième séance opératoire, Trendelenburg avive les bords de la vessie et du pénis et les réunit par suture.

La disjonction sanglante de l'articulation sacro-iliaque paraît à priori une intervention dont la gravité n'est nullement en rapport avec le résultat qu'on escompte. Trendelenburg lui-même reconnaît que *chez l'adulte* la symphyséotomie postérieure est une opération excessivement laborieuse et très dangereuse en même temps ; laborieuse, parce que le couteau pénètre difficilement dans les anfractuosités d'une articulation très irrégulière ; dangereuse, parce que les ligaments antérieurs de la symphyse sacro-iliaque sont en rapport direct avec les vaisseaux iliaques, qu'on risque de blesser. Il y a donc, d'ores et déjà, dans l'application de ce procédé, une contre-indication absolue : c'est l'âge avancé des malades. Chez l'adulte, on ne doit pas entreprendre une telle opération. Mais, chez l'enfant, les conditions sont beaucoup plus favorables ; dès qu'on détruit les ligaments postérieurs, l'articulation baille et il suffit alors d'une forte pression latérale pour que tous les liens articulaires cèdent.

De fait, chez tous les enfants au-dessous de 10 ans opérés par Trendelenburg, la disjonction sacro-iliaque a été extrêmement facile ; en revanche, chez un enfant de 10 ans, Trendelenburg ne put arriver à faire bailler la symphyse, malgré une intervention très laborieuse, et il dut renoncer à l'opération.

L'opération de Trendelenburg comprend trois temps :

1er temps : Arthrotomie sacro-iliaque uni ou bilatérale ;

2e temps : Avivement des bords de la vessie exstrophiée et du pénis et leur suture.

Il faut ajouter, en outre, un 3e temps complémentaire ; en effet, dans aucune des observations publiées jusqu'à ce jour on n'a noté la réunion complète et d'emblée des sutures ; un certain nombre de désunions se font toujours au niveau de la ligne de suture, et leur guérison nécessite une ou plusieurs interventions complémentaires.

Premier temps. — *Arthrotomie sacro-iliaque.* — La technique de l'arthrotomie est des plus simples : le malade est couché sur le ventre ; l'indicateur gauche, introduit dans le rectum, explore la grande échancrure sciatique et indique la ligne d'incision externe ; celle-ci, faite le long de la symphyse, coupe la peau et les ligaments sacro-iliaques postérieurs superficiels ; le couteau pénètre dans l'article et sectionne le fort trousseau fibreux profond, qui fixe si solidement l'os iliaque au sacrum.

Ceci fait, on exerce sur l'os iliaque une forte pression manuelle, de façon à pousser le pubis respectif vers la ligne médiane. Sous la poussée, l'articulation baille, ce qui se manifeste par le fort craquement qu'on entend d'ordinaire et par le rapprochement brusque du pubis du plan médian du corps.

Si les deux pubis arrivent en contact après cette disjonction unilatérale, le premier temps de l'opération s'arrête ici ; sinon, on procède à l'arthrotomie de l'autre articulation sacro-iliaque.

Dans ses premières opérations, Trendelenburg laissait les plaies ouvertes, mais il modifia bientôt cette conduite, et actuellement il suture soigneusement le plan et protège la ligne de suture par un pansement collodionné.

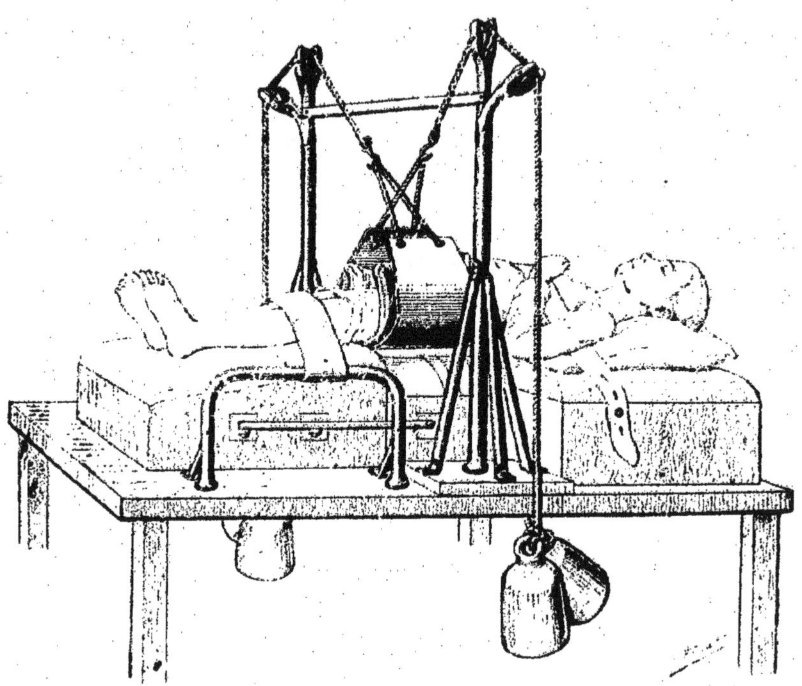

Fig. 25. — Appareil de Trendelenburg destiné à maintenir après la symphyséotomie sacro-iliaque, le contact des deux pubis.

Chez tous les opérés la synchondrose s'est reconstituée après un temps plus ou moins variable; c'est ce qui explique que la marche des *enfants* opérés n'a été nullement entravée. Mais, d'autre part, la cicatrisation des plaies articulaires fait que les pubis qui étaient au contact, au moment de l'intervention, s'écartent progressivement. C'est pour lutter contre la rétraction cicatricielle qui écarte les pubis, que Trendelenburg soumet ses opérés à un traitement orthopédique prolongé. Dans ce but, Trendelenburg couche ses opérés dans une gouttière spéciale, qui exerce sur les deux moitiés du bassin une pression dont on peut régler la force, grâce à un système de cordes munies de poids (voir fig. 25.)

En variant les poids, selon chaque cas particulier, les malades supportent, au dire de l'auteur, la compression pendant des mois, sans aucun inconvénient.

Entre le premier et le second temps opératoire, Trendelenburg conseille un intervalle de trois à quatre mois, et dans tout cet intervalle l'enfant reste couché dans l'appareil.

Le séjour prolongé dans la gouttière, utile pour maintenir le contact des pubis, gêne la cicatrisation des plaies : celles-ci sont en effet, constamment mouillées par l'urine, en dépit de toutes les précautions.

Préoccupé de cet inconvénient, Trendelenburg eut l'ingénieuse idée de fermer la vessie à l'aide d'une plaque de caoutchouc fixée au diachylon et de mettre en communication la cavité vésicale fermée avec une trombe aspiratrice à eau sur le modèle des trombes de Bunsen employées dans les laboratoires; de cette façon, l'urine est aspirée dès sa sortie des uretères et le malade reste complètement à sec.

DEUXIÈME TEMPS. — *Réunion des bords avivés de la vessie et du pénis.* — La suture des bords vésico-péniens se fait avec une remarquable facilité, car les pubis une fois en contact, les bords de la vessie sont à peine écartés l'un de l'autre.

Dans ses premières opérations, Trendelenburg faisait la réunion de la vessie en deux étages ; un au catgut pour la muqueuse vésicale, l'autre au fil d'argent pour les plans superficiels. Mais il eut des échecs, dus, à ce que la suture vésicale lâchant par place, l'urine s'infiltrait entre les bords de la vessie et la peau ; aussi pratique-t-il aujourd'hui, la suture en un seul plan. Ces sutures prennent donc la peau, le muscle et la vessie, en évitant bien entendu de pénétrer en dedans de la muqueuse vésicale, ce qui exposerait à la production de calculs.

L'évacuation de l'urine demande, après la deuxième opération, des soins tout particuliers. On a le choix entre la cathétérisme permanent par l'urèthre de nouvelles formation, ou par la vessie, au niveau de laquelle on a laissé un petit orifice au moment des sutures. Les deux pratiques sont également bonnes, mais il paraît que le drain vésical assure mieux la réunion *per primam* de la ligne de suture.

J'ai dit que, malgré tous les soins, les points de suture se désunissent toujours quelque part; ces désunions ont deux sieges de prédilection : le milieu de la ligne de suture vésicale, où la pression est habituellement la plus forte, et la région du col.

Cette désunion au *niveau du col est très fâcheuse*, car le sphincter vésical, en supposant qu'il existe, se trouve précisément à ce niveau, et que tout le principe du procédé repose sur sa reconstitution. Voilà un des grands inconvénients du procédé du chirurgien de Bonn, abstraction faite de la gravité de l'intervention en elle-même. La cause de la désunion au niveau du col est la suivante: les deux pubis ne restent *jamais en contact* ; dès qu'on diminue la pression latérale exercée par la gouttière, et *à fortiori* quand on la fait cesser. les pubis s'écartent sous l'influence de la rétraction cicatricielle des plaies symphysaires ; la ligne de suture est tiraillée au niveau du col et la désunion est pour ainsi dire de règle.

Des opérations complémentaires sont donc nécessaires ; dans les cas favorables un seule restauration est suffisante ; mais souvent on a dû intervenir quatre, cinq, six fois même! On retombe dans la pratique pénible des restaurations répetées, qui sont un des griefs qu'on fait à juste titre à la méthode autoplastique.

Je ne sais pourquoi Trendelenburg pratique la fermeture des fistules vésicales *par autoplastie cutanée* ; cette pratique n'est pas à recommander, car elle expose à la formation de calculs ; il est de tout point préférable de fermer ces fistules par avivement et suture de leurs bords.

RÉSUMÉ DES OPÉRATIONS FAITES PAR LE PROCÉDÉ DE TRENDELENBURG:

OBS. I. TRENDELENBURG (107). — Ernst Rahe, 4 ans, opéré à Rostock, le 12 juillet 1881.

Arthrotomie sacro iliaque droite; celle-ci faite, les deux pubis arrivent au contact par pression latérale ; on n'incisa donc pas l'articulation sacro-iliaque gauche. Dans la même séance on avive des deux bords de la vessie et du pénis et on les réunit par des fils d'argent. Par dessus la vessie, on fit la réunion des lèvres cutanée de la plaie. L'enfant fut mis dans un appareil composé de deux pelotes latérales qui exerçaient une pression de dehors en dedans sur les deux trochanters.

Mort le 18e jour, de pyélonéphrite double.

Obs. II. Trendelenburg. — Arthrotomie double ; l'avivement et la suture des bords de la vessie ne furent pas pratiqués, Trendelenburg se trouvant alors sous l'influence déprimante de son premier échec.

Obs. III Trendelenburg. — Enfant, de 10 ans. Trendelenburg fit l'arthrotomie, mais ne put arriver à obtenir la disjonction complète des articulations postérieures du bassin. Pour rapprocher et suturer les bords de la vessie, Trendelenburg fit alors sur les côtés de celle-ci deux incisions libératrices, qui pénétrèrent jusqu'au péritoine. Malgré ces incisions profondes, il ne put arriver à suturer les bords de la vessie exstrophiée. Le malade sortit de l'hôpital après guérison opératoire, dans le même état qu'à son entrée.

Obs. IV. Trendelenburg (89). — Adulte, auquel le chirurgien allemand, fort de l'expérience acquise dans le cas précédent, n'essaya même pas l'arthrotomie ; il fit deux incisions libératrices profondes sans parvenir à réunir les bords de la vessie. Le malade sortit de l'hôpital dans le même état qu'à son entrée.

Obs. V. Trendelenburg. — Heinrich B..., de Bonn, 2 ans et demi. A l'âge de 14 mois, cet enfant subit une symphyséotomie sacro-iliaque double, suivie de suture des bords de la vessie et de l'urèthre. Les sutures ayant lâché, l'enfant fut envoyé en convalescence après cicatrisation des plaies postérieures. Le 4 août 1885, un an après la première intervention, Trendelenburg fit de nouveau l'arthrotomie sacro-iliaque double et dans une deuxième séance, de 13 octobre 1885, le chirurgien allemand fit l'avivement des bords de la vessie et leur suture.

Ces sutures ayant lâché, on fait de nouveau la réunion des bords de la vessie le 27 novembre. Quelques opérations complémentaires furent encore entreprises pour la guérison de quelques fistules.

A la suite d'une de ces interventions complémentaires, l'enfant mourut d'intoxication iodoformique.

Obs. VI. Trendelenburg. — E. B..., de Kœnigsberg, 2 ans et demi. En février 1886, arthrotomie double ; le 12 mars de la même année, réunion et suture des bords de la vessie et du pénis. Au niveau de la vessie, Trendelenburg fit une seule rangée de sutures prenant la peau et les bords de la vessie. Insuccès. Nouvelle réunion et suture le 20 avril ; le 25 mai, le 28 juin et le 26 juillet, on fit des opérations complémentaires destinées à fermer quelques fistules. Les dernières nouvelles de ce malade datent de l'année 1901. A cette époque, l'enfant âgé de 16 ans, se portait bien ; dès 1887, il s'est établi une certaine continence, en ce sens qu'il lui arrive quelquefois de vider 40 à 50 centimètres cubes d'urine d'un coup et de rester la nuit jusqu'à 2 heures sans uriner ; il porte une pelote qui comprime son urèthre.

Obs. VII. Trendelenburg. — G. G..., de Russie, 1 ans et demie ; opération typique en 1886 ; arthrotomie sacro-iliaque double, réunion et suture des bords de la vessie ; opérations complémentaires pour fermer les fistules.

Les dernières nouvelles de ce malade datent de 1901 ; l'enfant, âgé de 16 ans, se portait bien, mais n'était pas continent. Une pelote lui permet d'uriner toutes *les 2 heures* ; malheureusement l'enfant supporte très difficilement cette pelote, qui provoque des douleurs vésicales intolérables.

Obs. VII. Trendelenburg. — Marzella H..., de Luxembourg, âgée de 4 ans et 9 mois.

Le 6 novembre 1886, arthrtomie double ; le 9 décembre de la même année, réunion et suture des bords de la vessie et cure radicale d'une hernie ombilicale. Le 31 janvier, reconstitution d'une urèthre. Opération complémentaire pour fermer des fistules. Dernières nouvelles datent de 1901 : état général parfait, mais pas de continence.

Obs. IX. Trendelenburg. — K. K..., 4 ans et 9 mois ; arthrotomie double le 23 septembre 1890 ; le 9 janvier 1891, avivement et suture des bords vésico-péniens. 2 jours après l'opération, le malade vidait *volontairement toutes les 20 minutes sa vessie* ; malheureusement ce beau résultat ne se maintint pas longtemps ; la suture se désunit en plusieurs points et quelques opérations complémentaires furent nécessaires. La continence des premiers jours cessa, et depuis, l'enfant doit porter une pelote. Les dernières nouvelles du malade datent de 1901, 11 ans après l'opération ; l'incontinence à cette époque était absolue.

Obs. X et XI Trendelenburg. — Malades en cours de traitement en 1901 et sur lesquels l'auteur ne donne aucun détail.

Obs. XII. — Ce cas a donné à Trendelenburg un succès complet, qui couronna vingt années d'efforts persévérants.

Il s'agit d'un garçon de 6 ans, opéré 5 fois dans l'espace de 2 ans et demi. Dans une première séance, on fit l'arthrotomie sacro-iliaque droite, les deux pubis se laissent aisément rapprocher et c'est pourquoi l'articulation sacro-iliaque gauche n'est pas ouverte. L'enfant fut couché dans le lit spécial de l'auteur et, pour empêcher la souillure de la plaie articulaire, par l'urine, le chirurgien allemand appliqua sur la vessie exstrophiée, un appareil à aspiration de Bunsen.

Le malade resta ainsi complètement à sec et la plaie opératoire guérit par première intention. Trois mois après, on fit la réunion et la suture vésico-pénienne, sauf vers le milieu de la vessie, où on laissa un orifice pour l'introduction d'une sonde vésicale. La réunion se fit sur toute la ligne, sauf au niveau du col vésical. Dans une troisième séance, on ferma l'orifice vésical par un lambeau cutané ; dans une quatrième, on ferma le col par avivement et suture.

Dès lors, l'enfant était parfaitement continent, malgré la persistance d'une petite fistulette au niveau du gland. Cette fistulette nécessita une cinquième intervention.

A partir de ce moment, la continence de l'enfant fut parfaite ; le malade garde les urines jusqu'à 2 heures ; il sent le besoin d'uriner et lance au moment de la miction un fort jet par l'orifice antérieur de l'urèthre ; la quantité d'urine évacuée à chaque miction est de 40 centimètres cubes environ.

Obs. XIII Kuster (111). — Wilhelm D..., 15 ans. Ecartement interpubien de 7 centimètres et demi. Le 28 janvier 1891, arthrotomie sacro-iliaque gauche. La plaie articulaire s'infecta dans les jours suivants et Kuster vida un gros abcès rétro-péritonéal par une incision abdominale. Mort le 25 février.

Obs. XIV. Kuster. — Schauberick J..., 11 ans. Exstrophie de la vessie, avec écartement interpubien de 5 centimètres. Le 11 décembre 1890, Kuster fit, à la clinique chirurgicale de Marburg, l'arthrotomie sacro-iliaque bilatérale. Tamponnement des plaies à la gaze iodoformée et pansement compressif du bassin à l'emplâtre de diachylon. Suppuration des plaies articulaires ; les collections purulentes furent vidées et drainées par des incisions dans les fosses iliaques. L'enfant se remet péniblement et sort de l'hôpital en juillet 1890, 7 mois après l'opération.

A sa rentrée, en septembre 1891, l'écartement interpubien était de 2 centimètres. Le 15 octobre, Kuster fit le second temps de la façon suivante : les bords de la vessie furent avivés, disséqués et suturés ; les branches horizontale et descendante des pubis sont sectionnées, et un fil d'argent passé dans chaque pubis les rapproche de la ligne médiane. La plaie vésicale guérit *per primam*, sauf au niveau du col de la vessie où les sutures avaient lâché. Le 12 novembre 1891, avivement et suture des bords de cette fistule et reconstitution de l'urèthre. Il y eut de nouveau désunion et Kuster est intervenu *quatre* fois encore, avant d'avoir pu obtenir l'occlusion de cette fistule. A la sortie, en novembre 1892, l'enfant est complètement guéri et retient les urines jusqu'à *vingt minutes*.

Engels, élève de Kuster, qui a revu le malade l'année suivante, relate que l'enfant peut retenir les urines quelque temps et qu'il a des mictions en jet.

Obs. XV. Kuster. — Heinrich Z..., 7 ans ; écartement interpubien de 5 centimètres.

Le 3 décembre 1889, on recouvre le gland et le 19 juin 1890 on reconstitue l'urè   d'après le procédé de Thiersch. Le 5 décembre de la même année, Kuster fit une symphysécotomie sacroiliaque gauche : l'opération fut très laborieuse et il a fallu user, pour ouvrir l'articulation, tantôt du couteau à résection, tantôt de la gouge et du maillet. Finalement l'articulation céda, mais on n'obtint pas le contact des pubis. Tamponnement de la plaie, qui fut laissée ouverte. Les jours suivants, le malade fut pris de fièvre et présenta tous les signes d'une infection grave ; à l'examen, on constata une collection purulente dans la fosse iliaque gauche, qui fut vidée et drainée par une incision faite au-dessus du ligament de Poupart. Après quelques jours d'amélioration, l'état général déclina de nouveau et le malade succomba au mois d'avril, 4 mois après l'opération. L'autopsie constata une tuberculose miliaire généralisée.

Obs. XVI. Brockmann (112). — Garçon, 4 ans. Disjonction des symphyses sacro-iliaques. Avivement et suture des bords de la vessie. Le résultat fut bon, en ce sens que les sutures n'ont pas lâché. Mais l'incontinence persiste. L'épispadias n'a pas été traité.

Obs. XVII. Makins (113). — Garçon, 5 ans. Division à ciel ouvert des symphyses sacro-iliaques et 2 mois après, avivement et suture des bords de la vessie. Les sutures lâchent à cause de la tension due aux cicatrices de la première opération. La vessie fut alors recouverte par un lambeau latéral.

Obs. XVIII. Duret, de Lille (114). — Fille, 9 ans, opérée en 1887. Incision à concavité inférieure suivant les bord muqueux de la vessie. Dissection et suture de ces bords. Fermeture de la brèche abdominale par 2 lambeaux latéraux. Un an après l'opération, la vessie pouvait contenir 60 grammes d'urine.

La malade est morte en 1896, de tuberculose pulmonaire (1).

(1) Communication écrite de M. Duret, de Lille, du 14 avril 1903.

Obs. XIX. Rydgier de Cracovie (115). — Enfant opéré par le procédé de Trendelenburg. Mort post-opératoire.

Obs. XX. Rydgier. — Un autre enfant fut opéré de la façon suivante : dans une première séance, Rydgier fit une arthrotomie sacro-iliaque double et sutura immédiatement les plaies articulaires. Guérison *per priman*. Deuxième séance : avivement et suture de la vessie. Il y eût désunion.

Obs. XXI. Delagénière (1). — Enfant à la mamelle, opéré en 1894. Résultat partiel. L'enfant rentré chez lui est mort de diarrhée verte.

Obs. XXII. Delagénière (1). — Enfant âgé de moins de 2 ans, opéré en 1899 ; mort le soir même, de l'arthrotomie sacro-iliaque.

Obs. XXIII. Delagénière (116). — M. Delagénière présenta au Congrès international de médecine (Section de chirurgie, séance du lundi 6 août 1900) un enfant de 11 ans, atteint d'exstrophie qui avait subi plusieurs interventions pendant son enfance, et auquel Delagénière a fait l'opération de Trendelenburg. Il a dû intervenir sept fois, mais il obtint la guérison complète, radicale. Le malade est parfaitement continant et son sphincter fonctionne d'une façon irréprochable.

Ce magnifique résultat s'est maintenu depuis car « mon malade présenté au Congrès, m'écrit M. Delagénière, était encore parfaitement continent en juillet 1902 (1) ».

Procédé de Berg. — *Rapprochement des pubis par ostéotomie verticale des os iliaques.*

Le contact des deux pubis ne se maintient à la suite de la symphyséotomie que tant que les malades restent couchés dans la gouttière de Trendelenburg ; dès que l'enfant quitte le lit, les pubis s'écartent ; cet écartement, dû à la rétraction cicatricielle des plaies symphysaires, est, de l'aveu même de Trendelenburg, le gros écueil de son procédé. C'est pour éviter cet écartement pubien, que le professeur Berg, de Stockholm, a modifié l'opération de Trendelenburg de la façon suivante :

Au lieu d'ouvrir les articulations sacro-iliaques, le professeur Berg scie à ciel ouvert les S iliaques dans toute leur hauteur, au-dessus de la partie la plus culminante des grandes échan-

(1) Communication écrite de M. Delagénière, du 2 mars 1903.

crures sciatiques. Au lieu d'une guérison par cicatrice rétractile, on obtient ici un cal osseux, qui comble la fissure produite par l'ostéotomie. Par l'ostéotomie verticale bilatérale, la partie antérieure du bassin devient mobile, ce qui permet le rapprochement des pubis. Pour maintenir les os dans cette situation, Berg interpose entre les traits de fracture une plaque d'ivoire, ayant environ 1 centimètre d'épaisseur. Comme dans l'opération de Trendelenburg, la suture, après ostéotomie, est pratiquée en deux temps : dans un premier temps, on fait l'ostéotomie uni ou bilatérale ; dans une deuxième séance on suture les bords de la vessie.

L'intervalle entre les deux opérations est de 10 à 15 jours en moyenne ; dans un cas, toute l'opération, ostéotomie et suture, fut exécutée dans la même séance. Berg a opéré en tout 8 malades, dont 2 sont morts de pyélonéphrite, peu de temps après l'opération. Chez les 6 malades en vie, la cicatrisation des plaies osseuses et des sutures vésicales a été obtenue sans incident.

Aucun de ces six malades n'est *continent*. Il y a bien des rétentions *passives* dues à la compression d'une pelote ou au décubitus, mais aucun des malades de Berg n'a une continence active volontaire sous la dépendance d'un sphincter.

Procédé de Kocher. — *Rapprochement des pubis après brisement forcé, sous-cutané, des os iliaques.*

Cette opération a été pratiquée une seule fois, par Kocher, de Groningen, chez un enfant de 6 ans, atteint d'exstrophie et dont l'écartement pubien mesurait 7 centimètres.

Le 23 juin 1897, le malade, après anesthésie, fut couché sur le côté ; la vis à extension de Lorenz fut fixée sur l'autre côté et, sous l'action combinée de cette vis et de pressions manuelles, les pubis arrivèrent en contact, en même temps qu'on entendit un léger craquement. Aussitôt le contact entre les pubis établi, la vessie rentra dans l'abdomen.

Dès que l'action mécanique cessa, les pubis s'écartèrent de nouveau ; mais la mobilité des os était telle, que la simple rotation en dedans des os iliaques suffisait à remettre en contact les deux pubis. Après le brisement forcé, on coucha le malade dans l'appareil de Trendelenburg pendant 6 semaines.

Le 5 août, après anesthésie, on disséqua et on sutura au catgut les bords de la vessie et de l'urèthre ; par-dessus, on ferma, au fil d'argent, la plaie abdominale et un gros drain fut introduit dans la vessie. Les suites furent bonnes jusqu'au 10 août au moins, date de la communication de Koch. Depuis, l'auteur n'a plus donné de nouvelles de son malade.

Procédé de Konig. — *Suture des bords de la vessie après pubotomie bilatérale.*

Le procédé de Konig consiste dans la suture des bords de la vessie après mobilisation préalable des pubis ; pour ce faire, Konig sectionne les branches horizontale et descendante des pubis et les attire fortement vers la ligne médiane ; les os ainsi mobilisés entraînent en dedans les muscles droits de l'abdomen, et la suture des bords de la vessie se fait, dès lors, après avivement et dissection de ses bords. Konig fit cette opération sur 2 enfants : l'un mourut de péritonite post-opératoire, l'autre d'une pneumonie. Ce sont les seuls cas d'exstrophie opérés par la pubotomie totale ; ils ne sont guère encourageants, et on comprend que le procédé de Konig n'ait pas été appliqué par d'autres chirurgiens.

Opération de Schlange. — *Suture des bords de la vessie après pubotomie partielle.*

Au lieu de sectionner les 2 branches horizontale et descendante des pubis, Schlange se contente d'enlever seulement la partie du pubis qui reçoit l'insertion du muscle droit ; cette résection minime permet un rapprochement assez grand des bords de la vessie, pour que leur suture se fasse sans trop de tension.

L'opération de Schlange, qui a été pratiquée une dizaine de fois, se fait aussi, comme les similaires dont elle dérive, en plusieurs temps.

Premier temps. — *Mobilisation des muscles droits de l'abdomen.* — On fait sur la paroi antérieure de l'abdomen, des deux côtés de la vessie exstrophiée, deux incisions parallèles aux bords latéraux de celle-ci et à 4 centimètres environ de ses bords. Ces incisions qui doivent pénétrer jusqu'au fascia transversalis, limitent 2 lambeaux, qui contiennent *les muscles droits* de l'abdomen dans toute leur largeur. En bas, les incisions latérales aboutissent au pubis. Celui-ci est dénudé de chaque côté ; puis, on enlève au ciseau et au maillet toute la portion du pubis qui reçoit l'insertion du muscle droit respectif. Le lambeau musculo-cutané est alors fortement tiré en dedans, vers la ligne médiane. Ces incisions profondes ouvrent toujours les canaux inguinaux dans toute leur étendue : il faut donc rechercher avec soin le cordon spermatique et le récliner fortement en dehors. Ceci fait, on avive les bords de la vessie jusqu'au niveau de la muqueuse uréthrale ; la muqueuse vésicale est disséquée extrapéritonéalement et suturée au catgut. La vessie une fois fermée, on la recouvre avec les lambeaux mobilisés, qui sont suturés sur la ligne médiane et les 2 incisions libératrices sont bourrées de gaze iodoformée. Le péritoine risque d'être blessé à deux moments de l'opération : lors des incisions qui tracent les lambeaux musculo-cutanés et lors de la dissection des bords de la muqueuse vésicale ; si cet accident arrive, il faut immédiatement suturer la plaie péritonéale. L'écoulement de l'urine est assuré par un drain introduit par le col de la vessie.

2e TEMPS. — *Reconstitution de l'urèthre.* — Les deux bords de l'urèthre épispade sont avivés, disséqués et réunis par quelques points de catgut ; par dessus, on suture les bords avivés des corps caverneux. Cette fois encore, on draine la vessie à travers le col, afin d'éviter le contact des sutures uréthrales avec l'urine.

3e TEMPS. — *Occlusion du col de la vessie.* — Cette occlusion se fait aussi par l'avivement et la suture des bords de l'orifice au catgut ; par-dessus, on suture les bords cutanés au fil d'argent.

On laisse une sonde à demeure, qui cette fois est introduite par l'urèthre reconstitué. L'intervalle qui sépare le premier temps opératoire du second varie selon les cas, mais il est toujours assez long, car la granulation des vastes plaies qui proviennent de la mobilisation en dedans des lambeaux musculo-cutanés demande plusieurs semaines. De même, l'occlusion du col vésical ne doit être entreprise que quelques semaines au moins après la réfection de l'urèthre ; il arrive en effet, qu'après la fermeture de la vessie, la cystite latente dont est atteinte presque chaque vessie exstrophiée, s'exacerbe brusquement ; les accès de pyélonéphrite ne sont pas rares non plus, et il est bon de ne pas fermer trop hâtivement ces vessies.

OBS. I. SCHLANGE (110). — Garçon. Deux incisions verticales le long des bords externes des droits pénètrent en profondeur jusqu'au fascia péritonéal, en bas jusqu'au pubis, dont on enlève au maillet toute la portion qui reçoit les insertions des droits. Avivement, dissection et suture des bords de la vessie. Par-dessus on suture les muscles et la peau. Reconstitution du pénis ; occlusion du col. Guérison opératoire, mais pas de continence.

OBS. II. RYDYGIER (115). — Fille, 18 ans, opérée par le procédé de Schlange. Malgré la mobilisation en dedans des lambeaux latéraux, on ne peut réunir les bords de la vessie. La malade fut alors couchée dans l'appareil de Trendelenburg, qui facilita le rapprochement et la suture des bords de la vessie. Bon résultat opératoire, mais aucune continence.

Les opérations suivantes ont été faites à la clinique chirurgicale de Breslau par le professeur Mikulicz.

OBS. III. MIKULICZ (117). — Marie C..., 5 ans. Écartement inter-pubien de 3 travers de doigt.

Avant toute opération, on habitue la vessie à réintégrer la cavité abdominale ; pour ce faire, on repousse la vessie exstrophiée dans la profondeur et on la maintient dans cette situation pendant une demi-heure à l'aide du doigt ou d'une boule de verre ; ces manœuvres sont répétées quotidiennement pendant 1 mois. Opération le 10 juin 1891. Incision parallèle aux bords de la vessie et à 3 centimètres en dehors de ces bords ; les parties molles sont incisées jusqu'à la graisse prépéritonéale ; en bas on enlève au maillet la portion du pubis qui reçoit l'insertion des droits. Les plaies sont bourrées de gaze iodoformée, et après leur cicatrisation on ferme par une *deuxième* opération, faite le 26 juin 1891, la vessie de la façon suivante : dissection et mobilisation des bords de la vessie, réunion par deux plans de suture au catgut ; par dessus, on ferme l'abdomen en suturant les droits et la peau. Cathétérisme permanent de la vessie à travers le col vésical, laissé ouvert. Il y eut désunion complète.

Troisième opération le 31 novembre 1891 : fermeture de la vessie d'après la technique employée lors de la dernière opération. Cette fois encore il y eut désunion complète des sutures.

Deux nouveaux essais de suture des bords de la vessie restèrent aussi infructueux et la malade sort de la clinique, en avril 1892, dans le même état qu'à son entrée.

OBS. IV. MIKULICZ. — Christian K..., 35 ans, entre à la clinique chirurgicale de Breslau le 15 février 1892, sort amélioré le 20 mars 1893.

Exstrophie avec épispadias, hernie ombilicale et hernie inguinale droite; écartement inter-pubien de 3 travers de doigt environ.

Le 10 mars 1892, opération radicale de la hernie inguinale, d'après Mac Ewen.

Le 25 mai 1892, fermeture de la vessie. Deux incisions le long des bords externes des muscles droits sont menées, en profondeur, jusqu'au péritoine, en bas jusqu'aux pubis ; abrasion de la partie des pubis qui reçoivent les insertions des droits ; avivement et suture au catgut des bords *latéraux* de la vessie. Par-dessus, suture au fil d'argent des plans musculo-cutanés. En haut, la vessie est laissée ouverte, le col de la vessie reste béant aussi. Les sutures tiennent sauf dans le voisinage du col, où il persiste une fistule.

Le 3 août 1892, on fait l'avivement et la suture des bords de cette fistule ; fermeture de l'orifice vésical supérieur.

Il restait donc la reconstitution de l'urèthre et la fermeture du col ; mais le malade ayant souvent des accès de fièvre dus à la pyélonéphrite, on surseoit à toute intervention, et K..., sort de la clinique au mois d'avril 1893.

Obs. V. Mikulicz. — Robert M..., 7 ans. Dans une première séance Mikulicz mobilisa les grands droits par deux incisions le long de leurs bords externes et par la section des parties du pubis qui reçoivent l'insertion des droits. Dans une deuxième séance, il aviva et sutura les bords de la vessie. La guérison de l'épispadie et la fermeture des points où les sutures s'étaient désunies ont nécessité *huit* interventions complémentaires. Finalement, la guérison fut complète. Mais le malade était *incontinent*, malgré une reconstitution parfaite du col vésical.

Obs. VI. Mikulicz. — I..., 6 ans, reçu à la clinique le 16 mars 1892, sort guéri en août 1893.

La technique fut la même que pour les cas précédents. La malade subit cinq opérations échelonnées dans l'espace de 16 mois. La guérison opératoire a été parfaite, mais le malade est resté incontinent.

Obs. VII. Mikulicz. — Alfred H..., 2 ans. Mêmes interventions que dans les cas précédents. Insuccès complet, les sutures s'étant désunies sur toute la ligne ; l'enfant est renvoyé de la clinique, après 3 interventions, dans le même état qu'à son entrée.

Obs. VIII. Mikulicz. — Marthe M..., 6 ans, entrée à la clinique le 28 mai 1895, sortie guérie le 28 juillet de la même année.

En une seule séance, le professeur Mikulicz mobilisa les droits et réunit après avivement les bords de la vessie. L'urèthre fut reconstitué dans une deuxième séance. Réunion sur toute la ligne des sutures.

OBS. IX. MIKULICZ. — Franz K..., 2 ans.

Le 24 juin 1895, Mikulicz mobilisa les droits et sutura les bords de la vessie, sauf au niveau du col. Quatre mois plus tard, on reconstitue l'urèthre. Le malade était en cours de traitement au moment de la publication du travail de Tietze, élève de Mickuliz.

2° Résultats.

Pour apprécier les résultats obtenus par la méthode de la *réunion* des bords de la vessie, nous devons constamment avoir en vue ce fait que la réunion des bords est considérée comme la méthode *idéale*, celle qui prétend guérir les malheureux exstrophiques d'une façon radicale, en leur constituant une vessie exclusivement muqueuse, bien fermée, contractile et continente.

Nous passerions donc volontiers condamnation sur les points faibles de la méthode : la mortalité assez élevée, le long traitement, les nombreux insuccès si les malades guéris étaient *continents* et si cette continence était *active*, physiologique.

En réunissant tous les cas d'exstrophie opérés par la méthode des sutures et résumés ci-dessus, nous trouvons en tout 66 malades opérés par cette méthode. De ces 66 cas :

18 ont été opérés par le procédé de Gerdy ;

5, par le simple rapprochement non sangtant des pubis ;

23 par le procédé de Trendelenburg ;

8 cas par l'ostéotomie verticale ;

1 cas par le brisement forcé sous-cutané ;

2 par la pubotomie totale ;

9 par la résection partielle des pubis.

Il convient d'éliminer les 5 malades traités par Demme et par Passavant et le malade de Gerdy, qui n'ont pas subi un traitement suivi ; il faut encore éliminer le malade opéré par Koch, l'auteur n'indiquant pas quel résultat a donné l'opération ; restent donc 52 opérés que je vais partager en deux groupes : dans le premier, je vais analyser les 18 cas de suture directe *sans intervention osseuse et les neuf cas opérés par le procédé de Schlange*; en effet la résection *partielle* du pubis ne constitue pas une intervention sérieuse sur le squelette du bassin et le pronostic n'est pas plus grave que celui de l'opération de Gerdy; c'est pourquoi je vais assimiler ces deux catégories de malades et les étudier en commun.

Dans une deuxième catégorie, je classe les 33 malades ayant subi une intervention sérieuse sur le squelette du bassin : les malades opérés par les procédés de Trendelenburg, de Berg et de König.

Dans le premier groupe on a une mortalité globale de *quatre cas* sur 27 opérations. Sur ces 4 malades, un (observation de Kuster) est mort d'hémorragie par une faute opératoire, Kuster ayant négligé de lier des artères qui saignaient abondamment au moment de l'opération; un deuxième opéré est mort dès la fin de l'opération (obs. X); les deux autres enfin sont morts de pyélonéphrite dans les jours qui suivirent l'opération.

La mortalité opératoire est donc insignifiante et à ce point de vue la suture directe, sans une intervention squelettique, est infiniment plus bénigne que l'opération de Trendelenburg et ses dérivés.

Sur les 14 cas qui ont survécu à l'opération, 5 sont sortis de l'hôpital dans le même état qu'à leur rentrée (cas de Rigaud, de Czerny, de von Eiselsberg, de Mikulicz), et ceci malgré de nombreuses interventions. Les sutures vésico-péniennes avaient lâché, et toutes les interventions complémentaires entreprises pour réparer ces désunions ont été suivies d'insuccès.

Or, si nous comparons à ce point de vue la suture directe avec l'opération de M. Segond, l'avantage du procédé de mon maître est incontestable; tous les malades opérés par le procédé de Segond sont sortis de l'hôpital avec une *vessie fermée*.

On comprend facilement la raison de cette supériorité du procédé de M. Segond : dans ce dernier, il n'y a aucune tension au niveau des parties opérées; la cicatrisation peut donc se faire sans aucune entrave, tandis que dans la suture bord à bord de la vessie, sans rapprochement préalable des pubis, la ligne de suture est excessivement tendue et les points de suture coupent très facilement.

Donc, 4 morts et 5 désunions complètes sur 27 cas ; restent 18 malades, dont la vessie et l'urèthre ont été fermés et qui sont sortis guéris. Parmi ceux-ci, tous, à l'exception du malade de Poppert (v. p. 98) *sont incontinents* et ne peuvent se passer d'urinaux ou de ceintures à pelote.

Examinons donc de près l'observation de Poppert, puisque c'est la seule où l'on ait obtenu une belle *continence*.

L'opération a été faite en 1894, et le malade parfaitement continent a été montré, en 1896, au XXIVe Congrès des chirurgiens allemands. Voici comment procéda Poppert sur ce malade :

Dans une 1re séance, Poppert forma les deux tiers supérieurs de la vessie ; dans une 2e séance, il aviva les bords de la muqueuse uréthrale depuis le gland jusques et y compris le col vésical ; il dépassa donc dans l'avivement l'urèthre et pénétra profondément avec le bistouri en plein tissu vésical. Par la suture des bords, Poppert forma ainsi un canal, qui se prolongeait en arrière *dans l'intérieur de la vessie* ; l'urèthre ne se continuait pas à plein canal avec la vessie, mais il surplombait en arrière la paroi inférieure de celle-ci. Par-dessus ce canal, Poppert aviva et sutura le tiers intérieur de la paroi antérieure de la vessie.

Dès le 12e jour, la malade urinait toutes les 2 heures et demie ; dans la suite, la continence augmenta, les mictions s'espacèrent progressivement, et, à la sortie de l'hôpital, le malade urinait *toutes les quatre heures.*

L'originalité de l'opération de Poppert réside dans ce fait que l'urèthre suit *un trajet intra-vésical* ; « chez les exstrophiques opérés par la suture directe des bords vésico-péniens, le col vésical, dit Poppert, se trouve tiraillé sur les côtés, et de plus, la cicatrice vésicale se tend progressivement par la pression intravésicale ; de cette façon, le sphincter vésical ne forme plus un anneau contractile comme au moment de l'opération ».

Par son procédé, Poppert isole pour ainsi dire le sphincter.

« La pression intra-vésicale peut ici aussi tendre la cicatrice vésicale, mais pas celle du sphincter du col ; au contraire, la pression intra-vésicale doit encore augmenter le pouvoir contractile du sphincter. »

Tel est le beau résultat de Poppert ; mais deux réflexions se présentent tout de suite à l'esprit quand on lit l'observation de cet auteur. Sur la paroi antérieure du malade se trouve un *ombilic* ; de plus, entre l'ombilic et la symphyse, on voit *des téguments normaux*. Ceci permet de penser que le malade de Poppert n'avait pas une *exstrophie vraie totale*, mais seulement une *épispadie* haute avec fissure vésicale ; de plus, Poppert n'affirme pas que les mictions du malade soient *volontaires* ; le malade urine, c'est vrai, toutes les 4 heures, mais tout porte à croire qu'il s'agit d'une simple miction mécanique par *regorgement*. Le col vésical joue très probablement le rôle d'une valvule, d'un obstacle, et la miction se fait lorsque la pression intra-vésicale a pu vaincre l'obstacle, tout comme le fait se passe chez les malades atteints d'hypertrophie de la prostate. Dans le traitement de l'incontinence essentielle on obtient quelquefois des résultats merveilleux par la torsion de l'urèthre, est-ce que la continence ainsi obtenue est due au sphincter de la vessie ?

A mon avis, c'est une occlusion mécanique qu'a obtenue Poppert, mais pas une continence physiologique sphinctérienne.

En regard de ces résultats, examinons ceux du procédé de Trendelenburg ou de ses dérivés.

Malgré les violentes critiques qu'on a faites au procédé de Trendelenburg, il me semble que l'opération du chirurgien de Bonn n'est pas aussi grave qu'on l'a écrit partout.

Sur les 23 cas opérés par le procédé de Trendelenburg, je ne relève que 5 morts (obs. I et obs. V de Trendelenburg, obs. XIII de Kuster, obs. XIX de Rydgier, obs. XXII de Delagénière).

Sur ces 5 morts, 3 seulement sont imputables à l'opération : ce sont les cas de Rydgier (obs. XIX), de Kuster (obs. XIII), morts d'infection de la plaie articulaire, celui de Delagénière (obs. XXII), mort le soir même de l'opération ; quant aux 2 décès publiés par Trendelenburg (obs. I et V), l'un est dû à la pyélonéphrite, complication qui peut survenir à la suite de toute intervention sur les exstrophiques, l'autre à l'intoxication iodoformique.

On a donc beaucoup exagéré le danger de l'opération de Trendelenburg et les tentatives faites pour simplifier la technique opératoire de ce chirurgien, afin d'en diminuer la gravité, n'ont pas donné de meilleurs résultats, bien au contraire. Berg, sur ses

8 ostéotomies, a perdu 2 malades et Konig a perdu les 2 exstrophiques opérés par son procédé de pubotomie.

Voyons maintenant quels sont les avantages de l'opération de Trendelenburg. Il y en a un sur lequel cet auteur insiste beaucoud, c'est l'*allongement du pénis*. Chez les malades opérés par les procédés autoplastiques et même chez ceux opérés par la suture des bords de la vessie, sans rapprochement des pubis, le pénis est réduit à un petit moignon qui est le *gland*.

Chez un enfant de 2 ans et demi, Trendelenburg refit une verge qui mesurait 2 centimètres; chez un autre plus âgé, le pénis mesurait 4 centimètres à l'état de flaccidité.

Chez les exstrophiques, le pénis est en général très court, parce que les pubis étant écartés tirent sur les corps caverneux, et la verge perd en longueur ce qu'elle gagne en largeur. Dès que les pubis sont rapprochés, on voit le pénis émerger de dessous la symphyse et la portion libre de la verge gagne ainsi sensiblement en longueur De plus, chez les exstrophiques, le bassin étant développé en largeur, le périné est faible, étalé; le rapprochement des pubis a entre autres, comme effet, de fortifier la musculature anale. Quelques-uns des malades de Trendelenburg avaient fréquemment des évacuations rectales involontaires qui disparurent complètement après l'opération.

Mais, en vérité, tous ces avantages, pour intéressants qu'ils soient, n'ont qu'une importance secondaire. Ce qui prime avant tout, c'est de voir comment se comportent ces malades au point de vue de la continence vésicale. Or, jusqu'à ce jour, Trendelenburg n'a pu obtenir la continence que chez *deux de ses opérés*. Tous les autres malades, et ils ont été suivis régulièrement et pendant de longues années par le chirurgien de Bonn, sont incontinents. L'opéré de Delagénière retient aussi les urines et cette continence se maintient jusqu'aujourd'hui, treize ans après l'opération.

Le bilan est donc le suivant : 3 *cas de continence sur* 23 *cas opérés* ; quant aux malades opérés par l'ostéotomie, aucun d'eux n'est continent.

Ce résultat est donc très précaire, vu le grand nombre des cas opérés, les dangers de l'opération, la longueur et la difficulté du traitement postopératoire; mais il n'est pas moins vrai qu'une persévérance de vingt ans a trouvé dans la réalisation d'une conception originale et hardie une récompense bien méritée. Je l'ai déjà dit, pour que les rares cas de continence plaident en faveur de la méthode de suture des bords de la vessie, il faut encore acquérir la conviction que cette continence n'est pas purement mécanique. On a vu en effet plus d'un cas où un exstrophique opéré par la méthode *autoplastique* avait une continence relative; le lambeau cutané peut s'appliquer quelquefois assez intimement sur la vessie pour qu'entre la paroi postérieure de celle-ci et le lambeau cutané une certaine quantité d'urine puisse s'accumuler. On peut donc se demander si le cas n'est pas le même pour les exstrophiques opérés par la méthode des sutures.

J'ai déjà insisté sur ce point à propos du cas de Pappert (p. 98); j'y reviens parce que la continence physiologique sphinctérienne est le point capital de toute la méthode. Si la méthode ne satisfait pas à cette exigence, si elle renonce à avoir pour but la continence sphinctérienne, ou qu'elle ne puisse y aboutir, si d'idéale, de radicale, elle devient une méthode palliative, elle doit céder le pas au procédé de M. Segond qui, sans poursuivre un but considéré par mon maître comme irréalisable, reconstitue en *une séance*, par une intervention des plus simples et d'une bénignité éprouvée, une vessie partout tapissée de muqueuse et un pénis qui s'adapte parfaitement à un urinal.

C'est pour élucider le point en litige, *continence mécanique ou physiologique*, que je crois intéressant de relater l'examen fait par Tietze, de 2 malades opérés par la méthode de suture, plusieurs années après l'intervention.

Un des malades examinés par Tietze (voir p. 120) est le garçon M. opéré en juillet 1895 par Mikulicz, et qui revint à la clinique de Breslau deux ans après l'opération.

Voici l'état de cet enfant : l'écartement interpubien est de 7 centimètres : l'enfant *incontinent* porte une ceinture à pelote, qui lui permet de garder les urines pendant une heure. En examinant la vessie avec une sonde, Tietze remarqua que la vessie a la forme d'un réservoir *aplati* dont les deux parois antérieure et postérieure étaient en contact, et elle s'étendait latéralement jusqu'aux cicatrices des deux incisions libératrices faites au moment de l'opération (voir obs. V, p. 120). De plus, la cicatrice vésico-tégumentaire était *très élargie et très amincie.*

L'autre malade examiné par Tietze est l'enfant opéré en 1885 par Trendelenburg (voir obs. V, p. 111), et qui revint à la clinique 8 ans après l'intervention.

Lorsque le malade quitta l'hôpital, en 1885, la vessie pouvait déjà contenir 40 50 centimètres cubes d'urine; petit à petit la continence s'améliora, et à l'âge de 10 ans l'enfant n'avait que 2 à 3 mictions la nuit; le jour, il urinait toutes les 2 heures. Une cystite rebelle accompagnée de phénomènes de pyélonéphrite ramenèrent de nouveau le malade à l'hôpital, et c'est alors que Tietze dut examiner, sous chloroforme, la vessie. Celle-ci avait la forme d'un réservoir aplati, en feuille de trèfle, d'une capacité de 30 centimètres cubes environ. Sur les côtés, la vessie se prolongeait en deux culs-de-sac, dont le gauche, plus développé, contenait des concrétions calculeuses.

La paroi antérieure de la vessie était excessivement mince et cette minceur était due à l'élargissement considérable de la cicatrice.

Trendelenburg, dans sa critique de la méthode autoplastique, soutenait à juste titre que : « le réservoir formé par la paroi postérieure de la vessie et le lambeau cutané est loin de ressembler à une vessie normale; la nouvelle vessie ne forme pas en se remplissant d'urine une cavité sphérique, mais un réservoir irrégulier, dans les anfractuosités duquel l'urine stagne, fermente et donne lieu à la formation de calculs. » Or, l'examen des deux cas cités plus haut montre qu'à ce point de vue la méthode des sutures n'est pas supérieure à la méthode autoplastique, car cette dernière non plus ne reconstitue une cavité véritable, susceptible de subir une distension régulière. Ceci se conçoit d'ailleurs facilement : à mesure que l'exstrophique se développe, les pubis s'écartent l'un de l'autre; chez le malade opéré par Trendelenburg et revu 8 ans après par Tietze, l'écartement interpubien mesurait 4 centimètres. Cet écartement des pubis a comme corollaire l'élargissement et l'amincissement de la cicatrice vésicale, qui fait corps avec la paroi abdominale. C'est ce phénomène qui nous fait mettre en doute la possibilité d'une continence due à l'action du sphincter de la vessie : le sphincter, même s'il existe, étant tiraillé, cesse de former un anneau contractile et il devient incapable de toute activité.

Et ce tiraillement survient tout aussi bien chez les malades qui ont subi l'arthrotomie sacro-iliaque que chez ceux dont la vessie fut simplement suturée sans intervention préalable sur le squelette. Et l'on est en droit de se demander pourquoi on ne ferait pas bénéficier les malades d'une opération si bénigne, comme l'est la simple suture de Gerdy, si le résultat doit être le même que celui que donne le procédé autrement grave de Trendelenburg.

Je dirais même que la cicatrice vésicale et, partant, le sphincter sont plus tiraillés encore chez les malades opérés par le procédé de Trendelenburg que chez ceux opérés par la simple suture des bords. En effet, lorsqu'on fait la simple suture des bords, on ne change en rien la statique intra-abdominale ; fait-on, au contraire, une symphyséotomie postérieure avec rapprochement des pubis, on diminue alors la cavité pelvienne dans des proportions telles que la pression intra-abdominale se trouve du coup considérablement augmentée. Pousson a bien mis en relief ce phénomène en faisant sur quelques cadavres l'expérience suivante : à l'aide d'un costotome il sectionne de chaque côté les branches horizontale et descendante du pubis et il retire les deux pubis ainsi isolés ; chaque fois qu'il essaie alors de rapprocher par des pressions convenables, les surfaces de section, il remarque « l'issue à l'extérieur, entre les os écartés, de la vessie et des viscères avoisinants. Que si un aide essayait de les maintenir par la pression dans la cavité abdomino-pelvienne, on voyait bomber fortement la paroi abdominale et, même le périnée et les matières intestinales s'échapper par le rectum (63). »

Nous arrivons donc à cette conclusion, que la méthode dite idéale n'a pas, jusqu'aujourd'hui au moins, répondu aux espérances jadis fondées sur elle ; qu'une continence *vraie*, *physiologique*, *sphinctérienne*, avec miction volontaire, n'a été obtenue que tout à fait exceptionnellement.

La méthode idéale crée une vessie exclusivement muqueuse qui, *dans certaines conditions favorables*, peut être continente ; mais cette continence est purement mécanique, passive.

CHAPITRE V

MÉTHODE DE DÉRIVATION DES URINES

Les procédés opératoires que nous allons décrire dans ce chapitre ont pour but de guérir l'exstrophie en détournant le cours des urines de la surface vésicale, soit vers l'*intestin* qu'on transforme ainsi en réservoir urinaire continent, soit vers d'autres organes, *vagin, urèthre*, ce qui ne dispense pas le malade de la nécessité de porter un appareil collecteur.

Il y a donc lieu de classer les procédés différents de la méthode dérivative en deux groupes :

1° Les procédés de dérivation avec *abouchement des uretères ou de la vessie dans l'intestin*, procédés qui se proposent de délivrer le malade de l'incontinence ;

2° Les procédés de dérivation *vaginale, uréthrale* ou *cutanée*, qui ne visent qu'une application plus commode d'un appareil collecteur.

§ 1. — Les procédés de dérivation intestinale.

Ainsi que nous venons de le voir dans les chapitres précédents les tentatives si variées de tant de chirurgiens éminents de tous les pays n'ont pas pu aboutir à la continence de la vessie exstrophique ; c'est qu'il est impossible de restaurer un sphincter vésical qui manque, ou qui est à peine développé.

On conçoit donc qu'on se soit préoccupé d'utiliser l'appareil constricteur de l'anus pour obtenir la continence en anastomosant l'uretère ou la vessie avec le gros intestin.

C'est Simon (118), qui, le premier, eut l'idée d'anastomoser les uretères dans le rectum ; le chirurgien de Saint-Thomas Hospital conçut l'idée de cet abouchement, en se basant sur ce fait que chez beaucoup d'animaux (les amphibiens, les reptiles, les oiseaux, les monotrêmes), il existe pendant toute la vie une seule cavité, le cloaque, pour l'urine et les matières fécales.

Chez l'homme, le cloaque existe aussi au début de la vie embryonnaire, et lorsque l'état fœtal persiste après la naissance, la mort du sujet n'en est pas toujours la conséquence. Tel est le cas partout cité de Richardson (199), qui concerne un jeune homme de 17 ans, chez lequel les deux uretères s'abouchaient dans le rectum. De plus, les nombreux cas de fistules vésico-rectales, pathologiques ou opératoires, montrent bien la possibilité d'une miction rectale, sans suites fâcheuses pour l'état général des sujets.

Toutes ces raisons militaient en faveur de la dérivation intestinale des urines et Simon fit dès lors une série de recherches cadavériques et expérimentales, afin de créer un procédé opératoire qui lui permît d'aboucher les uretères dans le rectum sans léser le péritoine.

Fort de ces recherches, Simon fit, le 5 juillet 1851, l'opération suivante, sur un jeune garçon de 13 ans, atteint d'exstrophie vésicale.

Le malade étant chloroformé, Simon introduit dans l'uretère une sonde renfermant un stylet terminé par une aiguille dans le chas de laquelle se trouvait un long fil de soie. Par une pression douce sur le manche du stylet, celui-ci perfore les parois urétéro-rectales. Simon attire alors un des chefs du fil par l'anus ; l'autre chef sort par l'uretère au moment où on retire l'instrument. Armé d'un nouveau fil, l'instrument est introduit dans le même uretère et le stylet perfore de nouveau les parois urétéro-rectales à 15 millimètres environ au-dessous de la première perforation ; comme précédemment, l'un des chefs de ce deuxième fil est attiré par l'anus, l'autre sortant par l'orifice vésical de l'uretère. Les deux extrémités anales sont alors nouées ensemble et, en exerçant une traction sur le deuxième fil, on attire dans la vessie, d'abord, le chef anal de ce fil, puis le nœud et enfin le chef anal du premier fil. Celui-ci se trouve donc former une anse qui, nouée, va étreindre toute la portion des parois urétérale et rectale comprise entre les deux orifices de pénétration des fils.

Les tissus compris dans l'anse se mortifièrent et il en résulta un abouchement urétéro-rectal latéral. Toutes ces manœuvres furent faites extra-péritonéalement. La même manœuvre fut répétée du côté opposé. Dès le 10e jour après l'opération l'urine commença à prendre la voie rectale et 3 semaines après l'opération *toute l'urine* était évacuée avec les selles. La miction par le rectum dura environ 2 mois ; puis, à partir du 80e jour, les orifices anastomotiques diminuèrent de calibre et l'urine reprit la voie abdominale.

L'état général resta néanmoins excellent jusqu'au 7e mois après l'opération ; à partir de ce moment, les orifices urétéro-intestinales se rétrécirent progressivement, il se forma des calculs urétéraux, l'état général déclina, le malade eut constamment *des accès de fièvre* et il succomba 9 mois après l'opération.

A l'autopsie, on constata un peu de péritonite autour des uretères, mais il n'est fait aucune mention de l'état des reins. Néanmoins, il est évident que le malade a succombé à la pyélonéphrite ascendante qui sera la pierre d'achoppement de toutes les tentatives ultérieures d'anastomoses urétéro-intestinales.

Dans la même année, Lloyd (120), préoccupé des dangers que font courir aux malades les manœuvres laborieuses, compliquées de l'opération de Simon, imagina d'établir une fistule *vésico-rectale*, avec la pensée, que, la vessie étant recouverte ultérieurement par un procédé autoplastique quelconque, toute l'urine s'écoulerait par l'anus.

Son malade, âgé de 30 ans, entra au St-Bartholomew's Hospital le 3 octobre 1851 et fut opéré quelques jours plus tard de la façon suivante : A l'aide d'un trocart armé d'un écheveau de fil, Lloyd fit une ponction à travers la paroi antérieure du rectum et la vessie.

Cette ponction fut faite assez haut, elle intéressa le péritoine et le malade fut emporté le 7e jour par une péritonite généralisée.

Un an après Simon, Roux (121), ayant à traiter un malade atteint d'exstrophie, proposa plusieurs méthodes opératoires, parmi lesquelles l'abouchement urétéro-rectal.

« Pour ouvrir les uretères dans le rectum, dériver les urines et transformer ainsi cet intestin en cloaque, on pourrait, dit Roux, recourir à des opérations diverses dont voici l'idée générale :

Séparer les uretères de la tumeur vésicale et les suspendre dans le rectum à travers une ouverture pratiquée à cet intestin.

Faire communiquer avec le rectum les portions des uretères en rapport avec lui, en divisant, dans une étendue convenable, les parties contiguës. Cette division pourrait se faire soit avec un trocart introduit d'un uretère dans le rectum, soit avec un bistouri pénétrant par le rectum dans l'uretère et reçu là sur une sonde à cannelure profonde, soit avec un emporte-pièce tranchant construit sur le principe de l'entérotome de Dupuytren et dont les branches, introduites l'une dans le rectum et l'autre dans un uretère, se rencontreraient dans le point choisi par l'opérateur, soit à l'aide d'une anse de fil métallique, qui, traversant à la fois les deux uretères et le rectum, serait tordue en avant du pubis sur un chevalet solide, soit enfin avec une pince porte-caustique ressemblant à l'emporte-pièce dont j'ai parlé plus haut, mais produisant dans les canaux contigus une escharre étendue, dont la chute produirait la communication désirée. Notons bien que l'emploi du caustique pourrait aussi suivre l'usage du bistouri ou du trocart. Par ces opérations diverses, faites en un ou deux temps sur un seul uretère, ou sur les deux à la fois, serait créée une vaste communication entre les uretères et le rectum, ainsi devenu le réservoir de l'urine : on couvrirait ensuite la tumeur vésicale dont, au besoin, la muqueuse aurait été enlevée, avec des lambeaux de peau pris sur l'abdomen ou le scrotum.

Les rapports anatomiques intimes des uretères et du rectum, quelques cas d'uretères ouverts congénitalement dans cet intestin, les observations assez nombreuses d'hommes qui, après les opérations de taille recto-vésicale de Sanson, ont conservé des fistules urinaires et la faculté de retenir dans une sorte de cloaque, ce liquide qu'ils excrétaient en allant un peu plus souvent à la garde-robe, m'avaient suggéré l'idée de cette opération, dont j'avais certainement calculé les difficultés et mesuré tous les dangers. Mais les rapports encore mal déterminés du péritoine avec le rectum et les débris de la vessie, la situation incertaine, sur ce sujet, des vésicules séminales, la chute habituelle du rectum trahissait la faible énergie du sphincter et enfin le résultat malheureux de la simple excision de l'uretère faite par Gerdy, m'éloignèrent, cette fois, de l'idée de cette opération et me firent diriger ailleurs mes recherches. »

Donc, Roux conçut les deux grands procédés anastomotiques : l'anastomose latérale et l'anastomose du bout central ; mais la conception de ce chirurgien n'a qu'un intérêt historique, puisque ni lui, ni d'autres chirurgiens n'eurent l'occasion d'appliquer les procédés qu'il avait imaginés.

Les insuccès de Simon, de Lloyd et d'Athol Johnson (122), qui perdit de péritonite un malade opéré par le procédé de Lloyd, amenèrent Holmes (123) à proscrire toute opération qui risquait de léser le péritoine. Ayant à soigner, en 1862, au Sick Childern's hospital, un enfant atteint d'exstrophie de la vessie, Holmes essaya, pour éviter toute manœuvre dans le voisinage du péritoine, d'établir une communication *urétéro-rectale à travers le périnée.*

« Dans ce but, dit-il, j'ai fait passer, à travers la muqueuse vésicale, tout près des orifices des uretères, deux tubes métalliques qui, cheminant sous la peau du périnée, débouchaient dans le rectum aussi loin que possible de l'anus.

« J'ai eu alors l'idée de faire pénétrer l'extrémité antérieure de chaque tube métallique dans l'uretère correspondant ; mais j'ai vu que je ne pourrais le faire sans imprimer au tube une courbure tellement brusque, qu'il en aurait été oblitéré et très probablement brisé. »

Les tubes fonctionnèrent pendant plusieurs mois, mais dès qu'ils furent enlevés, les trajets fistuleux se refermèrent et finirent par s'oblitérer, l'urine trouvant une issue plus facile du côté de la paroi abdominale. N'ayant pas obtenu de résultat satisfaisant par cette tunnellisation transpérinéale, Holmes essaya, en 1863, chez un garçon atteint d'exstrophie, un autre procédé, dérivé de celui de Lloyd et qui devait éviter toute lésion du péritoine.

« Sur un garçon, écrit le chirurgien anglais, chez lequel j'avais appliqué un pont cutané au-devant de la muqueuse vésicale et qui éprouvait beaucoup de difficulté à se procurer un urinal convenable, j'ai essayé de détourner dans le rectum le cours de l'urine à l'aide du procédé suivant :

« J'ai appliqué sur le rectum et s[illegible] vessie les mors d'une sorte de pince à écrou et, en les rappro[illegible] duellement jusqu'au contact le plus étroit, j'ai détruit le ti[illegible]rposé et j'ai établi ainsi, aux dépens du tissu sous-périto[illegible]e libre communication entre la vessie et le rectum. « La tentat[illegible]ve a échoué et l'urine, tout en passant en quantité considérable dans l'intestin, n'en a pas moins continué à s'échapper au-dessus du pubis. J'ai essayé alors d'obvier à cet inconvénient en déterminant l'occlusion complète de l'ouverture sus-pubienne à l'aide d'une opération autoplastique, mais le patient éprouvait de telles douleurs quand la vessie était distendue et, d'autre part, il se faisait dans ce réservoir une telle accumulation de matière sablonneuse, que, renonçant à ma tentative première, j'ai dû rétablir l'ouverture sus-pubienne et laisser se fermer la communication avec le rectum ».

Holmes attribua son insuccès à ce qu'il ne comprit pas dans sa destruction les embouchures urétérales. Il se promettait donc, si un cas nouveau se présentait, d'élargir les plateaux compresseurs de sa pince, afin d'écraser tout l'espace inter-urétérique. De cette façon, Holmes espérait que toute l'urine s'écoulerait vers le rectum ; dès lors, la muqueuse vésicale n'étant plus soumise à l'influence de l'urine pourrait s'épidermiser ; si ce processus n'avait pas lieu, il serait facile de couvrir la vessie avec un lambeau autoplastique. Mais Holmes n'eut plus l'occasion de pratiquer cette nouvelle intervention.

Cette terreur d'une lésion péritonéale, qui inspira à Holmes la fistulisation vésico-rectale par le procédé de la pince, dicta à Thomas Smith (124) une modification très importante du procédé de Simon. Au lieu de l'abouchement transpéritonéal, urétéro-rectal dans la contiguité, Th. Smith, ayant à traiter au Saint-Bartholomew's Hospital, un enfant de 7 ans atteint d'exstrophie, lui fit en deux séances l'anastomose *urétéro-colique dans la continuité* par voie *lombaire rétro-péritonéale.* Dans une première séance du 17 juin 1879, Th. Smith incise transversalement la région lombaire gauche, découvre l'uretère, le sectionne et anastomose son bout central avec le côlon descendant. Pour cela, il fixe d'abord l'uretère au côlon par quelques points de suture séro-séreuse au catgut, puis à travers une boutonnière faite dans le côlon il introduit l'uretère et fixe la plaie instestinale au tissu conjonctif périurétéral par quelques points de suture. Quatorze mois après, Thomas Smith répéta la même opération, du côté droit. Dès le lendemain de ce second abouchement, il y eut *anurie complète*, le malade tomba dans le collapsus et succomba 30 heures après l'opération.

L'autopsie révéla les lésions suivantes : hydronéphrose gauche ; le parenchyme du rein gauche avait complètement disparu et le rein était transformé en une poche fibreuse renfermant du liquide. Sténose de l'orifice urétéro-côlique gauche et qui rendait cet uretère imperméable. A droite, gros rein rouge avec quelques petites collections purulentes périrénales. Sténose de l'orifice urétéro-côlique droit, mais l'uretère était néanmoins perméable. Le péritoine était sain.

En somme, toutes ces tentatives furent malheureuses et la dérivation des urines fut complètement abandonnée, lorsque les travaux expérimentaux de ces vingt dernières années attirèrent de nouveau l'attention sur la méthode dérivative des urines comme traitement curatif de l'exstrophie de la vessie.

Ces travaux expérimentaux ont une importance considérable ; la question de l'abouchement urétéro-intestinal est encore à l'étude; mais d'ores et déjà il y a un certain nombre de faits acquis : tel, par exemple, le mécanisme de l'infection ascendante ; telle, la tolérance du gros intestin pour l'urine ; telle encore, la technique des sutures, etc. Avant de voir ce qu'a donné cette méthode chez l'homme, je crois donc devoir résumer les principaux travaux expérimentaux, concernant la dérivation intestinale des urines.

Les premières expériences d'abouchement urétéro-intestinal sont dues à Simon ; mais les recherches du chirurgien anglais portèrent spécialement sur la meilleure technique opératoire et particulièrement sur la possibilité d'éviter la lésion du péritoine au cours de l'opération ; mais Simon ne dit pas quel fut le sort des chiens opérés.

Glück et Zeller (125) firent, en 1881, 14 anastomoses urétéro-rectales doubles ; tous les chiens moururent de péritonite ou d'infiltration d'urine.

Bardenheuer (126) reprit les expériences de Glück et Zeller, mais avec le même insuccès ; sur 5 chiens auxquels Bardenheuer fit une anastomose urétéro-intestinale *unilatérale*, 3 moururent des suites de l'opération ; 2 survécurent, l'un 4 semaines, l'autre un an. Mais ces survies étaient uniquement dues à l'intégrité du rein du côté non anastomosé ; en effet, l'autopsie de ces chiens montra que l'embouchure urétéro-intestinale était *sténosée*, et que cette sténose avait toujours pour effet la dilatation urétérale et l'hydronéphrose du rein correspondant.

Le premier mémoire de Novaro (127) fait époque dans l'étude expérimentale des anastomoses urétéro-intestinales, car cet auteur a été le premier à obtenir une longue survie chez un chien auquel il avait fait une anastomose urétéro-rectale *double*.

Cet auteur suivit la voie transpéritonéale et aboucha les deux uretères *dans une seule plaie* triangulaire de la face antérieure du rectum. Aussi Novaro propose-t-il, dès 1888, d'essayer cette opération chez l'homme, où elle serait même plus facile, à cause du volume plus grand des uretères.

Depuis, Novaro n'a cessé de travailler dans cette direction et, dans une série de mémoires, il revint sur les résultats encourageants de cette chirurgie et sur 14 chiens, auxquels il fit une anastomose urétéro-rectale bilatérale, Novaro eut trois longues survies. A la suite de Novaro les travaux se multiplièrent, et le nombre des publications concernant ce point spécial de la chirurgie expérimentale est vraiment considérable. Je me bornerai à en citer quelques-unes seulement des plus connues.

Tuffier (128) fit, en 1888, deux anastomoses urétéro-rectales unilatérales avec deux morts.

Giordano (129) fit des abouchements *urétéro-coliques par voie lombaire rétropéritonéale* sur 15 chiens, il n'eut que deux survies. Découragé par tant d'insuccès, Giordano proposa alors l'opération suivante : section du gros intestin ; établissement d'un anus lombaire avec le bout central ; fermeture du segment périphérique et abouchement dans ce segment des deux uretères.

Cette proposition est à retenir car elle a reçu en clinique humaine une application unique et précisément dans un cas d'exstrophie vésicale (voir p. 191).

Morestin (130) opéra 22 chiens, en variant les conditions des expériences ; mais le résultat fut toujours le même ; qu'il s'agit d'anastomose unilatérale ou bilatérale, tous les chiens moururent quelques heures ou quelques jours après l'opération. Malgré ces résultats désastreux la communication de Morestin a une importance capitale ; en effet, cet auteur aboucha dans 2 cas les deux uretères avec le trigone et ceci avant que Maydl eût publié son premier mémoire.

Reed (131), van Hook (132) furent aussi malheureux dans leurs tentatives d'abouchement que Morestin, de même Thomson (133) ; çà et là ils obtinrent quelque survie précaire après abouchement d'un *seul* uretère, mais tous les chiens auxquels ils pratiquèrent des abouchements bilatéraux moururent ; aussi Thomson conseille-t-il (en 1893 !) la néphrectomie dans les cas de rupture urétérale chez l'homme.

Dans un mémoire de 1894, M. Chaput (134) relate les mêmes mécomptes ; il variait les conditions des expériences, mais toujours les chiens mouraient après l'opération.

Boari (135) est le seul expérimentateur qui, après Novaro, ait obtenu quelques beaux résultats. Les expériences de Boari méritent d'être relatées en détail, car cet habile chirurgien a, par une pratique longue et patiente, acquis une grande notoriété dans la chirurgie expérimentale des uretères. Boari, convaincu que les résultats défavorables de ses devanciers tenaient uniquement au rétrécissement de l'orifice urétéral au niveau de l'anastomose, a construit un bouton, grâce auquel l'anastomose étant faite, l'orifice urétéro-intestinal reste *béant*. A l'aide de ce bouton, il a fait de nombreuses anastomoses urétéro-rectales, en suivant le plus souvent la voie transpéritonéale, quelquefois la voie lombaire rétro-péritonéale.

Les résultats ont été très favorables dans les anastomoses *unilatérales* et la survie habituelle, parce que les lésions du rein correspondant à l'uretère anastomosé étaient minimes, et qu'il n'y avait jamais de dilatation des uretères.

Pour les anastomoses urétéro-rectales doubles, établies à l'aide du bouton, les résultats, quoique moins brillants, ont été néanmoins encourageants et Boari a pu sacrifier des chiens qui avaient subi des anastomoses urétéro-rectales bilatérales depuis 15, 70 et 150 jours.

Lorsque Maydl fit connaître au Congrès de Rome son procédé d'abouchement urétéro-intestinal avec conservation du trigone vésical, Boari répéta l'opération de Maydl chez le chien et fit l'anastomose trigono-rectale à l'aide de son bouton. Les résultats furent très favorables.

Lestrade (136), à Toulouse, expérimenta le bouton de Boari, mais sans succès, dans un cas de transplantation d'un uretère dans le rectum. Pressat (137), à Paris, fit des abouchements trigono-rectaux avec le même bouton et eut une survie de quelques semaines chez un chien.

J'ai fait avec le bouton de Boari quatre anastomoses urétéro-sigmoïdiennes bilatérales. L'issue a été mortelle dans tous mes cas et, à l'autopsie, j'ai constamment trouvé deux gros reins rouges avec bassinets distendus, et ceci malgré la parfaite perméabilité des deux orifices d'embouchure.

L'anastomose urétéro-sigmoïdienne, avec conservation d'un lambeau vésical inter et péri-urétéral à l'aide du même bouton, m'a donné *une* survie sur 3 chiens opérés ; le survivant, sacrifié un mois après l'opération, avait les reins normaux, macroscopiquement. Les uretères conservaient leur calibre normal dans toute leur longueur. Je n'ai pas perdu un seul chien de péritonite ; celle-ci est due, non seulement aux fautes d'asepsie pendant l'acte opératoire, fautes faciles à éviter, mais surtout à l'infection postopératoire de la plaie abdominale. Je suis parvenu à maintenir aseptique la plaie postopératoire, grâce à la suspension des chiens sur des lits spéciaux que j'ai fait construire d'après les indications de M. Camus, qui pratique couramment la suspension des animaux opérés dans le laboratoire du professeur Richet.

Les chiens supportent admirablement cette suspension, et, à part l'œdème des pattes qui se montre vers le 5e ou 6e jour, on n'observe aucun phénomène anormal. Le 7e jour, la plaie abdominale est cicatrisée, et le chien est alors laissé en liberté.

Vignoni (138) reprit la technique de Novaro ; il fit à la paroi antérieure du rectum une plaie en V intéressant toutes les couches et y fixa les deux uretères ; puis, s'inspirant de la technique qu'avait suivie Chaput dans un cas d'abouchement urétéro-colique chez l'homme, Vignoni constitua autour des deux uretères une longue gaine séreuse, afin d'éviter l'infection péritonéale. Malgré cette technique soignée, il n'obtint aucun résultat, car les quatre chiens ainsi opérés moururent quelques heures après l'opération.

Krynski (139), pour assurer à l'uretère un long trajet à travers la paroi rectale, revint aussi au lambeau triangulaire du rectum, mais modifia l'opération de la façon suivante : au lieu d'une seule plaie rectale, il en fait deux, une sur chaque paroi latérale; chaque lambeau triangulaire couvre l'uretère, et celui-ci fait dans la paroi rectale un long trajet oblique comparable au trajet oblique de l'uretère dans la paroi vésicale. Mais il ne fut pas plus heureux pour cela, et tous ces chiens moururent des suites de l'opération.

Frappé de tant de résultats négatifs, Frank Jacob (140) délaissa cette voie et étudia particulièrement l'anastomose *vésico-rectale*. Sur 15 chiens, il obtint neuf survies; mais, à vrai dire, ces résultats très brillants n'ont pas une grande signification, puisqu'en clinique humaine ces anastomoses vésico-intestinales sont très bien supportées, et la question n'est pas là; c'est la survie des chiens dans la transplantation des uretères qui, seule, a une grande portée.

Martin (141), Kalabin (142), Peterson (143), reprirent les expériences d'abouchement urétéro-rectal sur une grande échelle, mais les résultats furent encore presque constamment mauvais, même lorsqu'ils ne firent que des anastomoses unilatérales.

Je dois enfin une mention spéciale aux expériences de Iachontoff (144). Cet auteur fit 22 anastomoses urétéro-sigmoïdiennes d'après la technique de Maydl et il réussit à avoir 8 survies de 3 à 18 mois. Sur ces chiens sacrifiés, Iachontoff étudia les lésions histologiques du lambeau vésical transplanté des uretères et des reins.

Voici les conclusions de cet auteur :

1° La réunion du lambeau vésical avec les parois intestinales se fait d'une manière parfaite et durable;

2° L'épithélium du lambeau vésical est très fragile et se détruit facilement;

3° L'épithélium intestinal se modifie à peine et seulement à la limite du lambeau. On n'a jamais observé l'empiètement de l'épithélium intestinal sur le lambeau vésical ;

4° L'épithélium urétéral subit toujours un processus destructif ;

5° Les reins présentent toujours des lésions de néphrite interstitielle, parenchymateuse et des abcès ;

6° La transplantation du trigone de Lieutaud dans l'intestin n'a pas encore acquis droit de cité dans la chirurgie.

Si l'on jette un coup d'œil d'ensemble sur ces nombreux travaux expérimentaux, on peut les classer ainsi :

Anastomoses vésico-rectales.

BOARI : procédé du bouton à ressort métallique.

FRANK : anastomose à l'aide du bouton en os décalcifié.

Les résultats sont presque constamment favorables; les chiens survivent et l'infection ascendante des reins est peu à craindre.

Anastomoses urétéro-intestinales (1).

A. — ANASTOMOSES URÉTÉRO-RECTALES

1° *Procédé des sutures.*

a) DEUX PLAIES RECTALES, UNE POUR CHAQUE URETÈRE.

α) *Trajet direct.*

1) SIMON : plusieurs chiens;

2) GLUCK et ZELLER : 14 chiens;

3) BARDENHEUER : plusieurs chiens;

4) REED : 6 chiens;

5) TUFFIER : plusieurs chiens;

6) MORESTIN : 10 chiens;

7) VIGNONI : 4 chiens;

Insuccès constants. Mort de tous les chiens par péritonite et pyélonéphrite.

8) GIORDANO : sur 11 chiens, il compte 3 survies, une de 17 jours, une de 84 jours, l'autre de 106 jours après l'abouchement.

9) MARTIN : sur 34 chiens, une seule survie de 4 mois.

10) PETERSON : sur 28 chiens, il obtint cinq survies, une de 39 jours, une de 40 jours, une de 84 jours, une de 13 mois.

β *Trajet très oblique des uretères à travers les tuniques intestinales.*

1) KRYNSKI : (ne donne pas de résultats.)

2) DUVAL et TESSON (145) : trajet oblique et constitution d'une valvule pré-urétérale; 3 chiens opérés; deux survies, une de 2 mois et demi, l'autre de 7 mois.

(1) Je n'ai mentioné dans ce tableau que les anastomoses *bilatérales*, les seules qui ont de l'intérêt pour nous.

b) UNE SEULE PLAIE RECTALE.

1) NOVARO : sur 3 chiens opérés, une survie; l'animal fut sacrifié au bout de 4 mois.

2) VIGNONI : 4 chiens opérés; 3 sont morts.

2° *Anastomose à l'aide de boutons.*

1) BOARI : plusieurs survies; un des chiens fut sacrifié au bout de 5 mois; aucune lésion rénale.

2) KATZ : 4 chiens opérés; aucune survie.

3° *Anastomoses urétéro-rectales bilatérales avec exclusion du rectum.*

MAUCLAIRE (146) : tous les chiens opérés sont morts de septicémie ou d'urémie (1).

B. — ANASTOMOSE URÉTÉRO-COLIQUE PAR VOIE RÉTRO-PÉRITONÉALE

1) BOARI : (voie lombaire).

2) GIORDANO : (voie lombaire et sacrée) aucun succès.

C. — ANASTOMOSE URÉTÉRO-SIGMOÏDIENNE AVEC CONSERVATION AUTOUR DES DEUX URETÈRES D'UN LAMBEAU VÉSICAL

1) MORESTIN : 2 chiens opérés: tous les deux morts.

2) LINDNER (147) : insuccès.

3) PISANI (148) : 2 chiens; insuccès.

4) PRESSAT : 5 chiens; insuccès.

5) PETERSON : 21 chiens opérés; 5 survies, la plus longue de 2 mois.

6) KATZ : 3 chiens; une mort, 2 survies d'un mois. A l'autopsie, pyélonéphrite double et dilatation des uretères.

7) JACHONTOFF : 21 chiens opérés; 13 sont morts dans les 15 jours qui ont suivi l'opération : 4 ont vécu de 40 à 90 jours; 3 chiens furent sacrifiés au bout de 246 jours, de 487 jours et de 503 jours.

Il est facile de voir, à l'inspection de ce tableau qui résume la plupart des travaux expérimentaux, que, malgré les plus minutieuses précautions antiseptiques, malgré les perfectionnements

(1) Ces résultats, qui ne sont pas indiqués dans le travail cité, m'ont été communiqués par écrit par M. Mauclaire.

de la technique des sutures urétéro-intestinales, les résultats sont très précaires : les chiens meurent dans une proportion effrayante. A ces résultats peu encourageants de la chirurgie expérimentale, viennent s'ajouter ceux aussi précaires de la clinique. En nous bornant pour l'instant aux cas d'anastomoses urétéro-intestinales faites *en dehors* de toute exstrophie, nous pouvons affirmer après avoir lu les observations publiées, que les résultats sont peu encourageants.

Nous avons pu colliger 20 cas d'abouchement urétéro-intestinal *double* pour tumeurs malignes de la vessie ou de l'utérus propagées à la vessie, pour tuberculose vésicale ou pour blessure des deux uretères.

Sur ces 20 cas, nous trouvons 14 cas de mort : ce sont ceux de Chaput, de Kuster (149), les 3 cas de Giordano (150), les 2 cas de Chalot (151), ceux d'Estienny (152), de Turetta (153), les 3 cas de Schede (154), ceux de Schnitzler (155), de Krause (156) et de Trendelenburg (157). Six malades ont survécu, mais les survies n'ont pas été de longue durée : 2 mois dans un cas d'Alexandrow (158), 3 mois et demi dans un cas de Krause, 7 mois dans un cas de Tuffier et Dujarier (159), 15 mois enfin dans le cas de Chalot.

De l'ensemble des documents cliniques et expérimentaux, il ressort donc que l'abouchement intestinal des deux uretères est une opération très grave.

En effet, quelque tentante que puisse être l'idée de dériver les urines dans l'intestin en vue de débarrasser les malheureux exstrophiques de leur incontinence, on ne se trouve pas moins en présence de nombreux inconvénients, qui sont : la difficulté de la technique, le danger du rétrécissement de l'orifice anastomotique, l'infection ascendante, la crainte que le sphincter anal se montre insuffisant en présence du surcroît de travail qui lui est imposé, l'intoxication, par résorption de l'urine au niveau de la muqueuse intestinale, enfin l'intolérance de cette même muqueuse et la rectite consécutive.

De tous ces inconvénients, le plus grand est, sans contredit, le danger de la pyélonéphrite par infection ascendante. A l'état normal, l'uretère se défend énergiquement contre cette infection, et les cas sont innombrables de cystites qui ne se compliquent pas de pyélonéphrite.

Cette défense se réalise grâce au sphincter urétéral, à l'éjaculation intermittente et au cours descendant de l'urine qui baigne et nettoie continuellement les parois urétérales, enfin à la direction oblique de la portion terminale de l'uretère dans la paroi vésicale.

L'influence défensive du courant descendant qui nettoie mécaniquement les parois de l'uretère n'est pas douteuse. L'expérimentation et la clinique nous enseignent que le danger de l'infection ascendante est d'autant plus grand que l'anastomose se fait plus près du bassinet. C'est que, dans ces anastomoses hautes, la détersion mécanique est moins efficace, la colonne urinaire ayant moins de pression près du bassinet qu'au niveau de l'embouchure urétérale.

L'importance du sphincter et de la direction oblique de l'embouchure de l'uretère a été diversement interprétée. Jean-Louis Petit considérait le sphincter urétéral comme s'opposant absolument au reflux de l'urine vésicale vers le rein, et depuis, tous les cliniciens ont insisté sur le rôle défensif du sphincter.

Dans un mémoire paru en 1890, Guyon et Albarran (160) nient aussi le reflux de l'urine vésicale vers l'uretère à l'état normal et se rallient par conséquent à l'opinion de J.-L. Petit.

Les expériences de Lewin et Goldschmitt (161), celles plus récentes de Courtade et J. Guyon (162) montrent pourtant, que chez le lapin et le chien ce reflux est possible et facile à provoquer. Mais, en ce qui concerne l'homme, l'opinion de Petit est universellement admise : le sphincter urétéral est la sauvegarde du rein, et Tuffier (163) attribue tous les insuccès des anastomoses urétéro-intestinales à *l'absence* de sphincter au niveau de l'orifice anastomotique. « Toute opération, dit Tuffier, qui ne ménage pas l'orifice urétéro-vésical, véritable sphincter, me paraît à rejeter. Tout ce que j'ai vu expérimentalement et cliniquement m'a prouvé quel rôle important, quoi que puissent en dire Novaro et Bardenheuer, joue cet orifice pour la protection des reins. »

C'est même l'application de ce principe qui fait la supériorité du procédé de Maydl, lequel sauvegarde le sphincter urétéral, sur les autres procédés anastomotiques. Et néanmoins, la pyélonéphrite survient souvent chez les chiens malgré la conservation du sphincter intact. C'est qu'il y a à surmonter au cours de l'opération une difficulté technique considérable due au petit calibre de l'uretère. En effet, dans l'anastomose urétéro-intestinale, on fait habituellement deux plans de sutures : l'un muco-muqueux, l'autre musculo-musculeux. Or il est extrêmement difficile de ne pas rétrécir çà et là l'embouchure urétérale par un des points de suture : de plus, les sutures muco-muqueuses s'infectent toujours au contact des matières, d'où bourgeonnement au niveau de l'orifice et sténose consécutive; et, en supposant même, qu'une technique parfaite ait su éviter ces écueils, il peut arriver qu'au moment de la cicatrisation de la plaie urétéro-intestinale le tissu inodulaire diminue à son tour le calibre de l'uretère.

Cette sténose retentit immédiatement sur tout l'appareil urinaire : les uretères, puis le bassinet se dilatent, l'hydronéphrose ne tarde pas à apparaître ; dès que l'arbre urinaire ne se vide pas aisément, dès qu'il y a stagnation, l'infection est facile et elle monte rapidement le long d'un conduit épuisé par la lutte contre la sténose orificielle, et bientôt les animaux ou les malades sont emportés par la pyélonéphrite bilatérale. Conserver le sphincter est bien, mais il faut *avant tout* conserver un orifice anastomotique *largement perméable*. C'est pour éviter la sténose que Novaro fit des anastomoses en V, ce qui assurait à l'embouchure urétérale un plus grand calibre; dans un cas de Chaput (134), l'uretère avait le calibre d'une anse d'intestin grêle, et notre maître obtint un succès complet, dû assurément à la grande perméabilité de l'orifice ; c'est aussi au maintien d'une perméabilité suffisante que Boari, malgré la destruction du sphincter, doit les beaux succès qu'il a obtenus avec son bouton.

Les insuccès opératoires chez le chien tiennent, d'une part, au petit calibre de l'uretère, qui rend difficile le maintien de sa perméabilité; d'autre part, à la rigidité des parois de l'intestin, rigidité qui exige des sutures très serrées et amène par cela même, la constriction de l'uretère.

Lorsque les opérés ont le bonheur d'échapper à la pyélonéphrite, il est facile de se convaincre que l'organisme s'accommode assez bien de la miction rectale et que la présence de l'urine dans l'ampoule rectale est loin de provoquer les désordres qu'on aurait pu craindre *à priori*, soit par son absorption, soit par l'irritation locale qu'elle pourrait déterminer.

La tolérance intestinale varie d'ailleurs selon le segment qu'on envisage : plus l'anastomose est haute, plus est grand le danger de l'intoxication urémique et de l'intolérance de la muqueuse intestinale. A ce point de vue, les anastomoses dans l'intestin grêle sont particulièrement graves. Une anastomose urétéro-cæcale, faite par Roux (164), fut suivie d'une entérite ulcéreuse très grave qui emporta le malade en quelques jours. Mais à mesure que la transplantation se fait plus bas, la tolérance augmente, et au niveau du rectum, la muqueuse est très rarement irritée pourvu que *l'urine soit saine*. Enfin, le sphincter anal se montre dans beaucoup de cas suffisant pour assurer la contention de l'urine. Je reviendrai d'ailleurs sur ce dernier point, en analysant les cas d'exstrophie opérés par la méthode anastomotique.

LA MÉTHODE DE DÉRIVATION INTESTINALE DANS LE TRAITEMENT DE L'EXSTROPHIE DE LA VESSIE

Nous avons vu quelles variations a subies la technique des anastomoses urétéro ou vésico-intestinales entre les mains des différents expérimentateurs ; dans les cas d'exstrophie opérés par la méthode de dérivation, on rencontre la même diversité de technique ; c'est pourquoi il est impossible de faire une étude d'ensemble des exstrophiques opérés par cette méthode. Il y a lieu, en effet, de grouper les cas d'après la technique employée, car le pronostic est très différent selon le procédé mis en usage. Voici sur quels principes j'ai établi la classification des cas d'exstrophie opérés par la méthode de dérivation. Ayant lu attentivement la plupart des opérations faites par cette méthode, j'ai vu que les unes ont pour but d'anastomoser *les uretères* avec le gros intestin, alors que les autres ne touchent pas aux uretères et établissent la dérivation à l'aide d'une *fistule vésico-rectale* : d'où deux classes d'opérations : 1° les *anastomoses urétéro-intestinales* et 2° les *anastomoses vésico-rectales.*

La première classe comprend les cas de beaucoup les plus nombreux ; mais ici encore, il y a des distinctions à établir. En effet, tantôt l'anastomose est établie sur le trajet de l'uretère : *anastomose latérale, dans la contiguïté* ; tantôt l'anastomose porte sur toute la lumière de l'uretère : *anastomose centrale, dans la continuité.* Dans cette dernière catégorie, on peut sectionner l'uretère à une certaine distance de son embouchure et l'anastomoser, ou bien anastomoser l'embouchure urétérale, soigneusement séparée de la vessie ; dans l'un comme dans l'autre cas l'orifice d'abouchement sera dépourvu de sphincter. Il est, en effet, impossible de séparer le bout inférieur de l'uretère de la vessie, sans léser le sphincter urétéral. Ceci est dû à la disposition anatomique des fibres musculaires de l'uretère au niveau de son extrémité inférieure. Ces fibres sont disposées en deux couches : l'une, externe, circulaire, formée de faisceau de fibres lisses, à direction transversale ; l'autre, interne, à fibres longitudinales. A ces deux plans s'ajoute, dans le tiers inférieur, un troisième plan externe de fibres longitudinales.

« Parvenues au niveau de la vessie, les fibres longitudinales des uretères traversent la paroi musculaire. Quelques fibres se portent en arrière et viennent se terminer dans la couche plexiforme, associant ainsi uretère et vessie; les autres, beaucoup plus nombreuses, s'étalent en éventail. Les fibres postérieures se portent transversalement en dedans pour se continuer avec les fibres de l'uretère opposé; elles forment le muscle inter-urétéral. Les fibres qui constituent ce muscle sont fines et serrées, elles passent au-dessus des fibres propres de la vessie, dont les sépare même, d'après Griffiths, une couche lamelleuse. Les fibres antérieures se portent obliquement en avant, puis s'inclinent en dedans, décrivant des courbes concentriques à celles du sphincter de la vessie qu'elles prolongent et surmontent. Quelques fibres superficielles, à direction presque antéro-postérieure, se glissent sous la muqueuse du col et vont se continuer avec la couche longitudinale interne de l'urèthre. » (Poirier, 165)

Si l'on dissèque les orifices urétéraux en les séparant complètement de la vessie, toutes les fibres urétérales, étalées dans la région du trigone vésical sont coupées, et l'orifice vésical de l'uretère est dès lors privé de son appareil musculaire de défense.

Il suffit donc de ménager autour des embouchures urétérales un lambeau vésical comprenant toute la portion inter et péri-urétérale pour ménager les sphincters : c'est ce qu'on fait dans le procédé de Maydl.

Dans une 2e classe d'opérations, la dérivation se fait par l'établissement d'une fistule *vésico-rectale*. Ici encore des subdivisions s'imposent : tantôt l'anastomose vésico-rectale est directe; tantôt, et seulement chez la femme, la communication entre la vessie et le rectum est établie à travers le vagin : fistule vésico-vagino-rectale avec occlusion de la vulve.

Enfin je fais une classe à part des opérations qui établissent une dérivation intestinale des urines, mais où celles-ci restent complètement séparées du contenu intestinal.

Les différents procédés peuvent se classer ainsi :

1° Anastomoses urétéro-intestinales.

a) Anastomoses latérales;
b) Anastomoses centrales;
α) Sans conservation du sphincter urétéral;
β) Avec conservation d'un lambeau inter et péri-urétéral qui assure l'intégrité du sphincter urétéral, procédé de Maydl.

2° Anastomoses vésico-intestinales (rectum).

a) Anastomose vésico-rectale directe;
b) Anastomose vésico-vagino-rectale.

3° Dérivation intestinale des urines avec séparation complète de l'urine et du contenu intestinal.

a) Procédé de Gersuny;
b) Procédé de Soubotine.

A. — Anastomoses urétéro-intestinales.

1° Anastomoses latérales.

Ce procédé fut appliqué trois fois au traitement de l'exstrophie. Simon, qui fit la première opération d'extrophie en dérivant le cours des urines, employa justement ces procédé. L'observation est résumée à la page 151. Dans l'opération de Simon, l'établissement des fistules urétéro-rectales se fit par mortification lente, progressive, des tissus; de plus, la vessie ne fut pas extirpée. Après des vicissitudes nombreuses, Simon perdit son malade, de pyélonéphrite, très probablement. Le deuxième cas est dû à Holmes (p. 134); la communication urétéro-rectale se fit par l'intermédiaire du périnée, qui fut tunnellisé, et la vessie fut conservée. Holmes ne perdit pas son malade, mais la communication transpérinéale s'oblitéra au bout de quelques mois et l'urine continua à s'écouler librement à la surface de la vessie. Le troisième cas est dû à Reine (166).

Il s'agit d'une femme de 20 ans, à laquelle Reine fit une anastomose urétéro-rectale transpéritonéale.

L'opération, faite le 10 février 1894 à la clinique chirurgicale de Kiew, fut conduite de la façon suivante :

La malade, mise en position de Trendelenburg, est laparotomisée: l'uretère gauche est cathétérisé ; puis une canule, ayant été intro duite dans le rectum, Reine rapproche l'uretère gauche de ce conduit, incise l'un et l'autre, et établit à l'aide de quatre (!) étages de sutures une anastomose recto-urétérale gauche. Mêmes manœuvres à droite. La vessie est extirpée en dernier lieu, et la plaie abdominale fermée en haut seulement ; en bas les lèvres de la plaie sont trop écartées pour pouvoir être rapprochées et on se contente de tamponner à la gaze. L'opération dura plus de 3 heures. Les suites furent mauvaises ; dès le lendemain de l'opération l'urine passait en partie par le rectum, en partie par la plaie hypogastrique ; la malade succomba le 18e jour au milieu de phénomènes de septicémie.

L'opération de Reine réunissait toutes les conditions d'insuccès : outre que les orifices urétéro-rectaux étaient par eux-mêmes assez petits, les nombreuses sutures — quatre plans profonds — comprenant toutes les couches des uretères, ne pouvaient que les rétrécir davantage. Dans le cas de Simon, la fistule, n'étant pas obtenue par une suture exacte de la muqueuse urétérale à la muqueuse rectale, était fatalement vouée au rétrécissement cicatriciel ; de même dans le cas de Holmes. L'opération est longue, laborieuse et elle expose, de ce fait, à la contamination du péritoine. D'ailleurs les résultats sont là, qui plaident mieux contre l'opération que toute discussion théorique : 2 morts et 1 insuccès sur 3 cas opérés.

Aussi, l'abouchement latéral double des uretères, qui n'a été, du reste, employé que dans ces 3 cas d'exstrophie, est aujourd'hui justement abandonné des chirurgiens.

2° Anastomoses centrales.

a) **Anastomoses urétéro-intestinales dans la continuité, sans conservation du sphincter urétéral.** — J'ai pu réunir 5 observations d'abouchement urétéro-intestinal bilatéral dans la continuité, pour exstrophie de la vessie. Ce sont les cas de Thomas Smith (voir p. 135), de Roux (167), de Duplay (168) et de Ryerson Fowler (169).

J'ai déjà relaté l'opération de Th. Smith. Elle fut faite en deux séances, une pour chaque uretère; de plus, Smith suivit des deux côtés, la voie lombaire rétro-péritonéale. L'opération, conduite avec beaucoup de soins, se termina néanmoins par la mort du malade 50 heures après la deuxième anastomose.

Duplay perdit aussi ses deux malades peu de temps après l'opération. Il y eut, au contraire, guérison opératoire et survie dans les deux cas de Roux et de Ryerson Fowler ; l'opération de ce dernier chirurgien se recommande par une technique originale et ingénieuse et par le beau succès obtenu :

Il s'agit d'un garçon de 6 ans, atteint d'exstrophie, entré à l'hôpital de Brooklyn, où il est opéré le 20 septembre 1896 par Ryerson Fowler de la façon suivante : le malade est mis en position de Trendelenburg ; après laparotomie, on extirpe la vessie ; les deux uretères sont sectionnés très obliquement en bec de flûte. Dans la paroi antérieure du rectum, Fowler fait une incision longue de 7 centimètres, intéressant la séreuse et la musculeuse. Il taille dans la muqueuse un lambeau triangulaire à base supérieure, ce lambeau est replié en haut et fixé par quelques points de suture de façon à avoir deux couches de muqueuse accolées l'une à l'autre. Les uretères sont alors implantés entre les deux couches de façon à ce que le biseau regarde le lambeau muqueux superficiel et les embouchures urétérales sont fixées au catgut. La paroi musculo-séreuse de l'intestin est alors suturée par-dessus les uretères.

Fowler résume ainsi les avantages de son opération :

1° Par devant les orifices urétéraux se trouve une soupape permanente qui oblitère les orifices toutes les fois que le rectum est rempli de matières ;

2° Les uretères traversent la sous-muqueuse intestinale sur un long trajet ; de ce fait, les fibres circulaires de la musculeuse intestinale compriment les uretères et assurent ainsi leur fermeture hermétique.

Les suites opératoires furent des plus simples et, lors de la publication du travail de Fowler, 14 mois s'étaient déjà écoulés depuis l'opération. Le malade émettait alors toutes les 3 heures des urines claires non mélangées à des matières ; le malade avait en outre une garde-robe solide toutes les 6 à 8 heures. C'était en somme un beau succès et qui se maintient aujourd'hui puisque j'ai eu des nouvelles toutes récentes du malade (1).

Fowler attribue son succès à l'obliquité du trajet urétéral dans la paroi rectale et à la valvule protectrice. Il est pourtant très probable que la valvule a dû s'atrophier depuis longtemps ; les procédés valvulaires ont été pratiqués sur une grande échelle en chirurgie humaine, et l'expérience a montré que toujours les valvules s'atrophiaient. Le succès de Fowler est plutôt dû à ce que les uretères étant taillés très obliquement, leur embouchure possède et conserve un large calibre ; d'autre part, Fowler fixe les uretères à la muqueuse rectale au moyen de sutures superficielles au catgut fin ; il ne fait pas de sutures profondes et le calibre de l'uretère ne court donc aucun risque de sténose et le conduit reste ainsi largement perméable.

b) **Anastomoses urétéro-intestinales avec conservation d'un lambeau inter et péri-urétéral qui ménage les sphincters, procédé de Maydl (170).** — De tous les procédés anastomotiques, le procédé de Maydl est sans contredit celui qui compte les succès de beaucoup les plus nombreux et les plus durables.

La première opération de Maydl date de 1892, époque où les quelques rares cas d'anastomose urétéro-intestinale double, faite chez l'homme en dehors de l'exstrophie, avaient toujours été sui-

(1) Communication écrite de M. Ryerson Fowler du 13 mars 1903.

vis de mort et où la chirurgie expérimentale de la transplantation des uretères était à peine ébauchée ; à part Novaro, aucun expérimentateur n'avait encore obtenu de survie après anastomose urétéro-intestinale double. « Il fallait, dit Maydl, après tous ces échecs, un certain courage pour reprendre la méthode délaissée de la dérivation et pour oser de nouveau faire des essais dans cette voie. »

Le procédé de Maydl, tel qu'il l'exposa au Congrès de Rome et dans son travail princeps peut être ainsi résumé;

On introduit une sonde dans chaque uretère ; la cavité péritonéale est ouverte sur le bord supérieur de la vessie exstrophiée ; la paroi vésicale est disséquée le long de ses bords, puis réséquée à l'exclusion d'un lambeau vésical renfermant les orifices des uretères. On mobilise ce lambeau en disséquant les uretères sur une certaine étendue, en ayant soin de laisser autour des uretères la couche de tissu conjonctif qui contient les vaisseaux nourriciers. Ceci fait, l'S iliaque est attiré dans la plaie, une incision longitudinale est pratiquée sur sa convexité et le lambeau vésical est suturé aux lèvres de cette incision. Un premier plan de sutures réunit la muqueuse urétérale à la muqueuse intestinale; un deuxième plan réunit la musculeuse du lambeau vésical à la couche musculeuse et à la séreuse de l'S iliaque. Le tout est réduit dans l'abdomen et on ferme, autant que faire se peut, l'hiatus abdominal qui reste après la résection de la vessie.

Le procédé de Maydl eut un grand retentissement et, bien que l'exstrophie soit une infirmité rare et que le premier travail de Maydl ne date que de 9 ans à peine, j'ai pu réunir 75 cas opérés par ce procédé. On trouvera à la fin de ce chapitre un résumé de ces cas ; on verra à la lecture des observations que la pratique originelle de Maydl s'est modifiée quant aux détails entre les mains des différents chirurgiens qui ont pratiqué cette opération et entre celles de Maydl lui-même.

Aussi vais-je passer en revue les temps successifs de l'opération et, à propos de chacun d'eux, noter les modifications qui y ont été successivement apportées.

Premier Temps. — *Cathétérisme des uretères. Dissection des bords de la vessie jusqu'à la racine de la verge.* — Le cathétérisme des uretères ne présente rien de bien particulier ; on emploie habituellement des sondes n° 6 ou 8 de la filière Charrière. Il est très utile de connaître à l'avance l'emplacement des orifices vésicaux de l'uretère ; il arrive, en effet, que ce cathétérisme est quelquefois des plus difficiles ; lorsque les orifices siègent au sommet d'un mamelon, la tâche est aisée ; mais ces orifices sont quelquefois cachés entre les plis de la muqueuse vésicale et alors la recherche peut être malaisée. Lorsque le malade est à l'état de veille, on voit constamment l'urine sourdre par les orifices, et cette éjaculation est un repère précieux de l'orifice urétéro-vésical ; mais pendant l'anesthésie il y a quelquefois un arrêt complet dans l'émission de l'urine qui peut durer 15 à 20 minutes et plus, et alors le cathétérisme peut être long et laborieux. Chez le malade que j'ai eu l'honneur d'opérer dans le service de M. Jalaguier, j'avais très facilement cathétérisé par deux fois les uretères avant l'opération, mais sous le chloroforme j'ai eu quelque peine à trouver les orifices urétéraux ; d'ailleurs mon maître, M. Segond, qui cathétérise toujours dans son procédé, a dû une fois se contenter de cathétériser un seul uretère.

Le malade est mis en position de Trendelenburg. On commence la dissection de la vessie en haut par une incision au bistouri qui, dans les premières opérations de Maydl, allait jusqu'au péritoine, lequel était ainsi ouvert d'emblée. De là, la dissection se poursuit le long des bords latéraux de la vessie jusqu'à la racine de la verge. Cette dissection est très facile, et l'index gauche, introduit dans la cavité abdominale où il sent les sondes, guide le bistouri et permet d'éviter la blessure des uretères. On peut aussi, comme le fit Maydl chez un de ses opérés, après ouverture du péritoine, repérer les bords de la vessie entre deux pinces-clamps et couper aux ciseaux les tissus *en dehors* des pinces. Cette dissection doit se faire au bord même de la surface vésicale, plutôt en *dehors* qu'en dedans de ce bord, précaution utile, non seulement pour éviter la blessure d'un uretère, mais aussi pour éviter la section des artères ombilicales qui longent la face postérieure de la vessie au niveau de l'insertion de celle-ci à la paroi abdominale. Or, la blessure des artères ombilicales doit être soigneusement évitée à cause d'une anomalie artérielle qui paraît être assez fréquente chez les exstrophiques. Sur une pièce d'exstrophie présentée par M. Broca à la Société anatomique (171), il n'y avait qu'une *seule* artère ombilicale ; même particularité dans un cas de Vialleton (172) et sur la pièce provenant du malade que j'ai opéré (173) et où l'artère ombilicale gauche manquait complètement. Dans ces cas, les artères urétérales inférieures sont toutes fournies par la seule ombilicale qui existe, et l'on conçoit que la blessure de celle-ci puisse compromettre la vitalité des uretères et du trigone vésical.

Dans ses cinq premières opérations, Maydl disséqua la vessie en ouvrant d'emblée le péritoine, mais plus tard, pour éviter les chances d'infection, il disséqua la vessie *extrapéritonéalement* (obs. VI, VII, IX et X). Cette dissection de la vessie, sans ouverture préalable du péritoine, a été pratiquée depuis par Wölfler, von Eiselsberg, Tuffier, Nové-Josserand, Forgue et beaucoup d'autres ; mais elle présente plusieurs inconvénients : d'abord l'hémorragie, beaucoup plus abondante que lorsqu'on va d'emblée dans le péritoine ; ensuite la durée trop longue et inutile de la dissection, puisque au moment où l'on ira à la recherche de *l'S iliaque*, on ouvrira *forcément* le péritoine.

Lorsque la vessie a été disséquée jusqu'à la racine de la verge, on la libère complètement par un trait de bistouri transversal fait aux confins des muqueuses vésicale et uréthrale. A ce niveau la libération de la vessie doit être faite très attentivement. Chez la femme on risque, si l'on n'y prend garde, d'ouvrir le vagin, comme cela est arrivé à Wölfler. Chez l'homme la section doit porter *au-dessus* de l'embouchure des canaux éjaculateurs.

L'hémorragie est habituellement assez abondante dans cette région, car on coupe la prostate et les corps caverneux ; mais la compression et deux ou trois ligatures en viennent facilement à bout.

2e TEMPS. — *Taille d'un lambeau vésical inter et péri uré[illegible]. Libération des uretères.* — La vessie étant libérée, on l'extir[illegible] ayant bien soin, au niveau des embouchures urétérales de [illegible] un lambeau qui les dépasse d'un centimètre environ dans [illegible] sens.

L'extirpation de la vessie se fait aisément ; on n'a rien [illegible] craindre, car on est loin des uretères et la tranche saigne à peine.

Mais la confection du lambeau vésical péri-urétéral demande quelque attention. Les orifices urétéro-vésicaux sont distants l'un de l'autre de un centimètre et demi en moyenne; et, comme le lambeau doit les dépasser, il s'ensuit que son diamètre doit avoir au moins deux centimètres et demi dans le sens de la largeur.

On ne peut garder au lambeau le même diamètre dans le sens de la hauteur, parce qu'alors il serait trop grand et on aurait des difficultés à le fixer à l'ouverture intestinale.

Dans la plupart des cas, on donne au lambeau la forme d'une ellipse à grand axe transversal; mais, lorsque les orifices urétéro-vésicaux sont *très rapprochés*, il n'y a aucun inconvénient à le faire circulaire ou même elliptique à grand axe longitudinal.

Il faut s'attendre quelquefois à être dans l'impossibilité de tailler un lambeau péri-urétéral; dans le cas de Bucheri (obs. XXXVII), l'uretère gauche s'ouvrait à la surface de la vessie au ras même de la peau, de sorte qu'il ne put garder de muqueuse vésicale autour de cet uretère et que les sutures durent intéresser les parois mêmes du conduit. Les sutures ne tardèrent pas à lâcher à gauche et le malade mourut de péritonite; d'ailleurs, cet accident ne serait pas arrivé, que le calibre de l'uretère se serait certainement rétréci, et le résultat n'aurait pas été meilleur.

L'ouverture trop périphérique de l'uretère dans la vessie est donc une contre indication à l'opération de Maydl. Comme on fait toujours le cathétérisme des uretères avant l'opération, afin de recueillir et d'analyser les urines de chaque rein, il est facile de se rendre compte de cette dispostion.

Maydl, dans ses dernières opérations, a perfectionné la technique de la taille du lambeau vésical; ce perfectionnement réside dans la conservation autour de ce lambeau d'une grande étendue de séreuse péritonéale. Au lieu de sectionner d'un coup toutes les couches, y compris le péritoine, il ne sectionne que la muqueuse et la musculeuse. La séreuse est excisée beaucoup plus en dehors. De cette façon, on conserve un *grand* lambeau péritonéal qui servira tout à l'heure à couvrir les sutures anastomotiques.

3e temps. — *Mobilisation des uretères.* — Le lambeau vésical taillé, il reste à mobiliser les uretères sur une étendue de 1 à 2 centimètres afin qu'on puisse amener le lambeau vésical au contact de l'S iliaque. Pour ce faire, on tire légèrement sur les uretères, pendant que, du bout de l'index, on les dégage du tissu cellulaire pelvien. Cette mobilisation, très facile, doit être faite avec beaucoup de douceur, afin de conserver autour des uretères la couche de tissu conjonctif où se trouvent les vaisseaux urétéraux. Dans sa première opération, Maydl blessa l'artère urétérale gauche au moment de la mobilisation de celle-ci. Cette blessure ne compromit nullement la vitalité de l'uretère, mais néanmoins Maydl fit quelques recherches pour élucider la question à savoir si la mobilisation des uretères permettait la conservation de leurs vaisseaux nourriciers et de ceux du lambeau vésical. Il injecta les vaisseaux pelviens d'un exstrophique mort quelques jours après l'opération (cas IV), et la dissection lui montra que ni l'uretère, ni l'ellipse vésicale ne courraient aucun risque, car les artères urétérales et, en particulier, les artères urétéro-vésicales, qui irriguent le trigone, se détachent assez *haut*, aussitôt après la naissance des artères ombilicales; le dernier vaisseau urétéro-vésical naît plus haut que le champ opératoire.

La mobilisation des uretères étant faite, on enveloppe le tout avec une compresse stérilisée et on passe au quatrième temps de l'opération.

4ᵉ TEMPS. — *Incision de l'S iliaque ; sutures urétéro-trigono-intestinales.* — L'ouverture abdominale créée par l'extirpation de la vessie peut, dans quelques cas, donner assez de jour pour la recherche de l'S iliaque ; mais, habituellement, on est obligé d'agrandir la plaie à sa partie supérieure de quelques centimètres. On va à la recherche de l'S iliaque, qu'on attire dans la plaie ; l'intestin se laisse toujours facilement attirer hors du ventre ; une seule fois, Orloff (obs. XXXVIII) eut de grandes difficultés à le faire, à cause de brides péritonéales qui avaient fixé l'intestin contre la fosse iliaque.

Une fois l'S iliaque attiré dans la plaie, on pratique la coprostase sur un segment de 8 à 10 centimètres de longueur et on incise sur la convexité de l'anse. Cette incision, de 3 à 4 centimètres habituellement, Maydl la fit toujours *longitudinale*. Ewald, Forgue la firent longitudinale aussi, mais à l'aide de deux pinces tirant sur le milieu des lèvres de la plaie ils la transformèrent en une plaie *transversale*.

Herzel la fit oblique (obs. XXIII, XXIV), von Eiselsberg la fit tantôt oblique (obs. XVII), tantôt transversale (obs. XX, XXI). La direction de l'incision intestinale mérite de nous arrêter un instant, car elle a une grande importance. En effet, il s'agit d'adapter à cette plaie intestinale un lambeau vésical qui a, le plus souvent, la forme d'une ellipse à grand axe horizontal.

Pour ce faire, on renverse d'abord le lambeau vésical *en haut et en arrière;* la muqueuse vésicale qui, dans la situation habituelle, regardait en *avant*, regarde maintenant en *arrière;* le lambeau a donc subi une inflexion de 180°. Les uretères s'incurvent pour suivre le lambeau vésical; cette courbure n'est pas brusque, il est vrai, et le cours de l'urine n'est pas gêné; mais, néanmoins, on inflige aux uretères une direction anormale et, pour peu que quelques adhérences fixent l'uretère libéré et mobilisé aux tissus voisins, il y aura coudure assez brusque et danger de stase.

On peut objecter, que cette inflexion de 180° n'est pas définitive, que, l'opération finie, l'S iliaque est réduit dans l'abdomen et que dès lors le lambeau vésical n'est plus aussi infléchi et que la courbure des uretères n'est plus très prononcée. Souvent en effet les choses se passent ainsi; mais plus d'une fois, les chirurgiens pour mieux surveiller les sutures et pour se mettre à l'abri de l'infection péritonéale, ont fixé l'*S iliaque* au péritoine pariétal, à l'angle supérieur de la plaie abdominale. Dans tous ces cas, l'inflexion du lambeau vésical est définitive. A cette inflexion, s'ajoute dans tous les cas où l'on adapte le lambeau vésical elliptique, à grand axe transversal, à une plaie intestinale à grand axe longitudinal, une *torsion* du lambeau et *des uretères*. L'uretère droit est amené à l'extrémité supérieure de la plaie intestinale, le gauche à l'extrémité inférieure. Cette torsion est fâcheuse; l'uretère a un calibre minime dans sa partie terminale intrapariétale à cause de l'hypertrophie des parois de la vessie exstrophiée; l'urine éprouve souvent, déjà avant l'intervention, une certaine gêne et tous les efforts doivent tendre à réparer les mauvaises conditions de l'écoulement, que la torsion ne peut qu'aggraver. C'est pour l'éviter qu'Ewald, von Eiselsberg, Forgue, etc., ont transformé la plaie longitudinale en une plaie transversale, de façon que l'uretère droit s'insère à l'angle droit de la plaie, l'uretère gauche à l'angle gauche. D'autres chirurgiens ont fait l'incision *transversale d'emblée*, mais celle-ci ne vaut pas l'incision primitivement longitudinale, qui a sur elle l'avantage d'aggrandir le calibre de l'intestin et de rendre plus facile l'application du lambeau vésical.

Lorsque la proximité des deux orifices urétéraux permet de tailler un lambeau vésical longitudinal, l'adaptation de ce lambeau à l'incision longitudinale de l'S iliaque se fait également sans torsion aucune.

Le lambeau vésical est insinué entre les lèvres de la plaie et fixé dans cette position par des sutures. On fait une suture muco-muqueuse à la soie ou au catgut, en surjet ou à points séparés. Un deuxième plan de sutures réunit la musculeuse de l'ellipse vésicale à la musculeuse et à la séreuse de l'intestin.

Ces sutures sont enfouies au moyen de points séro-séreux. L'enfouissement doit être particulièrement soigné aux angles de la plaie, là, où se trouvent les uretères, car c'est à ce niveau qu'on observe les fistules sterco-urinaires lorsqu'elles se montrent dans la suite.

Je n'insiste pas sur les variétés de sutures ; chaque chirurgien a sa façon de faire ; les uns prennent d'emblée toutes les couches et font un surjet total, d'autres multiplient les plans de sutures, etc. ; en revanche, je dois mentionner deux détails techniques, indiqués par Maydl et qui ont pour but de garantir le péritoine au cours de l'opération et dans les jours qui suivent. Le premier, c'est la fixation de l'S iliaque, par quelques ponts de suture, au péritoine pariétal avant l'ouverture de l'intestin ; de cette façon, l'incision de celui-*ci* et l'anastomose urétéro-trigono-intestinale se font en dehors du péritoine. L'autre détail de technique se rapporte aux cas où l'on a pu, au moment de la taille du lambeau vésical, conserver un excédent de séreuse. Dans ces cas, Maydl procède de la façon suivante : il fixe l'anse sigmoïdienne au péritoine pariétal en bas ; puis il suture le péritoine du lambeau vésical au péritoine intestinal *en haut*. Il fait l'implantation en commençant par le bout inférieur ; l'anastomose terminée, Maydl fixe le péritoine péri-vésical au péritoine pariétal dans sa demi-circonférence inférieure ; enfin il fixe l'S iliaque au péritoine pariétal en haut.

Toute la surface d'implantation se trouve ainsi en dehors du péritoine et si une fistule survient, elle sera tout entière extra péritonéale.

L'implantation faite, les pinces intestinales sont enlevées et l'S iliaque — s'il n'a pas été fixé au péritoine pariétal — réduit dans l'abdomen.

La fermeture de l'abdomen n'a rien de bien spécial ; on la fait en un plan de sutures ou en plusieurs selon la pratique que chaque chirurgien a dans les laparotomies en général ; en bas, on n'arrive presque jamais à fermer la plaie par simple traction de ses lèvres, car l'hiatus est trop grand ; la plupart des chirurgiens se sont contentés de bourrer de gaze l'extrémité inféri. ure de la plaie ; parfois, cependant, on a pu la fermer complètement, grâce à des incisions libératrices, où à des lambeaux cutanés pris dans le voisinage de la plaie.

Mais de toute façon, la paroi reste faible à la partie inférieure, car on ne peut qu'exceptionnellement reconstituer tous les plans de la paroi. L'opération terminée, on introduit dans le rectum une canule, qui permettra le libre écoulement de l'urine et des matières.

Je ne sais pas pourquoi Orloff et Mikuliez ont cru devoir *inciser* le sphincter anal avant de mettre un drain à demeure dans le rectum. L'introduction de ce tube est toujours des plus faciles et, aller de propos délibéré affaiblir l'organe sur la force duquel s'appuie toute la conception de la méthode anastomotique me paraît une pratique dangereuse et au moins inutile.

Telle est l'opération de Maydl ; j'entends l'opération type pratiquée 10 fois par Maydl et dont j'ai pu recueillir 57 cas ; mais, tout en sauvegardant le principe de l'anastomose urétéro-trigono-intestinale, quelques chirurgiens ont introduit dans la technique de cette opération des modifications assez importantes pour que j'aie cru devoir distraire ces opérations du cadre de l'opération de Maydl et de leur consacrer une description à part.

Modifications apportées à l'opération de Maydl. — *a) Anastomose urétéro-trogono-colique.* — Chez un garçon de 4 ans, atteint d'exstrophie, Park (173), ayant eu les plus grandes difficultés à amener l'S iliaque dans la plaie, anastomosa l'ellipse vésicale avec le *côlon descendant*. L'enfant mourut le 3e jour et, à l'autopsie, on constata l'absence du méso-sigmoïdien et un rétrécissement très prononcé du rectum.

b) Anastomose urétéro-trigono-rectale. — Dans 9 cas le lambeau vésical a été anastomosé avec la face antérieure du rectum. Ce sont les cas de Mikulicz (174), de Krynski (175), d'Estor, de Montpellier (176), de Hartley Frank (177), de Malinowski (178), de Colzi (179), de Bergenheim (180) et de Fritsch (181).

Dans presque toutes ces opérations la technique ne diffère de celle de Maydl que par le lieu d'implantation; la dissection de la vessie, la taille du lambeau, les sutures etc., ressemblent en tous points à l'opération typique. Dans un seul cas, Malinovski (obs. 63), ayant à traiter une exstrophie chez une femme adulte, découvrit le rectum par la *voie sacrée;* puis, couchant la malade sur le dos, il disséqua et extirpa la vessie en conservant un lambeau vésical péri-urétéral comme dans le Mayld type. Ceci fait, la malade fut couchée sur le ventre, et, par la brèche sacrée, déjà faite, Malinovski disséqua le tissu cellulaire péri-rectal et se créa ainsi une voie jusqu'au lambeau vésical, qu'il put alors attirer dans la plaie et anastomoser avec la face antérieure du rectum. Cette opération, longue, très compliquée, eut une issue fatale pour la malade, qui succomba le 7e jour d'une cellulite pelvienne.

Les chirurgiens qui ont anastomosé les uretères avec le rectum y ont été amené par plusieurs considérations :

Danger moindre d'infecter le péritoine, fixité du rectum, diminution de la surface de contact entre l'urine et la muqueuse intestinale, enfin coudure moins prononcée de l'uretère.

« Il me semble, m'écrit M. Estor, de Montpellier, que plus l'anastomose sera faite en un point rapproché de l'anus, moins les uretères seront coudés, ce qui est avantageux au point de vue de l'écoulement de l'urine; et inversement, plus l'anastomose sera haut située, plus les uretères seront repliés sur eux-mêmes.

« De plus, il me paraît indiqué, quoique la muqueuse intestinale tolère bien le contact de l'urine, de ne soumettre à ce contact qu'un minimum de surface intestinale. »

c) Anastomose urétéro-rectale avec conservation, autour de chaque uretère et séparément, d'un lambeau vésical. — Dans le but d'opérer en dehors du péritoine, quelques chirurgiens ont eu recours à la technique suivante :

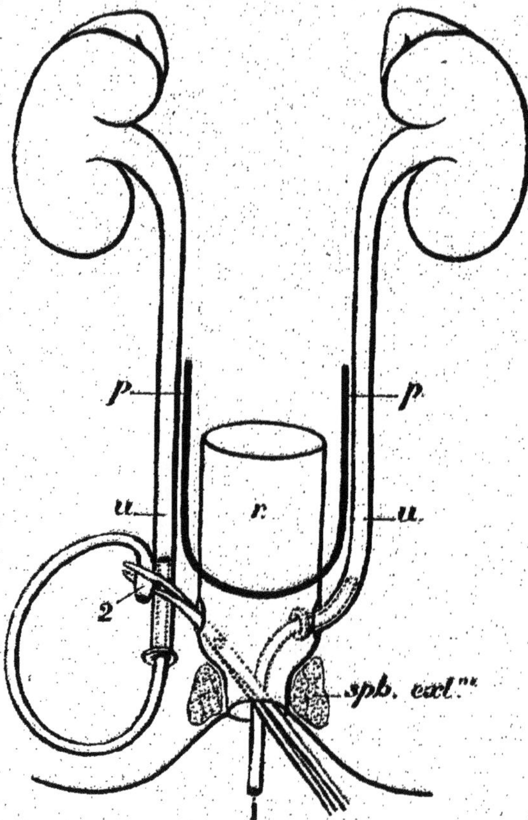

FIG. 26. — Schéma de l'opération de Peters, de Toronto.

La vessie est disséquée extrapéritonéalement et est extirpée, sauf au voisinage des uretères. Ceux-ci sont séparés l'un de l'autre et mobilisés, et, autour de chacun d'eux, on garde un petit lambeau vésical ; les deux uretères sont alors anastomosés séparément avec le rectum. Cette opération a été exécutée, à ma connaissance, 9 fois : par Pozza (182), Capello (183), Colzi (179), Peters (184) et Smith Pye (185). Dans huit de ces opérations les lambeaux vésicaux ont été fixés au rectum par des points de suture. Toute autre est la pratique de Peters. Une sonde est d'abord introduite dans chaque uretère et fixée par un point de suture. La vessie est alors extirpée et l'on ménage autour des uretères une collerette vésicale. Ceci fait, on découvre le rectum à travers le tissu cellulaire du petit bassin et on l'incise sur ses faces latérales; une pince, introduite par l'anus, sort par l'une des ouvertures rectales, va à la recherche de la sonde et l'attire et avec elle l'uretère correspondant, muni de sa collerette vésicale. La même manœuvre est répétée pour l'uretère du côté opposé (fig. 26). Peters ne fait aucune suture pour fixer les uretères à la paroi rectale ; il laisse les sondes à demeure pendant 2 ou 3 jours, jusqu'à ce que les uretères adhèrent dans leur nouvelle position.

Ce qui prime dans la modification apportée à la manière de faire de Maydl, c'est que, par crainte du péritoine, on détruit l'intégrité de l'appareil sphinctérien des embouchures urétérales; car, pour séparer les deux uretères, il faut nécessairement sectionner *les fibres musculaires inter-urétérales.*

On s'éloigne donc du principe de l'opération de Maydl sans que l'on soit sûr de toujours respecter la séreuse péritonéale. Nous avons vu, en effet, en étudiant l'anatomie pathologique de l'exstrophie, combien le trajet de la séreuse péritonéale est variable selon les cas; très souvent le cul-de-sac de Douglas descend tellement bas qu'il est matériellement impossible de disséquer la vessie, de mobiliser les uretères et de se créer à travers le tissu cellulaire du pelvis une route jusqu'au rectum sans blesser ce cul-de-sac.

Je résume ci-dessous tous les cas d'exstrophie opérés par le procédé de Maydl ou par l'une des variantes précédemment exposées.

Obs. I. Karl Maydl. — Jeune homme de 20 ans, opéré le 19 juin 1892, à la clinique chirurgicale de Prague. Dissection de la vessie *après* ouverture préalable du péritoine ; lambeau vésical à grand axe transversal et l'incision de l'S iliaque, verticale, d'où torsion de 90° de l'ellipse vésicale. La plaie abdominale fut fermée dans une deuxième séance opératoire le 1er juillet, par deux lambeaux pédiculés à base supérieure. Guérison. Les dernières nouvelles, qui datent de 2 ans après l'opération, sont excellentes ; le malade a des mictions toutes les 3 à 4 heures.

Obs. II. Maydl. — P. K..., fille, 12 ans ; opérée le 17 avril 1893. Même technique que dans l'observation I. Suites normales. A sa sortie le 17 juin 1893, la malade a 3 à 4 selles par jour ; aucune miction la nuit. Ses dernières nouvelles, très bonnes, datent de 1899, 5 ans et demi après l'opération.

Obs. III. Maydl. — Femme, 22 ans, opérée le 20 janvier 1895. Même technique. Les jours suivants, apparition d'une fistule urinaire, qui nécessite une intervention complémentaire. Sort le 13 avril 1895, guérie et parfaitement continente.

En 1896, la continence se maintient ; la malade urine toutes les six heures. Meurt dans le « marasme » en novembre 1897, 2 ans et 10 mois après l'opération.

Obs. IV. Maydl. — Garçon de 7 ans, opéré le 2 janvier 1895. Même technique. Hémorragie notable au cours de l'opération. Mort le lendemain par suite d'intoxication chloroformique.

Obs. V. Maydl. — Fille de 7 ans, opérée vers la fin de l'année 1895. Le lambeau vésical fut d'abord fixé par quelques points séro-séreux à la face antérieure de l'S iliaque ; puis l'S iliaque fut incisé et l'ellipse vésicale anastomosée par deux rangées de sutures. Le reste comme plus haut. Guérison. A la sortie, la continence est de 5 à 6 heures ; il y a éversion d'un peu de muqueuse vésicale mais pas de fistule véritable. Les dernières nouvelles datent de 1899, 4 ans après l'opération. La malade est couturière et son état de santé est excellent.

Obs VI, Maydl. — Garçon de 4 ans, opéré le 2 juillet 1897. Dissection extrapéritonéale de la muqueuse vésicale ; on n'ouvre le péritoine qu'au moment de la taille du lambeau vésical. On conserve autour de ce lambeau beaucoup de péritoine qui servira à couvrir les sutures anastomotiques trigono-intestinales. Guérison. Le malade sort le 17 août 1897 ; le jour il urine toutes les 4-5 heures ; la nuit toutes les 6 à 7 heures. Les dernières nouvelles, excellentes, datent de 2 ans après l'opération.

Obs. VII. Maydl. — Garçon de 7 ans, opéré le 29 novembre 1897. L'opération est conduite comme dans l'observation VI. Guérison. Scarlatine au cours de la convalescence; à sa sortie le 2 mars 1898, le malade avait des mictions toutes les 3 à 4 heures. Les dernières nouvelles datent de 1899 et sont très favorables.

Obs. VIII. Maydl. — Garçon de 14 ans, opéré le 28 mars 1898. Dissection intrapéritonéale de la vessie. On conserve autour du lambeau vésical beaucoup de péritoine pour recouvrir les sutures trigono-intestinales. Guérison. Durée d'observation, 1 an.

Obs. IX. Maydl. — Garçon de 7 ans, opéré le 14 juillet 1898. Sort guéri le 16 août. Continence de 2 heures et demie. Durée d'observation 6 mois.

Obs. X. Maydl. — Garçon de 4 ans et demi, opéré le 20 novembre 1898. Dissection extrapéritonéale de la vessie. Fixation du lambeau vésical à l'S iliaque avant l'ouverture de celui-ci. Sort guéri le 24 décembre. A la sortie, le malade a des mictions toutes les 5 à 6 heures.

Obs. XI. Wölfler (186 et 187). — Marie Hilf, 8 ans, opérée à la clinique chirurgicale allemande de Prague, le 26 janvier 1895. Dissection extrapéritonéale de la muqueuse vésicale. Torsion de 90° de l'ellipse vésicale. Hémorragie abondante au cours de l'opération. Sort le 4 avril 1895, ayant 6 selles dans les 24 heures. Nouvelles de la malade en 1895; santé excellente; ampoule rectale très dilatée (187). Dernières nouvelles du 19 mars 1903 (1). Etat général excellent, continence parfaite de 3 heures.

Obs. XII. Wölfler. — V. Rosa, 8 ans, opérée le 16 janvier 1897. Les 2 uretères étant très écartés, Wölfler excise une partie de la muqueuse du pont interurétéral et diminue ainsi les dimensions de l'ellipse vésicale.

Au cours de la dissection de la vessie Wölfler ouvre par mégarde le vagin qu'il suture aussitôt. Durée de l'opération 2 heures et demie. Suites normales. Guérison. A la sortie, les mictions se font toutes les 2 à 3 heures. Le 24 avril 1900, 3 ans après l'opération la malade revient à la clinique avec une forte coqueluche, du prolapsus rectal et de l'incontinence. Sous l'influence du repos l'incontinence *disparaît le jour*, mais pendant la nuit la malade est constamment mouillée (2).

Obs. XIII. Wölfler (Inédite (2).— Kurbiss, Marie, 20 ans. Exstrophie avec pyélonéphrite droite. Le 25 juin, Wölfler fait un Maydl, mais avec l'uretère gauche seulement, le rein droit devant être extirpé plus tard. Mort le 29 juin. A l'autopsie : pyélite bilatérale; atrophie du rein droit; néphrite suppurée à gauche.

(1) Communication écrite du 30 mars 1903 du docteur Victor Lieblein, privat-docent à la clinique chirurg. du prof. Wölfler.

(2) Communication privée du docteur Leiblein, privat-docent à la clinique chirurg. du prof. Wölfler de Prague, datée du 10 mars 1903.

Obs. XIV. Ewald (188). — Garçon, 5 ans, opéré en septembre 1896. Lambeau vésical à grand axe transversal ; incision longitudinale de l'S iliaque, transformée en transversale par traction latérale ; donc, pas de torsion de l'ellipse vésicale. Guérison. Les dernières nouvelles datent de janvier 1903, 6 ans après l'opération. Etat général parfait ; continence de 6 à 8 heures ; aucun signe d'intolérance rectale (*).

Obs. XV. Ewald (188). — Garçon, 1 an et demi, opéré le 9 mai 1899. Guérison. Durée d'observation, 2 ans. L'enfant se développe normalement et se porte bien.

Obs. XVI, Ewald (188). — Garçon de 3 ans, opéré le 22 juillet 1898. Guérison. A la sortie, continence de 2 à 3 heures. Durée d'observation, 3 mois (1).

Obs. XVII. Von Eiselsberg (189).— Homme, âgé de 31 ans, opéré le 21 février 1896. Ouverture d'emblée du péritoine ; on garde beaucoup de séreuse autour de l'ellipse périurétérale ; avec cette séreuse exubérante, von Eiselsberg fit une greffe péritonéale par-dessus les sutures anastomotiques. La vessie ne fut pas extirpée ; sa surface s'épidermisa complètement à la longue. Douze jours après l'opération, il se forma une fistule sterco-urinaire qui guérit spontanément. Sort le 20 mai ayant 2 à 3 mictions par jour, aucune la nuit.

Durée totale d'observation, 2 ans et 7 mois. En 1897, douleurs lombaires à gauche et accès de fièvre pendant 14 jours ; depuis le mois d'avril 1897, le malade est continent le jour, mais perd ses urines la nuit.

Obs. XVIII. Von Eiselsberg (189). — Garçon de 8 ans, opéré le 30 juillet 1896. La muqueuse vésicale ne fut pas extirpée ; le lambeau vésical est implanté dans une plaie oblique de l'S iliaque. Le 21e jour après l'opération il se forma une fistule sterco-urinaire qui se ferma spontanément 3 mois plus tard.

Température élevée pendant 40 jours après l'opération. Sort le 28 novembre 1896 ; le jour le malade a 6 mictions, la nuit aucune. L'enfant revient à la clinique de Konigsberg en janvier 1899 ; l'état est moins bon la nuit l'incontinence est absolue et le jour il lui arrive aussi de perdre ses urines. Grâce aux massages du sphincter anal le malade redevient parfaitement continent le jour ; la nuit on doit le réveiller toutes les 2 heures.

Obs. XIX. Von Eiselsberg (189). — Garçon de 6 ans, opéré le 14 juin 1898. Mort le lendemain de l'opération, de péritonite généralisée.

(1) Communication écrite du docteur Ewald du 13 janvier 1903.

Obs. XX. Von Eiselsberg (189). — Garçon de 6 ans, opéré le 18 juillet 1898; au 9e jour après l'opération, fistule sterco-urinaire qui guérit spontanément. Sort le 6 septembre; continence parfaite le jour, mais la nuit il mouille quelquefois. Les dernières nouvelles datent de 1903, 4 ans et demi après l'opération (*). La continence est parfaite et l'état général ne laisse rien à désirer.

Obs. XXI. Von Eiselsberg. — Garçon de 12 ans, opéré le 3 novembre 1898. Les 2 uretères étant trop écartés l'un de l'autre, von Eiselsberg enlève une partie de la muqueuse inter-urétérale. Pour assurer les sutures au niveau des 2 angles de la plaie intestinale, l'auteur établit, à l'aide de points de sutures autour de chaque uretère, une collerette péritonéale sous laquelle l'embouchure urétérale est enfouie. Du 15 au 24 novembre, douleurs lombaires et fièvre vespérale. Guérison. Durée d'observation, 2 mois. Le malade a 3 ou 4 mictions par jour : la nuit, continence parfaite.

Obs. XXII. Von Eiselsberg. — Garçon de 8 ans, opéré le 3 novembre 1898. Mort le 5e jour. A l'autopsie, on constata une péritonite diffuse due à ce que les sutures urétéro-intestinales avaient toutes lâché.

Obs. XXIII (inédite). Von Eiselsberg (1). — Fillette de 4 ans, opérée à la clinique chirurgicale de von Eiselsberg, à Vienne, en mai 1901. L'enfant, revue en janvier 1903, se porte très bien et est parfaitement continente.

Obs. XXIV, Herczel (190). — Garçon de 5 ans, opéré le 25 mai 1897. Hémorragie notable pendant l'opération qui a duré 2 heures et demie. Pendant la convalescence, l'enfant eut une pneumonie et une abondante polyurie accompagnée de douleurs rénales. Guérison. Durée d'observation, 2 ans. Le malade urine toutes les 6 à 7 heures. Polyurie constante.

Obs. XXV. Herczel (190). — Homme de 25 ans, opéré le 20 décembre 1897. Abondante hémorragie. Les suites opératoires furent troublées par un abcès des corps caverneux. Guérison. Le malade urine toutes les 3 heures. Durée d'observation, 1 an et 5 mois.

Obs. XXVI. Herczel (190). — Garçon de 11 ans, opéré le 9 mars 1899. Hémorragie abondante de la région prostatique. Guérison. Durée d'observation, 1 mois. Le jour, le malade urine toutes les 5 à 6 heures; la nuit, les mictions sont plus fréquentes et quelquefois il y a de l'incontinence. Polyurie très abondante.

(1) Communication écrite du professeur Von Eiselsberg du 27 février 1903.

Obs. XXVII. Schnitzler (191). — Homme de 25 ans, opéré le 27 janvier 1895. Après anastomose, l'S iliaque fut fixé au péritoine pariétal. Les sutures lâchèrent et il se forma à la partie inférieure de la paroi abdominale un véritable cloaque. Le 10 avril 1896, Schnitzler essaie de fermer la brèche intestinale. Mort à la suite de cette seconde intervention. A l'autopsie, pyélonéphrite et péritonite. Durée de l'observation, 1 an et 3 mois.

Obs. XXVIII. Pendl (192). — Garçon de 7 ans. Maydl type, l'S iliaque est fixé à la paroi avant l'anastomose, qui est ainsi faite en dehors du péritoine. Guérison. Deux mois après l'opération, le malade urine toutes les 3 ou 4 heures.

Obs. XXIX. Korteweg (193). — Maydl type. Mort. A l'autopsie, pyélonéphrite et pneumonie.

Obs. XXX. Tuffier (194). — Garçon de 15 ans, opéré le 13 janvier 1898. L'S iliaque fut fixé à la paroi après anastomose. Durée 2 heures et quart. Pendant la convalescence, fistule sterco-urinaire, guérie spontanément. Guérison. Mort par tuberculose pulmonaire en 1900.

Obs. XXXI (inédite (1)]. Tuffier. — Petit garçon qui subit un Maydl type. Guérison. Pas de renseignements ultérieurs.

Obs. XXXII. Forgue (195). — Garçon opéré le 9 mars 1900. Maydl type ; dissection extrapéritonéale de la muqueuse vésicale. Eventration au 8e jour. Guérison.

Obs. XXXIII. Nové-Josserand (196). — Garçon, 5 ans et demi, opéré le 24 février 1899. Maydl type. Guérison. A la sortie, le 17 mai 1899, l'enfant urine toutes les 3 heures. Les dernières nouvelles datent du 18 mars 1903 (2), 4 ans après l'opération ; l'état général est excellent ; l'enfant urine tous les trois quarts d'heure.

Obs. XXXIV. Roux (197). — Garçon, 2 ans, opéré en 1898. Guérison. Les dernières nouvelles datent du 25 avril 1903, 5 ans environ après l'opération. « L'enfant doit en hiver sortir de l'école — qu'il fréquente normalement — toutes les 2 heures. Mon opéré doit obéir au besoin d'uriner, sous peine de se mouiller ; il ne peut attendre plusieurs minutes à volonté (3). »

(1) Communication écrite de M. Tuffier du 15 décembre 1902.
(2) Communication écrite du docteur Nové-Josserand du 18 mars 1903.
(3) Communication écrite du professeur Roux, de Lausanne, du 25 avril 1903.

Obs. XXXV. Resegotti (198). — Garçon de 9 ans, opéré le 12 décembre 1895. Pendant la convalescence, plusieurs accès de fièvre accompagnés de douleurs rénales. Guérison. A la sortie de l'hôpital, l'enfant avait 8 mictions dans les 24 heures. Dernières nouvelles, de février 1898, excellentes. L'enfant, fils de paysans, participe à tous les travaux et sa continence est irréprochable (1).

Obs. XXXVI. Trombetta (199). — Garçon de 10 ans, opéré le 15 juin 1896. Guérison. Durée d'observation, 4 mois.

Obs. XXXVII. Crespi (200). — Garçon de 2 ans et demi, opéré le 8 décembre 1896. Sort guéri le 22 du même mois. Les dernières nouvelles datent de septembre 1898 ; l'enfant urine toutes les 2 heures.

Obs. XXXVIII. Boari (201). — Garçon de 19 mois, opéré en août 1898. Hémorragie abondante, pendant la dissection de la muqueuse vésicale. Mort, le lendemain, d'hémorragie.

Obs. XXXIX. Bucheri (202). — Garçon de 12 ans, opéré le 13 mars 1898. L'uretère gauche a son embouchure trop près des téguments, il est donc impossible de garder autour de cette embouchure une collerette de muqueuse vésicale ; les sutures anastomotiques pénètrent en pleine paroi urétérale. Mort, 16 heures après l'opération. Autopsie : les sutures ayant lâché à gauche, il y avait eu septicémie péritonéale.

Obs. XL. Orloff (203). — Garçon de 12 ans, opéré le 9 mai 1896. L'ellipse vésicale a son grand axe vertical. On a de grandes difficultés pour attirer l'S iliaque dans la plaie abdominale, le méso-iliaque étant trop court, ratatiné. Le sphincter rectal fut sectionné au thermocautère à la fin de l'opération. Sort guéri le 28 juin 1896. Continence de 3 à 4 heures. Durée d'observation, 2 ans et 1 mois. Le malade rentre à l'hôpital le 1er décembre 1896, parce que la nuit il a de l'incontinence. A partir du 31 octobre 1897, le malade a une série d'attaques d'urémie. Il meurt le 23 juin 1898 ; à l'autopsie : pyélonéphrite double.

Obs. XLI. Orloff (203). — Fillette de 3 ans, opérée le 30 janvier 1899. Collapsus pendant l'opération ; à cause de cet accident on finit rapidemen en ne faisant qu'une seule rangée de sutures. Mort le 4 février de péri tonite généralisée.

Obs. XLII. Orloff (203). — Homme, 24 ans, opéré le 9 octobre 1900. Maydl type. Le soir de l'opération, forte hémorragie par l'anus. Le

(1) Communication écrite du docteur Resegatti, de Come, du 13 février 1903.

14 octobre, à la suite d'une nouvelle hémorragie, Orloff fait une laparotomie, incise l'S iliaque pour chercher la source de l'hémorragie ; on ne trouve rien. L'état général s'aggrave progressivement et le malade succombe à une pyélonéphrite double avec broncho-pneumonie et parotidite.

Obs. XLIII. Derioujinski (204). — Garçon de 13 mois, opéré le 29 novembre 1900. Maydl type. Les dernières nouvelles datent du 2 mars 1903. L'enfant urine d'habitude toutes les 2 à 3 heures ; mais il y a des jours où les mictions sont involontaires (1).

Obs. XLIV. Voscresenski (205). — Jeune homme de 16 ans. Maydl type. Le 4e jour après l'opération, pneumonie double. Mort le 15e jour. A l'autopsie, bronchopneumonie bilatérale. Pyélite fibrineuse gauche, dilatation des uretères.

Obs. XLV. Graubner (206). — Fillette de 11 ans, opérée le 21 avril 1898. Incision transversale de l'S iliaque; après l'anastomose, l'S iliaque fut fixé au péritoine pariétal afin d'isoler la région de la grande cavité péritonéale. Guérison. Les dernières nouvelles datent du 6 avril 1903, près de 5 ans après l'opération (2). L'état général est excellent ; la jeune fille a 3 à 4 mictions par jour ; une garde-robe solide dans les 24 heures ; aucun signe de rectite.

Obs. XLVI Dudley-Allen (207). — Garçon de 15 ans, opéré le 3 novdmbre 1898 ; guérison. A sa sortie, en décembre, le malade urine toutes les 4 ou 5 heures le jour ; la nuit, aucune miction. Les dernières nouvelles datent de février 1903 (3). Le jour, le malade retient ses urines 3 à 5 heures en moyenne ; la nuit, il perd parfois involontairement un peu d'urine. Etat général très satisfaisant.

Obs. XLVII. Dudley-Allen (207). — Homme, 32 ans, opéré le 23 avril 1900. Guérison. Les dernières nouvelles datent du 27 décembre 1902 (4). Mictions toutes les 3 heures pendant le jour ; la nuit, aucune miction.

Obs. XLVIII. Dudley-Allen (207). — Homme, 21 ans ; le cinquième

(1) Communication écrite du docteur Derioujinsky, de Moscou, du 2 mars 1903.
(2) Communication écrite du docteur Graubner, de Dorpat, du 20 avril 1903.
(3) Communication écrite du docteur Dudley-Allen du 19 *février* 1903.
(4) *Idem.*

jour après l'opération, désunion complète des sutures, péritonite généralisée et mort (1).

Obs. XLIX. Ehrich (208). — Femme de 44 ans. Ectopie de la vessie avec épithelioma de celle-ci. Opération le 31 mars 1898. Extirpation de la tumeur d'abord, puis opération de Maydl. Suites mauvaises d'emblée; mort le huitième jour. Autopsie, pyélonéphrite double, dilatation des 2 uretères, le gauche a le calibre d'une anse d'intestin grêle. Entérite ulcéro-membraneuse intense.

Obs. L. Frank Rudolf (209). — Garçon de 16 ans, opéré le 28 juin 1898. Guérison. Sort de l'hôpital le 6 août. Miction toutes les 5 heures; aucune miction pendant la nuit. Durée d'observation, 2 ans.

Obs. LI. Frank Rudolf (209). — Garçon de 16 ans. Maydl type. Le jour de l'opération, à la suite d'un fort accès de vomissement, issue de l'intestin grêle à travers la plaie abdominale. Reposition. Fistule sterco-urinaire qui guérit spontanément. Guérison. Le malade a des mictions toutes les 3 à 5 heures. Durée d'observation, 2 mois et demi.

Obs. LII. Soubotine (210). — Fillette, 2 ans, opérée en 1901. Guérison. Durée d'observation, un mois. Pendant la nuit l'enfant urine toutes les 4 ou 5 heures; le jour, la continence ne dépasse pas 10 minutes.

Obs. LIII. Preindlsberger (211). — Garçon; Maydl type. Mort le neuvième jour. A l'autopsie, pyélonéphrite, péritonite diffuse et entérite.

Obs. LIV. Preindlsberger (211). — Maydl type. Mort dix semaines après l'opération. A l'autopsie, pyélonéphrite, gastro-entérite avec maximum de lésions dans l'S iliaque et dans le rectum.

Obs. LV. Schede (212). — Enfant, opéré le 24 février 1901. Mort le quinzième jour, de pyélonéphrite double.

Obs. LVI. Schede (212). — Fille, opérée le 24 février 1901. Sort guérie de l'hôpital; mais quelques mois après l'enfant meurt chez elle. La cause de la mort est inconnue (2).

Obs. LVII (personnelle). — F..., Léon, 11 ans, entre dans le service de M. Jalaguier, à l'hospice des Enfants-Assistés, le 8 décembre 1902.

(1) *Idem.*
(2) Communication écrite du docteur H. Graff, privatdocent de chirurgie, à Bonn, du 5 mars 1903.

Nous ne savons rien de ses antécédents héréditaires, F... étant un enfant abandonné de ses parents ; l'enfant lui-même est bien développé pour son âge, il n'a jamais fait de grande maladie et ne présente actuellement aucune lésion organique en dehors du vice de conformation de la vessie. En découvrant l'enfant, on constate dans la région hypogastrique

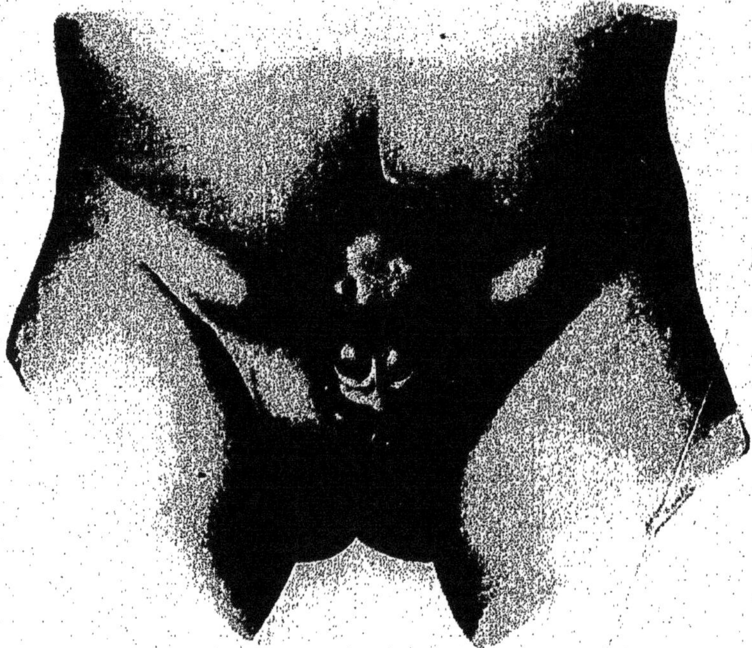

FIG. 27. — État des organes de l'enfant Fa... à son entrée dans le service de M. Jalaguier.

une tumeur ovoïde du volume d'une mandarine, masquée à sa partie inférieure par une verge rudimentaire qui, fortement relevée, s'applique contre la tumeur. La tumeur qui constitue l'exstrophie mesure 6 centimètres dans le sens longitudinal sur 8 dans le sens transversal.

Dans ses deux tiers supérieurs elle est complètement épidermisée, le tiers inférieur de la tumeur est au contraire d'un rouge très vif (fig. 27) et parsemé de grosses granulations rouges, turgescentes et qui saignent au moindre contact.

L'urine jaillit à la partie inférieure dans le sillon que forme avec la vessie la verge relevée ; on ne voit pas les orifices urétéraux, qui sont cachés entre les mamelons qui existent à ce niveau ; en écartant ces mamelons et en déplissant la muqueuse, on les aperçoit au moment de l'éjaculation urinaire.

La vessie exstrophiée fait, au dessus du plan de la paroi abdominale, un relief de 4 centimètres environ ; elle se réduit sous l'influence de la pression et bombe fortement en avant lorsque le malade fait un effort abdominal. Au-dessus de la tumeur, on voit une vaste cicatrice étoilée, irrégulière qui est la trace évidente d'une ancienne intervention autoplastique qui n'a pas réussi. La ligne blanche est très élargie ; elle mesure 3 centimètres immédiatement au-dessus de la tumeur et va en se rétrécissant pour ne mesurer que 5 millimètres au niveau de l'appendice xiphoïde.

Il n'y a aucune trace d'ombilic. En faisant asseoir le malade, on met en relief les muscles droits de l'abdomen qui paraissent normalement développés.

Au-dessous de la tumeur se trouve un rudiment de verge fortement relevé contre la vessie exstrophiée ; on ne distingue, si on laisse la verge en place, que le gland. Celui-ci est pourvu à sa face inférieure d'un énorme prépuce pendant en tablier. En attirant le gland en bas, on voit que la verge, en épispadias complet, forme un appendice aplati sur la face supérieure muqueuse, arrondi sur la face inférieure tégumentaire. L'urèthre a 4 centimètres de longueur sur 2 de largeur ; la muqueuse uréthrale est violacée, on aperçoit au niveau de l'angle que forme la verge avec la vessie 2 orifices qui permettent l'introduction d'un stylet très fin, ce sont les orifices des deux canaux éjaculateurs. Au-dessous de la verge on voit le scrotum bien développé et séparé en deux moitiés par un raphé très accusé ; les testicules existent des deux côtés ; le droit est dans le scrotum, le gauche est situé au-dessous de l'anneau inguinal externe. La peau du scrotum est eczémateuse et constamment couverte de croûtes et de mucus. Les deux aines forment autour de la tumeur un pli concentrique, qui s'accuse surtout lorsque le malade court ou qu'il fait des efforts, il n'y a pas de hernie. De chaque côté de la tumeur se dessinent, sous le bourrelet cutané que je viens de décrire, deux saillies dures qui représentent les pubis.

Ces saillies sont distantes de 8 centimètres, et lorsqu'on déprime l'angle péno-scrotal on constate que la symphyse pubienne manque. Par le toucher rectal on explore encore mieux les deux pubis et l'espace interbubien ; le rectum est reporté en avant, et en explorant sa face antérieure, le doigt se dessine sous la vessie. Entre le rectum et la vessie on sent une petite tumeur qui est vraisemblablement la prostate. Le sphincter anal est très énergique ; il serre fortement l'index ; pas de prolapsus de la muqueuse rectale.

Le 15 décembre j'ai fait le cathétérisme des uretères avec des sondes n° 10 afin de recueillir les urines pour les faire analyser.

L'urine ne sourd pas simultanément des deux côtés; il y a entre les 2 mictions un intervalle de 30 secondes environ; de plus, la miction se fait par jet brusque, par une véritable éjaculation; à chaque jet on recueille environ 50 gouttes d'urine. Voici le résultat de l'analyse faite par M. Leclerc, pharmacien à Paris.

Urines du rein gauche :

Densité, 1202. Réaction, légèrement alcaline.

Traces d'albumine.

Urée, 16 gr. 65 par litre.

Chlorures, 10 gr. 10 par litre.

Cryoscopie, $\Delta = -1°,15$.

Très nombreuses hématies.

Urines du rein droit :

Densité, 1024.

Réaction, légèrement alcaline.

Urée, 16 gr. 30 par litre.

Chlorures, 17 gr. 80 par litre.

Cryoscopie, $\Delta = -1°,80$.

Légère trace d'albumine. Quelques hématies.

A partir du 16 décembre, le malade est mis au régime lacté; le scrotum et les parties avoisinantes de la tumeur sont asséchées par une pâte à l'oxyde de zinc; les végétations de la muqueuse vésicale sont désinfectées avec une solution de nitrate d'argent à 1/30; le malade est purgé et baigné tous les 2 jours et on fait des lavages quotidiens de l'intestin à l'eau bouillie.

Opération, le 20 décembre 1902. Opérateur, A. Katz aidé par M. Gasne, interne du service (1).

Anesthésie au chloroforme; après nettoyage et cathétérisme des uretères, je commence par disséquer aux ciseaux le bord supérieur de la tumeur *au-dessus* de la partie épidermisée qui surplombe celle-ci (fig. 28) et je pénètre d'emblée dans le péritoine. Sur l'index introduit dans la cavité abdominale comme guide, je sectionne successivement les bords gauche, droit et inférieur de la vessie exstrophiée. A ce niveau, la section porte *au-dessus* des orifices d'embouchure des canaux éjaculateurs; l'hémorragie, nulle jusque-là, est assez abondante au bas de la plaie, car les corps caverneux ont été intéressés. Tamponnement serré; extirpation de la vessie jusqu'au voisinage des uretères autour desquels est conservé un lambeau ayant 2 cm.5 de large sur 1 cm.5 environ de longueur. Les

(1) Je prie M. le professeur agrégé Jalaguier de vouloir bien agréer l'expression de ma reconnaissance pour le très grand honneur qu'il me fit en me confiant l'opération de ce malade.

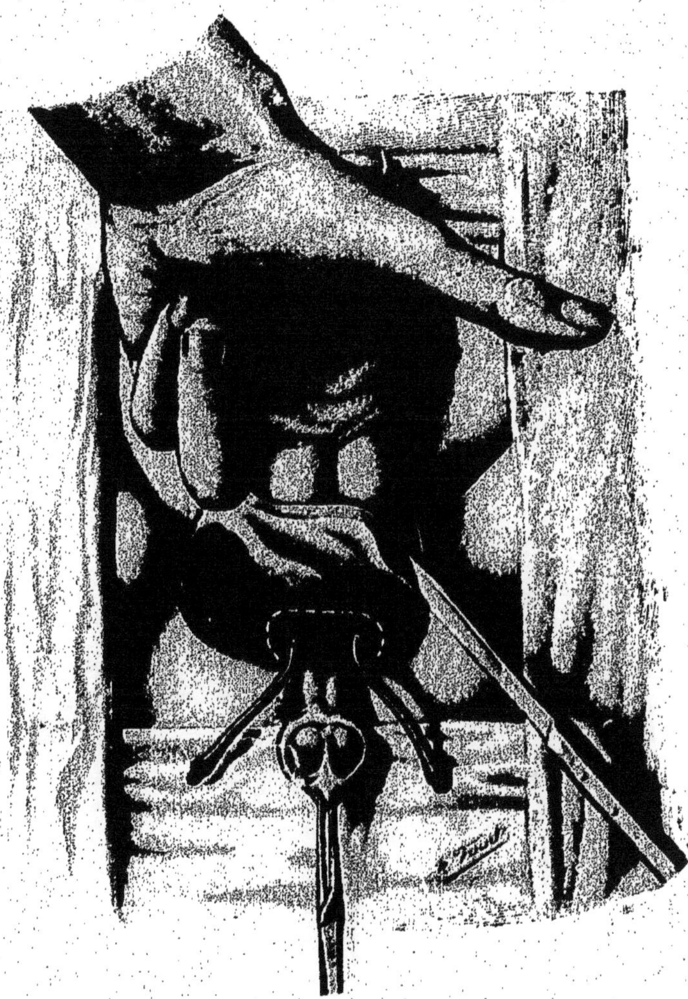

FIG. 28. — Le bord de la vessie exstrophiée a été incisé jusque et y compris le péritoine; sur l'index introduit dans la cavité abdominale, comme guide, on sectionne les bords latéraux de la vessie. Le futur lambeau péri-urétéral est indiqué en pointillé.

uretères sont libérés avec l'index droit et sur une hauteur de 5 centimètres.

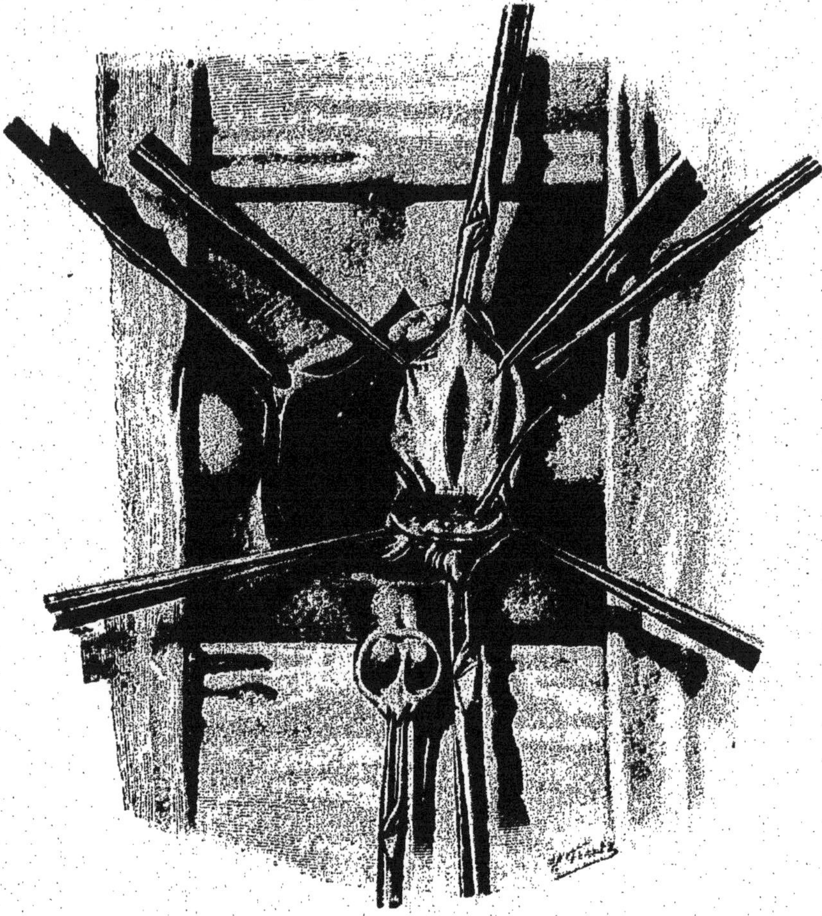

FIG. 29. — L'S iliaque est incisé le long de son bord libre ; un surjet séro-séreux fixe le péritoine du lambeau vésical à la séreuse de l'S iliaque.

Le lambeau vésical, les uretères et les sondes sont enveloppés dans une compresse ; comme les pavillons des sondes furent bouchés dès le début de l'opération avec des faussets en bois, stérilisés, je n'ai pas eu une goutte d'urine dans le champ opératoire.

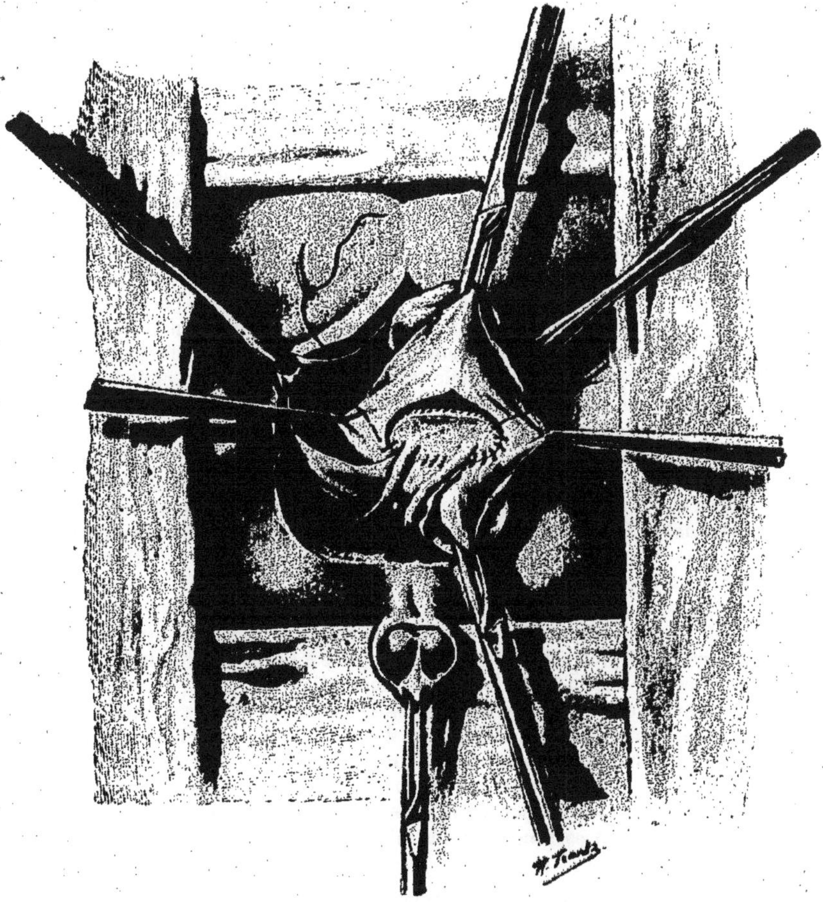

FIG. 30. – Le lambeau vésical est insinué dans la plaie intestinale et fixé à ses lèvres.

Le malade est mis dans la position de Trendelenburg ; la plaie abdominale est agrandie par en haut, l'S iliaque attiré dans la plaie, isolé de la cavité abdominale par des compresses, vidé de son contenu par pression digitale, et fermé en amont et en aval du champ opératoire par deux pinces à mors élastiques. Par un surget séro-séreux, je fixe le bord inférieur du lambeau vésical *retourné* au péritoine de l'S iliaque (fig. 29).

Celui-ci est incisé le long de son bord libre ; deux pinces de Chaput tirant sur les côtés transforment cette incision en une plaie transversale; les sondes urétérales sont retirées, le lambeau vésical est invaginé dans la plaie intestinale et fixé.

Un premier surjet muco-muqueux est fait à la soie n° 00 ; par-dessus, un deuxième surjet fixe la couche musculeuse de la vessie à la musculeuse et à la séreuse de l'intestin. Ces sutures sont enfouies par un surjet séro-séreux. Celui-ci, déjà commencé au niveau du bord inférieur, avant même l'ouverture de l'intestin, est continué sur toute la circonférence et est particulièrement soigné au niveau des deux angles de la plaie, où j'ai soin de constituer deux collerettes de péritoine intestinal pour la protection des uretères. Tout est alors réduit dans l'abdomen ; l'hémostase des corps caverneux nécessita deux ligatures ; la plaie abdominale ne fut fermée que dans ses deux tiers supéri urs ; en bas le rapprochement des bords est impossible par simple traction. Je mets dans la plaie un drain et une mèche ; après le pansement abdominal, un gros drain de caoutchouc est mis dans le rectum. Les suites furent normales pendant les 3 premiers jours après l'opération. L'enfant rendit par le rectum le 1er jour, un mélange de matières et d'urine ; mais le 2e et 3e jours l'urine sortit claire et très abondante. Le 3e jour le malade fut secoué par un formidable frisson qui dura 2 heures ; la température monta brusquement à 41° ; en même temps le malade se plaignit de fortes douleurs dans les deux régions lombaires.

A partir de ce moment l'état de l'enfant empira rapidement ; les frissons et la fièvre à 41° reparurent tous les soirs ; les douleurs lombaires ne cessèrent plus ; il y eut anurie complète à partir du 5e jour et l'enfant succomba le matin du 7e jour après l'opération.

L'autopsie, faite 48 heures après la mort, permit de constater que la mort était due à une pyélonéphrite double. Les deux uretères rétrécis à leur terminaison, dilatés dans toute leur portion sus-vésicale étaient perméables ; à l'incision des bassinets et des reins s'écoula un pus sale extrêmement fétide ; les deux reins, considérablement augmentés de volume, étaient parsemés d'abcès miliaires. Le péritoine était intact.

II. — Anastomose urétéro-colique

Obs. LVIII. Park. — Garçon de 4 ans. Park anastomosa le trigone vésical dans le côlon descendant. Mort le 3e jour. A l'autopsie, on constate l'absence (?) de l'S iliaque et un rétrécissement congénital du rectum.

III. — Anastomoses urétéro-rectales

Obs. LIX. Mikulicz. — Homme de 28 ans, opéré le 14 novembre 1895. Anastomose trigono-rectale. Section du sphincter anal pour permettre l'introduction d'un drain. Les jours suivants, fistule sterco-urinaire, qui se ferma spontanément. L'incontinence est *absolue*. Mort, 4 mois après l'opération, de pyélonéphrite double.

Obs. LX. Krynski. — Homme de 23 ans. Anastomose trigono-rectale le 23 avril 1895. Guérison. Durée d'observation, 14 mois. Continence parfaite.

Obs. LXI. Estor. — Garçon de 15 mois opéré le 28 octobre 1901. Dissection de la vessie après ouverture du péritoine. Incision transversale du rectum. Aucune torsion du lambeau vésical. Les dernières nouvelles datent du 19 janvier 1903 (1). L'enfant urine toutes les 3 à 5 heures. La nuit, la continence est parfaite. Aucun signe d'intolérance rectale, ni de néphrite.

Obs. LXII. Frank Hartley. — Garçon de 3 ans et demi, opéré le 22 février 1900. Hémorragie abondante pendant l'opération. Guérison. Durée d'observation 1 an. L'urine est retenue jusqu'à 4 heures par jour ; une seule miction la nuit ; aucun signe d'irritation rectale, ni rénale.

Obs. LXIII. Malinowski. — Femme, opérée en 1900. Par la voie sacrée on découvre le rectum ; puis la malade est couchée sur le dos, la vessie est disséquée et extirpée, sauf au niveau des uretères où on laisse un lambeau vésical contenant les embouchures urétérales ; puis on reprend l'opération par la voie sacrée : on va, à travers le tissu cellulaire péri-rectal qu'on dissèque, à la recherche du lambeau vésico-urétéral, on l'attire dans la plaie et on le transplante sur la face antérieure du rectum incisée à cet effet ; mort au 7e jour, d'infection générale.

Obs. LXIV. Colzi. — Garçon de 3 ans, opéré le 24 décembre 1897. Dissection extrapéritonéale de la vessie ; taille d'un lambeau péri-urétéral ; incision transversale de la paroi antérieure du rectum. Transplantation du lambeau vésical. Mort le 3e jour. Autopsie : dilatation des deux uretères, sténose des orifices urétéraux ; hydronéphrose double.

Obs. LXV. Colzi. — Garçon de 5 ans et demie, opéré le 22 janvier 1898. Même technique que dans le cas précédent. Mort le 4e jour. Autopsie : pyélonéphrite double ; œdème pulmonaire.

(1) Communication écrite de M. Estor, de Montpellier, du 19 janvier 1903.

Obs. LXVI. Bergenheim. — Homme de 35 ans, atteint d'exstrophie compliquée d'un *adenoma destruens* de la vessie exstrophiée. Opération le 30 novembre 1894. Extirpation de la vessie, implantation des uretères dans le rectum. Guérison. Il sort de l'hôpital, 4 mois après l'opération. Le jour, miction toutes les 3 à 4 heures ; la nuit, le malade, se réveille une ou deux fois pour uriner, quelquefois il perd involontairement les urines, la nuit.

En juillet 1898, le malade meurt sans qu'on puisse préciser la cause de cette mort (1).

Obs. LXVII. Fritsch. — Simplement mentionnée dans un travail de Maydl. Anastomose urétéro-rectale. Mort.

IV — Implantation de chaque uretère séparément, conservation autour de chaque uretère d'un lambeau vésical.

Obs. LXVIII. Pozza. — Garçon de 10 ans, opéré en 1898. Incision longitudinale de la muqueuse vésicale ; on divise la vessie en deux moitiés. Dissection extrapéritonéale de chaque moitié de la vessie et extirpation de celle-ci, mais en laissant autour de chaque uretère un lambeau de muqueuse. Deux incisions sur la face antérieure du rectum ; transplantation. Toute l'opération se passe en dehors du péritoine. Au 9e jour, petite fistule qui se ferme spontanément. Guérison. L'enfant est vu un an après l'opération ; la continence est parfaite, mais il y a un peu de proctite. Mort, 18 mois après l'opération, de méningite tuberculeuse. A l'autopsie on ne trouve pas d'altération des reins (2).

Obs. LXIX. Capello. — Homme de 20 ans, opéré en 1898. Même technique que dans l'opération précédente. Toute l'opération se passe en dehors du péritoine. Dans les jours suivants, petite fistule qui guérit spontanément. Guérison. A la sortie de l'hôpital, l'enfant urine toutes les 2 heures et demie ; la nuit, la continence est plus grande encore.

Obs. LXX. Peters. — Garçon de 4 ans, opéré le 15 juillet 1899. Exstrophie et prolapsus du rectum. Peters procède d'abord à l'opération du prolapsus en fixant le rectum à la paroi antérieure de l'abdomen. Le 15 juillet 1899, il opère l'exstrophie. Dissection de la vessie, taille autour de chaque uretère d'un petit lambeau vésical ; deux plaies sont faites, une sur chaque face latérale du rectum. Une pince introduite par chaque

(1) Communication écrite du docteur B. Bergenheim, de Stockholm.

(2) Communication écrite du docteur Pozza, de Fivizzani (Italie), du 6 mars 1903.

plaie va à la recherche de l'uretère correspondant, l'attire dans la lumière du rectum, de façon à ce que l'embouchure urétérale fasse hernie. Guérison. Durée d'observation : 3 ans et demi (1). L'enfant va à l'école et retient les urines 3 heures le jour, 6 à 11 heures la nuit.

Obs. LXXI. Peters. — Garçon de 13 ans, opéré le 7 octobre 1901. Même technique que plus haut. L'opération se passe tout entière en dehors du péritoine. Guérison. Les dernières nouvelles datent de février 1903 (2). L'enfant va à l'école, a une continence parfaite. Il urine toutes les 2 à 6 heures, le jour ; il dort 8 à 10 heures, chaque nuit, sans avoir de miction.

Obs. LXXII (inédite). Peters. — Fille de 1 an, opérée le 21 octobre 1901. Même technique. Guérison. Les dernières nouvelles datent de février 1903. La santé de l'enfant est excellente, mais elle est incontinente. L'auteur (2) attribue ce fait au jeune âge de l'enfant.

Obs. LXXIII (inédite) (*). Peters. — Garçon de 4 ans et demi, opéré le 24 janvier 1902. Même technique. Mort au 4e jour de pyélonéphrite double.

Obs. LXXIII. Smith Pye. — Garçon de 14 ans, opéré le 17 septembre 1901. Procédé de Peters (voir obs. LXVIII). Guérison. Durée d'observation : 4 mois. Continence de 3 à 4 heures et tolérance parfaite du rectum.

Obs. LXXIV. Colzi. — Enfant de 1 an et demi, opéré le 13 mai 1894. Transplantation de chaque uretère isolément sur la face antérieure du rectum. Suites normales, sauf l'apparition d'une fistule urinaire, qui se ferma d'ailleurs spontanément. Sort guérie le 11 juin 1894. Quelques temps après sa sortie, l'enfant est ramenée à l'hôpital ; elle a tous les signes d'une double pyélonéphrite, à laquelle elle succombe 7 mois après l'opération.

Obs. LXXV. Colzi. — Garçon de 18 ans, opéré le 10 août 1896. Les deux uretères sont implantés dans une plaie unique en V de la paroi antérieure du rectum. Suites mouvementées : fistule urinaire, symptômes de pyélonéphrite grave qui durent 2 mois. Le malade sort en août 1897 ; continence très bonne, mictions toutes les 2 heures. Les dernières nou-

(1) Lettre du professeur Peters, de Toronto, du 9 février 1903.
(2) Lettre du professeur Peters, de Toronto, du 9 février 1903.

velles datent de janvier 1903 (1). Le malade est actuellement commis de magasin à Fiume (Italie), il retient les urines de 4 à 5 heures et sa santé générale est excellente.

Suites opératoires. — Les malades opérés par le procédé de Maydl ou par l'un de ses dérivés sont presque toujours dans un état de dépression assez marqué durant les heures qui suivent l'intervention. L'opération est quelquefois longue, pénible et l'hémorragie dans la région prostatique, chez l'homme, assez abondante. Il faut donc d'abord remonter l'état général des opérés à l'aide du sérum, de la caféine, etc.

Le tube rectal est adapté à un urinal qui recueille les urines mélangées aux matières; mais très souvent celles ci s'échappent sur les côtés du tube; aussi faut-il constamment surveiller et nettoyer la région anale. Sans cette précaution capitale, le pansement abdominal est bientôt souillé, et comme la plaie abdominale est habituellement largement béante, l'infection de cette plaie et du péritoine serait à redouter. Le troisième jour après l'opération, on enlève les mèches abdominales ; laissées plus longtemps en place, elles pourraient adhérer à l'intestin, et leur ablation, outre qu'elle serait extrêmement douloureuse, pourrait par la traction qu'elle nécessiterait amener la rupture de l'intestin ; un certain nombre de fistules sterco-urinaires n'ont pas d'autres causes. On remet une mèche de gaze stérilisée qu'on change tous les deux ou trois jours jusqu'à la cicatrisation de la plaie abdominale, qui demande habituellement, deux à trois semaines. Quant au tube rectal, il peut être enlevé dès le cinquième jour ; quelques chirurgiens ont fait des lavages rectaux, mais cette pratique est superflue, si le drainage rectal est largement assuré. Une fois le tube enlevé, les mictions rectales s'établissent habituellement de la façon suivante : pendant les premiers jours qui suivent l'opération, il y a incontinence rectale absolue ; puis, rapidement, les urines sont retenues et les mictions se font toutes les 10, 15, 20 minutes ; dans les cas très favorables, dès la troisième semaine, le malade retient l'urine 2 à 3 heures pendant le jour, moins longtemps la nuit.

(1) Communication écrite du docteur Jajo, assistant du professeur Colzi, de Florence, du 13 janvier 1903.

La convalescence n'a dès lors rien de particulier; l'état général des malades se remet avec une rapidité surprenante; débarrassés de leur pénible infirmité, n'étant plus constamment mouillés, les malades peuvent dès lors reprendre la vie commune et s'adonner à n'importe quelle occupation.

Telle est la marche dans les cas heureux où rien ne vient troubler ni l'état post-opératoire, ni le résultat lointain. Mais il y a des mécomptes et dans le chapitre suivant nous allons étudier les complications post-opératoires et tardives.

Complications post-opératoires. Résultats. — Sur les 57 opérations de Maydl type que j'ai pu colliger, je trouve 15 morts, soit 25 p. 100. Sur les 9 cas d'anastomose urétéro-trigono-rectale il y a 5 morts ; enfin sur 9 cas d'anastomose isolée de chaque uretère entouré d'une colerette vésicale il y a 2 morts. Soit une mortalité globale de 22 morts sur 76 cas d'extrophie opérés par le procédé de Maydl ou l'un de ses dérivés décrits plus haut.

Causes de la mort. — Sur les 15 cas de mort à la suite de l'opération de Maydl, on note : 5 fois, la mort dès le lendemain de l'opération ; 1 fois, 5 jours après l'opération ; 2 fois, au huitième jour ; 1 fois, au neuvième jour ; dans 4 cas, la date exacte de la mort n'est pas indiquée. Sur ces 15 cas de mort il y en a 3 (cas 19 de von Eiselberg, cas 39 de Bucheri, cas 40 d'Orloff) dus à ce que les sutures urétérotrigono-intestinales avaient lâché, d'où *péritonite générale* suraiguë ; donc, ces trois cas sont imputables à des défauts de technique, plutôt qu'à l'opération elle-même ; dans un cas (obs. XXXVIII de Boari) le malade, âgé de 19 mois, mourut d'hémorragie; enfin dans un cas (cas III de Maydl), on ne trouva aucune lésion à l'autopsie et Maydl attribua la mort à l'intoxication chloroformique. Il faut donc retenir ce détail : sur les 5 malades morts rapidement après l'opération, 4 sont morts à la suite d'une faute dans la technique, hémostase imparfaite, sutures mal faites. Dans tous les autres cas la mort est due à la *pyélonéphrite* avec ou sans distension du bassinet ou des uretères et ceci malgré l'intégrité des *sphincters urétéraux*.

Analysons maintenant les cas de mort à la suite d'anastomose *urétéro-trigono-rectale*. Dans le cas de Malinowski (obs. LXIII) la cause de la mort n'est pas notée ; dans les 3 autres cas de Colzi (obs. LXIV et LXV) et de Mikuliéz (obs. LIX) la mort fut encore causée par la pyélonéphrite ascendante, *malgré l'intégrité des sphincters urétéraux.* Maydl considère l'anastomose dans le rectum comme infiniment plus grave que l'anastomose dans l'S iliaque. Tietze (213) pense que la pression du bol fécal étant plus grande dans le rectum que dans l'S iliaque, il y a possibilité d'un reflux des matières vers les uretères. Quoi qu'il en soit de cette explication, ce qui importe, c'est qu'en dehors de toute infection opératoire et de toute altération au niveau des orifices urétéro-rectaux, les malades peuvent mourir de pyélonéphrite et ceci, malgré une large perméabilité des uretères et l'intégrité des sphincters urétéraux. Sur les 9 cas d'anastomose *séparée* de chaque uretère entouré d'une collerette vésicale il n'y a eu qu'un seul cas de mort; il s'agit d'un malade de Peters (obs. LXXIII) âgé de 4 ans et demi, qui succomba au quatrième jour de pyélonéphrite double. L'anastomose isolée de chaque uretère compte donc une mortalité de beaucoup inférieure à celle des autres procédés anastomotiques; et pourtant, dans l'anastomose isolée, l'appareil sphinctérien des uretères n'est pas conservé dans toute son intégrité comme dans le procédé de Maydl: ce qui tend à prouver qu'il y a dans le danger d'infection ascendante, plus une question de large perméabilité que celle de l'intégrité des sphincters urétéraux.

En somme, qu'il s'agisse de l'opération typique de Maydl ou de l'une de ses dérivés, les malades sont exposés à la mort par pyélonéphrite, que tout doit faire craindre et que rien, ni la perfection de la technique ni les soins post-opératoires ne peuvent sûrement empêcher.

Résultats éloignés. — La mortalité opératoire assez élevée ne serait pas en elle-même un argument contre les procédés anastomotiques, si les malades qui ont survécu à l'opération n'étaient pas menacés de complications rénales ou intestinales tardives. Nous devons donc rechercher quels sont les accidents qui peuvent survenir chez les malades qui guérissent et quels sont les suites éloignées chez les exstrophiques opérés par le procédé de Maydl ou par l'un de ses dérivés.

Parmi les complications qui peuvent survenir, il faut citer les fistules sterco-urinaires, l'intolérance rectale, la dilatation du rectum, la fatigue et l'insuffisance du sphincter anal et enfin la pyélo-néphrite tardive par infection ascendante.

Les fistules sont fréquentes; elles s'établissent habituellement dès les premiers jours, peu après l'ablation des mèches abdominales. Elles siègent au niveau des angles de la plaie intestinale au lieu d'implantation des uretères; le plus souvent, elles donnent passage à des urines mélangées de matières; quelquefois l'urine sort pure; enfin il arrive que la fistule, petite, ne donne lieu qu'à un suintement muqueux (obs. V de Maydl).

Dans la très grande majorité des cas, ces fistules guérissent spontanément; on est très rarement amené à intervenir; dans ce dernier cas il suffit d'aviver les bords de la fistule et de les suturer; quelquefois les cautérisations au nitrate d'argent suffisent à fermer le trajet.

La dilatation du rectum est presque constante, et si on fait le toucher 1 ou 2 ans après l'opération, on trouve une ampoule rectale énorme qui remplit tout le petit bassin. Cette dilatation est facilitée chez l'exstrophique par ce fait, qu'en avant, le rectum n'est pour ainsi dire pas soutenu; la paroi abdominale est en effet faible à cet endroit, puisque, dans la plupart des cas, on n'arrive pas à la fermer en bas au moment de l'opération.

L'étude de la *continence*, de la tolérance rectale et des complications rénales n'a de valeur, qu'en tant qu'on peut suivre les malades longtemps après l'opération. Dans le but de me renseigner à cet égard, j'ai écrit à tous les chirurgiens qui ont publié des cas d'exstrophie opérés par des procédés anastomotiques; j'ai pu ainsi être renseigné sur un grand nombre de malades suivis longtemps après l'opération.

Ont été suivis :

Pendant 1 mois : les cas 26 et 52.
Pendant 2 mois : les cas 10, 21, 28 et 30.
Pendant 3 mois : les cas 16 et 51.
Pendant 4 mois : les cas 36 et 75.
Pendant 6 mois : les cas 9 et 76.
Pendant 1 an : les cas 8, 15 et 62.
Pendant 15 mois : les cas 27, 60, 61, 71, 72.
Pendant 17 mois : le cas 25.

Pendant 18 mois : le cas 68.
Pendant 19 mois : le cas 23.
Pendant 2 ans : les cas 1, 6, 7, 24, 50.
Pendant 2 ans et 1 mois : le cas 40.
Pendant 2 ans et 2 mois : le cas 43.
Pendant 2 ans et 5 mois : le cas 18.
Pendant 2 ans et demi : les cas 34 et 35.
Pendant 2 ans et 8 mois : les cas 17 et 47.
Pendant 2 ans et 10 mois : le cas 3.
Pendant 3 ans : le cas 12.
Pendant 3 mois et demi : le cas 70.
Pendant 4 ans : les cas 5, 33 et 67.
Pendant 4 ans et 2 mois : le cas 46.
Pendant 4 ans et demi : le cas 20.
Pendant 6 ans ; le cas 14.
Pendant 8 ans : le cas 11.

La *continence* chez ces malades se presente sous 3 aspects différents :

Tantôt la continence, parfaite d'emblée, resta telle durant toute la période d'observation. Tantôt la continence, précaire au début, s'améliora par la suite et des malades qui avaient des mictions toutes les demi-heures, par exemple, arrivaient petit à petit à une continence de 2, 3, 4 heures et plus. Dans une troisième catégorie de cas, le sphincter, suffisant dans les premiers mois, faiblit et les malades qui sont sortis de l'hôpital avec une continence de 2 à 3 heures avaient ultérieurement des mictions fréquentes le jour et la nuit, ils devenaient tout à fait incontinents (cas 16 et 17 de von Eiselsberg, etc.).

Lorsque la continence est parfaite, le malade éprouve toutes les 3 ou 4 heures le besoin d'aller à la garde-robe et la miction rectale revêt deux aspects : chez les uns, l'urin. sort sous la forme d'un liquide sale fortement mélangé à des matières ; chez d'autres, au contraire, et particulièrement chez les malades dont les uretères ont été abouchés au *rectum*, l'urine sort limpide, inodore presque ; 1 fois ou 2 par jour le malade a une véritable garde-robe avec bol fécal solide ; en un mot la miction rectale est complètement indépendante de la défécation.

A l'état normal le rectum est le plus souvent vide ; les résidus de la digestion s'accumulent dans le côlon descendant où, d'après O. Beirne, le bol fécal serait maintenu par les fibres musculaires de la portion supérieure du rectum, assez puissantes pour s'opposer à sa descente ; au moment de la défécation, le bol fécal ne fait que traverser le rectum, qui serait donc, ainsi que l'œsophage, un simple conduit de passage. Dès lors, dans les cas d'exstrophie, on peut penser que le rectum devenu réservoir urinaire se contracte isolément pour expulser l'urine ; peut-être même qu'un régime approprié, rendant le résidu de la digestion plus dense, pourrait-il favoriser la miction rectale pure ; quoi qu'il en soit, la possibilité d'une émission d'urine pure, indépendante de l'expulsion du bol fécal, est relativement fréquente, et Boari invoque ce phénomène comme un argument en faveur de l'anastomose urétéro-trigono-rectale.

La muqueuse du rectum a presque toujours été très tolérante pour l'urine ; nous ne trouvons des phénomènes de rectite que dans les observations LIII et LIV, de Prendlsberg et dans l'observation XLIX d'Erlich. Dans ces quelques cas, l'entérite a été extrêmement grave, ulcéro-membraneuse ; or ces trois malades sont morts de pyélonéphrite double, et on peut se demander si l'entérite n'était pas due à l'infection secondaire de la muqueuse intestinale par des urines purulentes. Dans tous les autres cas, la tolérance rectale fut parfaite ; et on ne note ni épreintes, ni écoulement de mucus rectal, ni hémorragie, ni d'autres signes de proctite ou d'entérite.

Reste la question de l'infection ascendante tardive. Je la trouve mentionnée dans 8 cas. Ce sont les observations III, XVII, XXIV, XXVI, XXVII, XXXV, XL et LXXV.

Le malade de Maydl (obs. III) mourut, 2 ans et 10 mois après l'opération, de « marasme », et la lecture de l'observation indique nettement que ce marasme doit être attribué à la pyélonéphrite ; le malade de Colzi (obs. LXXV), succomba 7 mois après l'opération : celui de Schnitzler (obs. XXVII), 15 mois ; celui d'Orloff (obs. XLVI) mourut 2 ans et demi après l'opération, après avoir eu plusieurs attaques d'urémie. Dans les 2 cas de Herczel (obs. XXIV et XXVI), chez les malades de von Eiselsberg (obs. XVII) et de Resegotti (obs. XXXV), l'atteinte du rein a été moins grave et s'est manifestée par des douleurs lombaires avec fièvre, survenues environ un an après l'opération et ayant cédé à un traitement médical.

Mais de ce que dans les autres cas la mention des complications rénales n'est pas faite, on ne doit pas induire qu'elles n'ont pas existé ; n'oublions pas, en effet, que le nombre des malades observés au delà de 3 ans est très limité et qu'il est dès lors impossible d'avoir dès aujourd'hui un jugement définitif sur la valeur du procédé de Maydl et de ses dérivés quant à leurs suites lointaines.

« Soyez sûrs, dit Gosselin, que tous les faits, surtout les faits malheureux, n'ont pas été publiés et qu'en conséquence, malgré leur rigueur apparente, les statistiques ne jugent pas définitivement la question. »

B. — Anastomoses vésico-intestinales.

1° Anastomose vésico-intestinale directe.

Ce procédé consiste dans l'établissement d'une fistule vésico-rectale sans toucher aux uretères.

En exposant l'historique de la méthode de dérivation intestinale j'ai indiqué comment Lloyd avait été amené à faire la première opération de ce genre. Le chirurgien du St-Bartholomew's Hospital, ayant à traiter un homme atteint d'exstrophie de la vessie, traversa les parois du rectum et de la vessie à l'aide d'un trocart armé d'un écheveau de fil. Lloyd espérait ainsi obtenir par inflammation adhésive une fistule vésico-rectale ; il se proposait, cette fistule établie, de fermer la vessie en avant, par un procédé autoplastique ; mais le malade mourut au 7e jour de péritonite.

Athol Johnson (p. 134) imita Lloyd, mais avec le même insuccès. Holmes (p. 134), pour prévenir la péritonite, qui fut cause de la mort des deux malades précédents, imagina et exécuta son procédé de fistulisation transpérinéale, qui ne lui donna aucun résultat, car l'urine continua à s'écouler en partie à la surface de la vessie exstrophiée.

C'est à la suite de cet échec que Holmes imagina un procédé de fistulisation à l'aide d'une pince à écrou analogue à l'entérotome de Dupuytren ; cette ingénieuse idée fut mise en pratique par Thiersch (214). L'opération de Thiersch, faite sur *une fille* de 9 ans, comporta 3 temps :

1er temps : fermeture de la vessie par le procédé de Billroth ;

2e temps : établissement d'une fistule vésico-rectale, à l'aide d'une pince-clamp à plateaux compresseurs ; les plateaux avaient à peu près 1 centimètre de diamètre. Thiersch dut appliquer deux fois la pince, car la première fois la fistule s'était refermée ;

3e temps : fermeture de la partie inférieure uréthrale de la vessie.

L'enfant, 8 mois après l'opération, vidait *per anum* les urines, toutes les 2 à 3 heures, et indépendamment de cela, la malade avait des garde-robes solides une seule fois par jour. Il n'y eut ni inflammation rectale, ni fèces, dans la vessie. On conçoit qu'à l'époque où les opérations abdominales étaient si fréquemment suivies de mort par infection du péritoine, la création de fistules vésico-rectales par ponction ou par mortification lente des parois vésico-rectales était rationnelle et indiquée.

Avec les progrès de la chirurgie abdominale, l'opération à ciel ouvert devait naturellement remplacer ces procédés aveugles, et Pousson, dans son premier mémoire sur l'exstrophie de la vessie, proposa l'opération suivante :

« Usant, dit cet auteur, d'une antisepsie rigoureuse et détournant momentanément le cours des urines du champ opératoire, à l'aide de sondes introduites dans les uretères, on inciserait d'abord la paroi postérieure de la vessie, puis on irait à la recherche du rectum, que l'on suturerait au pourtour de la plaie vésicale comme on suture l'estomac à la paroi abdominale dans la gastrotomie. De cette façon seraient évitées au malade la longueur et la douleur qu'exige la mortification des tissus par pression ; de plus, la fistule serait établie avec une méthode et une régularité qui seraient le plus sûr garant de son bon fonctionnement.

L'ouverture du péritoine au cours de l'opération, loin de constituer un danger, ne rendrait que plus rapide la formation des adhérences, et les anses de l'intestin grêle, dont paraît s'être peu préoccupé Holmes, seraient évitées, garantie que ne saurait offrir la pince dans les cas où le cul-de-sac vésico-rectal qui les contient descend trop près du périnée. »

L'opération proposée par Pousson fut pratiquée une seule fois, par Tuffier, qui y ajouta l'extirpation de la presque totalité de la vessie, d'après les indications de Sonnenburg. Voici les détails de cette opération :

1° Incision de la paroi postérieure de la vessie, sur une longueur de 3 centimètres, entre les deux uretères jusqu'à pénétration dans le rectum ; résection de la plus grande partie de la muqueuse vésicale entre les deux uretères, puis suture de la muqueuse rectale à l'embouchure des uretères et à la muqueuse vésicale adjacente ; une fistule bi-muqueuse est ainsi constituée.

Une sonde introduite dans chaque uretère passe à travers la fistule recto-vésicale et sort par l'anus.

2° Dissection minutieuse, lente et laborieuse de la vessie exstrophiée, mobilisation de sa paroi.

3° Résection des parties périphériques pour ne conserver que ce qui est nécessaire à la formation, au devant des uretères, d'une petite cavité vésicale.

4° Suture des deux bords avivés de la vessie par un double plan, réunion de la peau au devant de cette suture, maintien de la sonde à demeure pendant 5 jours (215).

L'opération, pratiquée sur un exstrophique jeune, n'a pas donné de résultats satisfaisants, le malade n'ayant pu retenir les urines que pendant 10 minutes au plus.

Résumé des cas d'exstrophie opérés par la fistulisation vésico-rectale.

Obs. I. Lloyd (voir p. 132 pour les détails). — Mort au 7e jour de péritonite.

Obs. II. Athol Johnson (voir p. 134). — Mort de septicémie.

Obs. III. Holmes (voir p. 134). — Échec opératoire, car l'urine continua à s'écouler sur la surface de la vessie.

Obs. IV. Thiersch (voir p. 168). — Succès complet. La malade était parfaitement continente et avait des mictions rectales toutes les 2 heures.

OBS. V. TUFFIER (voir p. 189). — Guérison ; échec opératoire : le malade étant forcé d'uriner toutes les 10 minutes.

Les documents manquent pour juger ce procédé opératoire ; l'opération a pour elle une grande simplicité d'exécution, mais, d'autre part, on peut craindre que le contenu intestinal ne reflue vers la vessie à la faveur de la fistule, ce qui constituerait un gros danger d'infection ascendante des voies urinaires. Enfin, l'opération n'est applicable qu'à l'homme ; chez la femme la présence de l'utérus gêne l'établissement de la fistule vésico-rectale ; dans le cas de Thiersch, il n'y avait pas de vagin, et il est permis de supposer que l'utérus était absent aussi, ou à peine développé. D'ailleurs, même en dehors de la difficulté technique, la fistulisation est contre-indiquée chez la femme pour une autre raison : quelques femmes exstrophiques deviennent enceintes, et il existe des cas d'accouchements à terme chez des exstrophiques. Or, le développement de l'utérus gravide peut être très gêné par l'accolement vésico-rectal qui empêcherait l'ascension de la matrice.

2° Anastomose vésico-vagino-rectale.

Cette opération, pratiquée pour la première fois par Rose, en 1876 (216), pour une fistule vésico-vaginale, a été appliquée deux fois dans des cas d'exstrophie :

OBS. I. NOVARO (217). — Fille, 8 ans. Constitution d'un cloaque vésico-vagino-rectal. Guérison. « Le résultat est bon malgré une fistule féco-urinaire, mais j'ai ôté à la pauvre malheureuse la *facultas coeundi* (1). »

OBS. II. RESEGOTTI (218). — Fille, 3 ans ; la paroi antérieure de la vessie fut reconstituée par des lambeaux autoplastiques ; puis on établit dans une seule séance opératoire une fistule vésico-vaginale et une autre vagino-rectale. En dernier lieu, on ferma la vulve. Guérison. La conti-

(1) Je ne donne pas les détails techniques de cette opération, car la description dans le compte rendu du 10e Congrès international de médecine est très obscure et, d'autre part, une demande de renseignements plus précis adressée directement au docteur Novaro est restée sans réponse.

nance était parfaite et des mictions rectales volontaires avaient lieu toutes les 3 heures. Mais un jour, à l'occasion d'une entérite, il y eut rapidement pyonéphrose double, à laquelle l'enfant succomba.

La technique de l'opération est très simple : Après fermeture de la vessie on établit une fistule vésico-vaginale et une autre vagino-rectale, celle-ci *susphinctérienne*.

La vulve est oblitérée par quelques points de suture, puis, dans la même séance, ou ultérieurement, on ferme la vessie par un lambeau autoplastique ou par rapprochement des bords.

La malade de Novaro survécut à l'opération mais je n'ai pu obtenir aucun renseignement sur les suites éloignées de cette opération ; la fillette opérée par Resegotti guérit aussi, et la continence était parfaite ; l'enfant allait à la garde-robe toutes les 3 heures ; mais, à l'occasion d'une entérite, il y eut infection ascendante des uretères et l'enfant mourut de pyélo-néphrite double.

Quelle que soit la technique employée, la méthode de dérivation intestinale expose à l'infection ascendante des voies urinaires ; l'idée devait donc naturellement venir, d'aboucher les uretères avec le rectum, complètement isolé du reste de l'intestin, afin d'empêcher le contact de l'urine avec le contenu intestinal et de préserver les uretères contre l'infection ascendante. C'est cette idée qui a été appliquée dans les procédés que nous allons étudier dans le chapitre suivant.

C. — Anastomose urétéro ou vésico-rectale dans un segment de rectum isolé du reste du tube digestif.

Procédé de Gersuny. — Mauclaire essaya, en 1895, de greffer chez le chien, les uretères au rectum complètement isolé du reste de l'intestin. Pour ce faire, il sectionna le côlon et établit avec le bout supérieur un anus inguinal ; le bout inférieur fut fermé, aseptisé et les deux uretères furent implantés sur ce segment inférieur isolé du rectum.

Sur le cadavre humain, Mauclaire isola le bout inférieur de l'intestin d'une autre manière : il sectionna l'iliaque et abaissa le bout supérieur jusqu'au périnée incisé à cet effet, devant le rectum ; il fixa alors l'intestin à la plaie périnéale ; l'orifice du bout supérieur constituerait l'anus. Le rectum fut alors fermé à son extrémité supérieure et la transplantation des uretères fut faite dans le rectum, qui devient ainsi un réservoir urinaire.

En supposant que cette opération réussisse chez le vivant, on aura remplacé l'incontinence d'urine par celle des matières ; or, cette dernière infirmité est au moins aussi répugnante que la première ; aussi Gersuny modifia-t-il l'opération proposée par Mauclaire de la façon suivante :

Obs. I. Gersuny (219). — L'exstrophique opérée était une femme âgée de 31 ans, entrée en avril 1898 au Rudolfinerhaus, près de Vienne ; depuis 4 ans, cette femme a constamment des accès de fièvre et des urines purulentes. Le 20 juillet, la malade est anesthésiée ; Gersuny commence par sonder les uretères et faire des grands lavages de ces conduits jusqu'à ce que les urines sortent claires des uretères. Laparotomie. On attire l'S iliaque dans la plaie et on le sectionne entre deux ligatures. Incision anale prérectale. Par cette incision Gersuny *isole la paroi antérieure du rectum en la libérant du sphincter externe* et du tissu cellulaire pelvien jusqu'au cul-de-sac de Douglas. Ceci fait, il effondre le cul-de-sac, attire le bout supérieur de l'intestin sectionné jusqu'au périné et le suture au rectum. Dans le rectum, fermé à son bout supérieur, il transplante les uretères avec un lambeau vésical péri-urétérin. Au cours de l'opération, il enleva la trompe et le ligament large gauche afin de permettre à la future vessie de se distendre. La malade mourut le 25 juillet, au 5e jour, de pyélonéphrite double.

En principe, cette opération paraît rationnelle, et on ne peut la condamner sur l'unique cas de Gersuny, terminé par la mort ; la malade avait de la pyélonéphrite *avant* l'opération, et la méthode de dérivation, quel que soit le procédé employé, est absolument contre-indiquée, d'après nous, dès que les reins sont malades, et *ils le sont très souvent* ; mais en pratique on peut se demander ce que serait devenue, au point de vue de la continence, la malade de Gersuny ; l'isolement de la paroi antérieure du rectum, du sphincter, détermine certainement la déchirure de quelques filets nerveux qui se rendent à ce sphincter, ce qui doit affaiblir la force de ce muscle ; et si par un malheur, que tout doit faire craindre, le sphincter se montre insuffisant, le malade, même s'il survit et s'il échappe à l'infection ascendante des reins, est dans une situation mille fois plus précaire qu'avant l'opération, car il perdra et les urines et les matières. Aussi l'opération de Gersuny ne fut-elle pas imitée ; elle nous paraît compliquée et d'un résultat aléatoire.

PROCÉDÉ DE SOUBOTINE

Le procédé du professeur Soubotine, de Saint-Pétersbourg, consiste dans une cysto-rectostomie complétée par la création d'un réservoir urinaire *dans* le rectum, aux dépens de celui-ci et complètement séparé de lui (221).

La séparation des urines du contenu intestinal *sans exclusion du rectum* est une conception rationnelle émise maintes fois avant Soubotine, mais qui n'a jamais reçu d'application sur le vivant avant ce chirurgien. Le procédé valvulaire de Ryerson Fowler (169) avait justement pour but de constituer, au-devant des uretères transplantés dans le rectum, une valvule muqueuse destinée à empêcher tout contact des orifices utéréraux avec le contenu intestinal ; malheureusement, les valvuves muqueuses trop mal nou. ¿is s'atrophient bientôt et leur efficacité est nulle. Lotheisen (220) a essayé sur des chiens et sur des cadavres humains un procédé valvulaire ingénieux,qui était un acheminement vers l'opération de Subotine. Voici le procédé de ce chirurgien ; incision anale prérectale ; section des deux uretères et libération de ceux-ci sur quelques centimètres de longueur. A l'aide de deux pinces de Museux on attire alors par l'anus la paroi antérieure du rectum, qui forme dès lors un pli épais constitué par *toutes les tuniques* du rectum et qui descend *jusqu'au perinée*. Le pli est fixé définitivement dans cette situation par quelques points de suture. Les deux uretères sont alors implantés dans la paroi antérieure du rectum qui se trouve *sous ce pli*. De cette façon on a constitué une épaisse valve appliquée contre l'embouchure des deux uretères et lorsque le bol fécal est expulsé, la valve est solidement appliquée contre les embouchures urétérales; la valve épaisse, bien nourrie, a des chances de ne pas subir d'atrophie. Mais l'opération est très laborieuse, et de plus la valve ne sépare pas *complètement* les urines d'avec les matières contenues dans le rectum.

C'est donc à Soubotine que revient le mérite d'avoir le premier conçu et exécuté un procédé anastomotique où se fait une séparation complète de l'urine et des matières, sans exclusion du rectum, qui continue comme avant l'opération, à laisser passer les résidus de la digestion.

Manuel opératoire. — Je vais décrire, d'abord, l'opération du professeur Soubotine, telle qu'il l'a pratiquée chez ses deux premiers malades, telle qu'elle fut décrite aussi par l'auteur lui-même au Congrès des chirurgiens russes de 1900, à Moscou.

Les préliminaires de l'opération ne présentent rien de bien spécial. Le malade, une fois endormi, sera placé de façon à ce que sa région sacrée soit bien accessible, car le premier temps de l'opération consiste à *réséquer le coccyx*. On couchera donc le malade sur le côté gauche, légèrement incliné sur le ventre, le bassin un peu surélevé par un coussin. Incision médiane le long de la crête sacrée. Le coccyx est dénudé, les parties molles qui prennent attache sur les bords sont désinsérées, puis on extirpe le coccyx. On fend, aussitôt après, *la paroi postérieure du rectum, l'anus y compris*. Cette incision faite, on a devant les yeux la paroi antérieure du rectum.

Deuxième temps. — Après tamponnement du rectum à la gaze stérilisée, on fait une incision de 3 centimètres de longueur environ sur la paroi antérieure du rectum, *immédiatement au-dessus du sphincter*. Cette incision permet d'arriver sur la paroi postérieure de la vessie; cette paroi est attirée à travers l'incision rectale et incisée à son tour. On obtient ainsi une communication large entre la vessie et le rectum. Les bords de ces deux orifices sont suturés.

Troisième temps. — A côté de l'orifice vésico-rectal ainsi obtenu on fait une incision en fer à cheval de la paroi antérieure du rectum, incision dont les extrémités se terminent sur la peau du périnée. On obtient par cette incision un lambeau ayant comme largeur le tiers de la circonférence rectale. Les bords de ce lambeau sont légèrement disséqués, ce qui facilite beaucoup le *quatrième temps* de l'opération.

Celui-ci consiste dans la réunion par suture continue des *bords de ce lambeau.* On a soin de traverser avec l'aiguille la muqueuse et la musculeuse de chaque côté. On obtient ainsi un canal muco-musculeux qui part de l'orifice vésico-rectal pour aboutir en bas à l'anus. Derrière ce canal on ferme la paroi antérieure du rectum par deux plans de suture; un plan musculaire et un second plan muqueux; c'est ce plan muqueux qui forme la nouvelle paroi antérieure du rectum. Enfin, on termine en fermant la paroi postérieure du rectum par une double rangée de sutures. Suture à la soie de la peau. Reste la réparation de l'exstrophie au niveau de la paroi abdominale. Dans les deux cas, le professeur Soubotine a comblé l'hiatus en faisant une autoplastie par transplantation du scrotum. Mais il n'y a rien de fixe dans cette façon d'agir et on prendra les lambeaux soit sur la peau de l'abdomen, soit sur les téguments de l'aine, soit sur le scrotum, selon les cas. On ménage, au cours de cette autoplastie, un petit orifice à travers lequel on introduit un cathéter dans la vessie, qui y reste à demeure.

Un drain de caoutchouc introduit dans le rectum assure l'issue des gaz. Quelques jours après l'opération on sonde le malade par le nouvel orifice, et les jours suivants on introduit régulièrement une sonde dans la vessie à travers le canal vésical nouvellement formé.

La fermeture de l'orifice antérieur de la vessie nécessite une seconde opération.

J'ai longuement examiné les deux opérés du professeur Soubotine et il m'a été facile de constater les bienfaits de cette méthode opératoire. Un des malades, opéré dix mois avant ma visite dans le service, urine en moyenne toutes les 4 à 5 heures. Dans l'intervalle des mictions, la continence est parfaite; le malade, après accumulation de 100 à 200 centimètres cubes d'urine, sent le besoin d'uriner. Lors de la miction il perd, bien entendu, des matières si le rectum en contient.

A l'examen de l'orifice anal on voit nettement une cloison transversale qui partage l'anus en deux orifices inégaux, un petit, antérieur, constitue l'orifice de sortie du canal vésical de nouvelle formation; l'autre, postérieur, est l'orifice anal proprement dit,

Lorsqu'on introduit le petit doigt dans l'orifice antérieur et qu'on invite le malade à serrer, on sent une forte striction due au

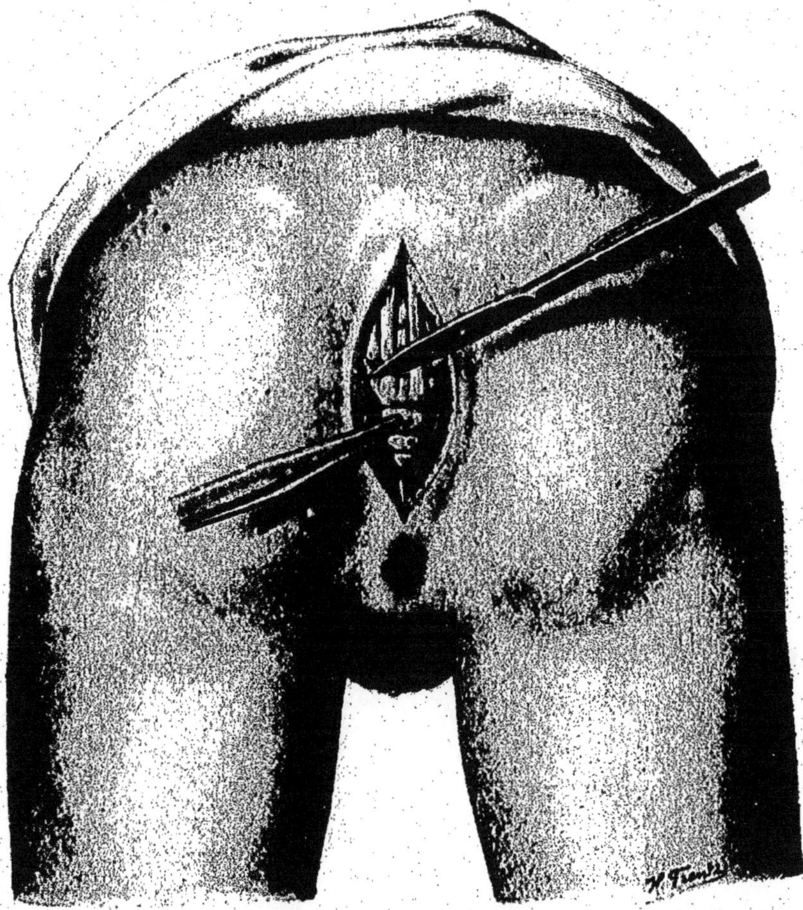

FIG. 31. — Procédé de Soubotine, premier temps. Ablation du coccyx.

sphincter de l'anus. La seconde pénètre facilement dans le canal et on suit sur l'index introduit dans le rectum le trajet de la sonde.

Ce trajet a une hauteur de 5 à 6 centimètres. Enfin, l'état général

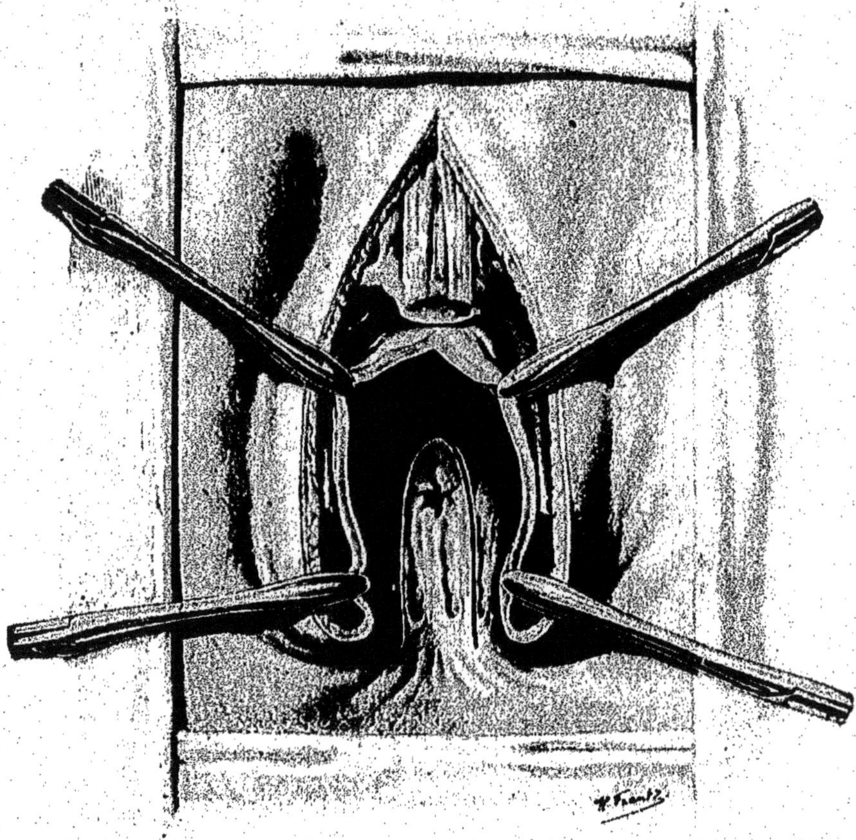

FIG. 32. — Procédé de Soubotine, deuxième temps. Le coccyx est enlevé. La paroi postérieure du rectum, anus y compris, est fendue sur une hauteur de 5 à 6 centimètres. La fistule vésico-rectale est établie. Incision en U renversé sur la face antérieure du rectum.

du malade est excellent et la chirurgie réparatrice compte là un de ses plus éclatants succès.

1° Position du malade. — Le professeur Soubotine met

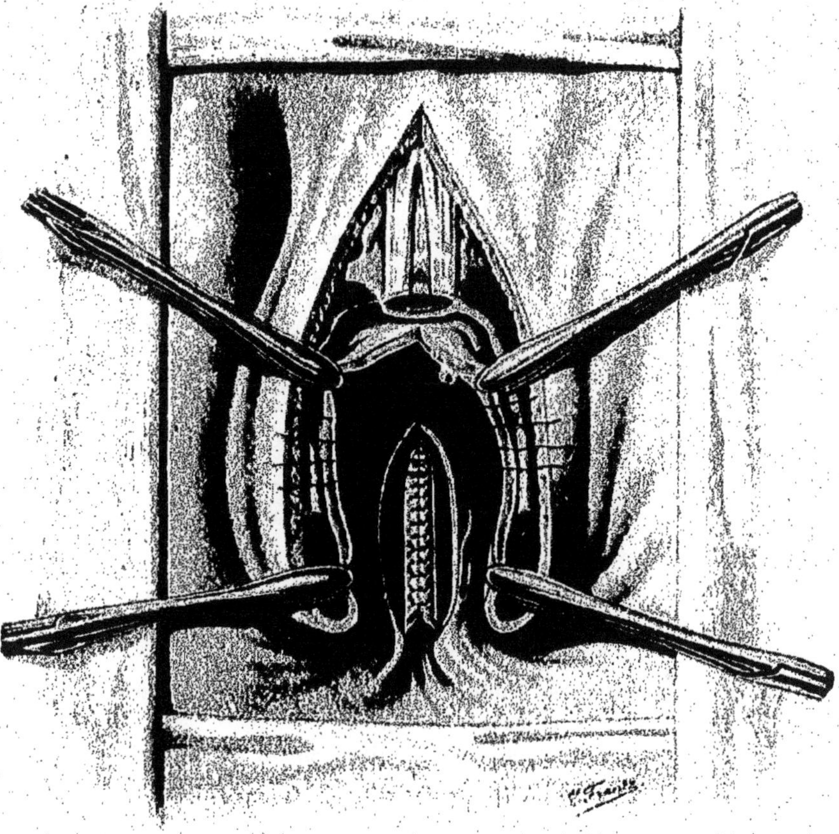

Fig. 33. — Procédé de Soubotine. Création de l'urèthre rectal par trois plans de sutures; un pour la muqueuse, un pour la musculeuse; par dessus, on fait une suture des couches musculeuse et muqueuse de la lèvre externe de l'U renversé.

ses malades sur le côté, comme pour l'opération de Kraske (fig. 31). Or il est de tout point préférable de donner au malade la position *périnéale élevée*, analogue à celle recommandée par M. Morestin pour les opérations sacrées :

« Le sujet est couché sur le dos, les cuisses extrêmement fléchies sur le bassin, ce dernier soulevé par un coussin, ou un billot ou une alèze roulée placée au niveau des tubérosités iliaques. Les cuisses sont maintenues par des aides ou des sup-

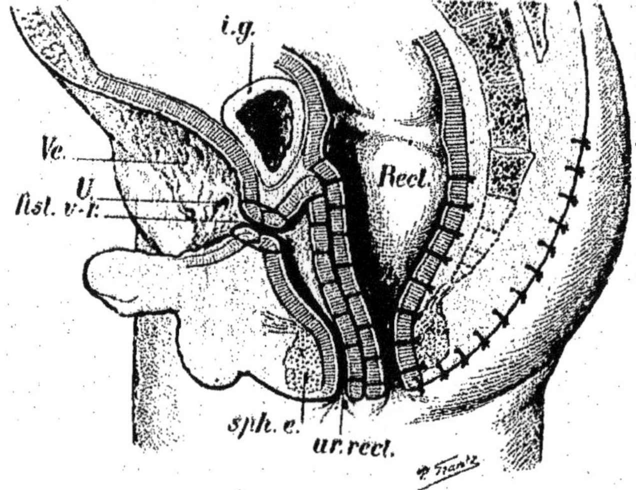

Fig. 34. — Coupe sagitale de la région après la création de l'urèthre rectal.

ports métalliques. Toute la paroi pelvienne postérieure se trouve bien en face du chirurgien (222). »

L'anus regarde alors presque directement en haut et toute la région opératoire est ainsi très bien exposée.

2e temps. — Le professeur Soubotine, en enlevant *tout le coccyx*, lèse forcément un certain nombre d'organes qu'on doit et qu'on peut épargner. Outre qu'on ouvre toujours le canal rachidien et qu'on l'expose à s'infecter, la résection du coccyx précédé de l'incision des parties musculo-aponévrotiques qui s'insèrent sur ses bords détruit forcément l'insertion coccygienne des fibres du releveur et celle du muscle ischio-coccygien ; de plus, on affaiblit les grands et petits ligaments sacro-sciatiques, qui, eux aussi, s'insèrent sur les bords latéraux du coccyx. Enfin, on sectionne le 5e nerf sacré, le nerf coccygien et on dilacère la terminaison du grand sympathique pelvien.

Tous ces délabrements, qui paraissent minimes au premier abord, surtout quand on les compare à ceux qu'on fait quand on opère par voie sacrée, des cancers du rectum, sont néanmoins

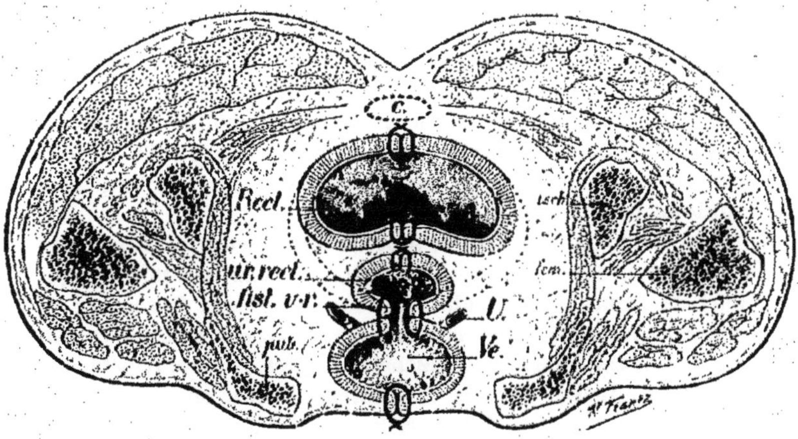

Fig. 35. — Procédé de Soubotine. Coupe transversale de la région, après la création de l'urèthre rectal et la fermeture de la vessie.

considérables, quand on réfléchit aux conditions particulières où on se trouve. Le périnée d'un exstrophique est toujours plus faible que celui d'un sujet normal ; le releveur manque en avant ; le sphincter externe est souvent moins développé et les prolapsus du rectum sont assez fréquents. Il faut donc s'astreindre à garder à l'appareil sphinctérien *toute sa tonicité*.

En est-il ainsi lorsqu'on enlève tout le coccyx ? Non ; en effet, on prive le releveur d'un point d'appui postérieur important ; on sectionne des filets nerveux qui se rendent à l'appareil sphinctérien (5e nerf sacré, nerf sphinctérien accessoire de Morestin).

Notons encore qu'en ce qui concerne le releveur, la désinsertion de ses fibres coccygiennes se fait *des deux côtés*.

Morestin a particulièrement étudié l'effet de la désinsertion partielle de l'appareil sphinctérien sur l'activité ultérieure de cet appareil. Pour ce qui concerne le sphincter externe, cet auteur conclut que les effets de la section sont négligeables et que la plaie, une fois cicatrisée, le sphincter a récupéré à peu près sa force initiale. Mais il n'en est pas de même, pour le releveur; sa désinsertion bilatérale est très préjudiciable à son fonctionnement ultérieur; il faut donc s'efforcer de *sacrifier* le moins possible de tissus, de léser le moins possible l'appareil sphinctérien.

J'ai fait une vingtaine d'opérations de Soubotine sur des cadavres âgés de 6 à 20 ans; dans tous ces cas, il m'a suffi de réséquer la deuxième pièce du coccyx pour avoir un jour largement suffisant pour mener à bien l'opération.

J'ai même pu exécuter le procédé du chirurgien russe sans résection osseuse aucune; pour cela, je mène une incision qui part de l'anus pour aboutir à la face postérieure du coccyx; je coupe les insertions fibro-musculaires *sur un des bords* de la *dernière* pièce coccygienne (le gauche). Si, après, la paroi rectale postérieure est incisée jusques et y compris l'anus, on a devant les yeux une vaste surface de la paroi antérieure du rectum et on peut y manœuvrer très facilement.

On pourrait donc, à la rigueur, faire le Soubotine sans sacrifier aucune parcelle du coccyx. Je suis d'avis néanmoins, qu'il vaut mieux réséquer la deuxième pièce, voici pourquoi : en réséquant la deuxième pièce du coccyx, on découvre la paroi postérieure du rectum sur une portion très étendue; elle est tellement étendue même, qu'en fendant cette paroi postérieure *au-dessus* du sphincter, qu'on laisse ainsi intact, on aura un jour très suffisant pour accomplir facilement les autres temps de l'opération.

Par conséquent, sacrifier seulement la deuxième pièce coccygienne et laisser intact le sphincter externe, telles sont les deux modifications qu'on peut utilement faire subir au procédé primitif de Soubotine. Cette résection peut d'ailleurs être une résection temporaire; l'incision cutanée faite, on met à nu la pointe du coccyx et avec de forts ciseaux, on coupe la deuxième pièce du coccyx en deux moitiés dans le sens de la longueur; arrivé au niveau de l'articulation inter-coccygienne, on détache chaque moitié de la première pièce du coccyx et on la luxe en dehors.

L'opération finie, on rabat les deux volets osseux et on les fixe l'un à l'autre par un point de suture.

On pourrait encore faire la résection sous-périostée de cette deuxième pièce, si l'on craint que les deux volets ne se réunissent pas *per primam*. L'exstrophie se fait habituellement chez des jeunes sujets et nul doute que le coccyx ne se régénère après l'opération.

Sur un cadavre d'adulte, on peut réussir à mener toute l'opération par l'anus sans la moindre résection coccygienne et sans incision de la paroi postérieure, et j'ai appris récemment que le professeur Soubotine a réussi à créer un urèthre rectal par l'anus (voir obs. VIII).

L'*établissement de la fistule vésico-rectale* est, de l'avis même du professeur Soubotine, le temps le plus délicat de l'opération. Habituellement, on incise la paroi antérieure du rectum à 5 ou 6 centimètres au-dessus du périnée; à ce niveau, on ouvre le plus souvent la cavité péritonéale et, pour peu que la vessie soit éloignée du rectum, la recherche et la fixation de la vessie à la plaie rectale deviennent laborieuses et le péritoine risque alors d'être contaminé, puisqu'on travaille dans une région très septique; c'est à la contamination péritonéale au cours des manœuvres de fistulisation, que le professeur Soubotine doit la perte de 3 de ses opérés. M. Desjardin, de Liège (1), qui a opéré un cas d'exstrophie par le procédé de Soubotine, m'écrit : « Je dois déclarer que, sauf le temps de la formation de la fistule recto-vésicale, qui est fort pénible, j'ai trouvé l'opération assez facile. Au cours de cette fistulisation, j'ai ouvert par mégarde le péritoine et j'ai eu pendant des efforts de vomissements, l'intestin grêle dans le rectum. »

Pour faciliter ce temps opératoire, M. Soubotine se servit chez son dernier opéré (obs. VIII), d'une vis métallique à l'aide de la-

(1) Communication écrite du 11 janvier 1903.

quelle il perfora d'arrière en avant les parois rectale et vésicale et les appliqua intimement l'une à l'autre ; il obtint ainsi, par mortification des tissus un orifice de communication entre la vessie et le rectum.

La fistulisation d'après la technique de Soubotine est en somme un retour vers l'antique façon de procéder de Lloyd, de Holmes, qui a justement été délaissée à cause du danger d'infection péritonéale, et de celui de blesser l'intestin grêle s'il se trouve dans le cul-de sac de Douglas ; de plus, si le malade échappe à ces dangers, la fistule, dans le procédé du bouton, n'étant pas constituée par un affrontement exact des muqueuses vésicale et rectale, risque de se rétrécir un jour ou l'autre par bourgeonnement de ses bords. Fort des enseignements cliniques basés sur ces 9 opérations et de mes recherches sur le cadavre, je proposerais, dans un cas où il y aurait indication à établir une fistule vésico-rectale avec cloisonnement du rectum, les modifications suivantes à la technique de Soubotine.

L'opération complète serait faite en trois séances :

Dans un premier temps, on établirait la fistule vésico-rectale ; cette fistule, je la ferais par la voie abdominale, en incisant la paroi postérieure de la vessie, entre les deux uretères, jusqu'à pénétration dans le rectum, et en suturant exactement la muqueuse vésicale à la muqueuse rectale.

Quelques jours après, on procédera au deuxième temps de l'opération, qu'on exécutera de la façon suivante :

Le malade anesthésié est mis en position périnéale élevée. L'anus est dilaté à l'aide du speculum de Trélat ; on se rend compte après la dilatation si on peut, ou non, évoluer par l'anus pour la taille du lambeau en U renversé. Juge-t-on la lumière suffisante, alors on procède à la confection de l'urèthre rectal, d'après la technique déjà indiquée de M. Soubotine ; si, malgré la dilatation, on craint de ne pouvoir mener à bien l'opération par l'anus, alors on opère par la voie sacrée de la façon suivante : on mène une incision depuis l'anus jusqu'au bord supérieur du coccyx ; la pointe du coccyx est mise à nu et, avec de forts ciseaux, on sectionne la 2me pièce du coccyx en deux moitiés dans le sens de la longueur ; arrivé au niveau de l'articulation médio-coccygienne on détache chaque moitié de la première pièce du coccyx et on la luxe au dehors.

Ceci fait, on a sous les yeux la face postérieure du rectum ; on fait à celle-ci une incision longitudinale de 4 à 5 centimètres, incision qui commence en bas *au-dessus* du sphincter externe de l'anus, *qui doit rester intact*. Les lèvres de cette incision sont repérées et écartées ; par la large fenêtre ainsi obtenue, on taille sur la face antérieure du rectum l'U renversé et on procède aux sutures. Il est préférable de faire trois plans de sutures ; deux pour le canal proprement dit, un pour réunir les lèvres externes de la plaie. Lorsqu'on approche du périnée on peut continuer les sutures par l'anus. Une fois le canal fait, le rectum fermé en avant, on suture la paroi postérieure du rectum et on rabat les deux volets coccygiens, qu'on fixe l'un à l'autre par un ou deux points qui prennent le périoste. Enfin on suture la peau.

3e Temps. — *Fermeture de la vessie.* — On ne procédera à ce temps de l'opération que lorsque toutes les plaies rectales seront complètement cicatrisées. Quant à la fermeture, le mieux est de procéder comme mon maître Segond, en disséquant un lambeau vésical, de haut en bas, jusqu'au niveau des orifices urétéraux ; ce lambeau rabattu est suturé aux bords avivés de la vessie ; puis, par devant la vessie fermée on reconstitue, autant que faire se peut, la paroi abdominale.

Résumé des cas d'extrophie opérés par le procédé de Soubotine :

Obs. I. Soubotine. — Garçon, 17 ans, opéré le 30 novembre 1900. Résection de tout le coccyx ; incision de la paroi postérieure du rectum, sphincter y compris. Fistulisation vésico-rectale ; taille de l'Ո aux dépens de la paroi antérieure du rectum, formation de l'urèthre rectal. Suture des parois antérieure et postérieure. Fermeture partielle de l'exstrophie à l'aide du scrotum. Drain dans la partie supérieur de la vessie.

Deux semaines après l'opération, fermeture de l'orifice supérieur de la vessie. Guérison. Durée d'observation : 2 ans et 2 mois. L'enfant urine 5 à 6 fois par jour. La capacité vésico-uréthrale est de 100 centimètres cubes environ.

Obs. II. Soubotine. — Garçon, 15 ans, opéré en 1901. Même technique ; les sutures du canal, faites aux dépens du rectum, ont lâché, et il fallut intervenir une deuxième fois, avec succès, cette fois. Guérison. Durée d'observation 2 ans.

Obs. III, Soubotine (Inédite) (1). — Garçon, 12 ans. Même technique ; l'urèthre rectal n'a pu être reconstitué que par 3 opérations successives, les sutures ayant lâché. Il reste une petite fistule qui fait communiquer l'urèthre rectal avec le rectum. Guérison. En cours de traitement.

Obs. IV. Soubotine (Inédite). — Homme, 26 ans. Même technique ; il a fallu intervenir 3 fois pour constituer l'urèthre rectal. Guérison. En cours de traitement.

Obs. V. Soubotine (Inédite). — Garçon, 10 ans. Même technique. Mort de septicémie aiguë.

Obs. VI. Soubotine (Inédite). — Fillette, 3 ans ; Même technique. Morte le troisième jour de septicémie aiguë.

Obs. VII. Soubotine (Inédite). — Garçon de 3 ans. Techniqu habituelle. Mort le troisième jour de septicémie aiguë.

Obs. VIII. Soubotine (Inédite). — Fillette de 4 ans. M. Soubotine fit d'abord l'hystérectomie vaginale ; 4 semaines après, il établit la fistule vésico-rectale par mortification des tissus, à l'aide d'une vis à compression ; 10 jours après la fistulisation, M. Soubotine créa l'urèthre rectal, sans résection préalable du coccyx ni incision de la paroi postérieure du rectum. Les sutures ayant lâché à la partie inférieure, M. Soubotine se propose de reconstituer ultérieurement l'urèthre rectal. La malade est en cours de traitement.

Obs. IX. Desjardin, de Liège (Inédite). — Garçon de 7 ans, opéré en novembre 1902. — Technique de Soubotine. En établissant la fistule, le péritoine fut ouvert, et comme l'enfant faisait à ce moment des efforts de vomissement, l'intestin grêle fit hernie dans le rectum. La suture mucomuqueuse de la fistule, l'établissement du canal urétro-rectal se firent d'après la technique de Soubotine.

Dès le lendemain de l'opération le malade eut une débâcle diarrhéique, et tous les points de la paroi postérieure du rectum ont lâché.

Le 16 décembre 1902, on ferme sous chloroforme cette paroi postérieure par des points de suture.

(1) Communication écrite du docteur Pétroff, assistant du prof. Soubotine, de Saint-Pétersbourg, par lettres du 19 janvier et du 26 février 1903.

Actuellement (11 janvier 1903) voici l'état de l'enfant :

« La vessie n'est pas fermée en avant. La fistule vésico-rectale persiste. Les sutures de l'uréthre rectal ont lâché en bas et le canal n'existe qu'en haut. La paroi postérieure est soudée. L'urine s'écoule en partie par le rectum, en partie par la paroi antérieure (1) ».

Ces cas sont trop peu nombreux pour qu'on puisse dès aujourd'hui juger de la valeur de l'opération. Des 8 malades opérés par le professeur Soubotine, les 4 premiers ne sont pas des exstrophiques vrais, mais des épispadias hauts péno-pubiens avec écartement des pubis. Les 4 derniers cas concernent des malades atteints d'exstrophie complète : 3 d'entre eux sont morts de septicémie aiguë. le quatrième est encore en cours de traitement.

Le malade du docteur Desjardin, de Liège, n'a pas subi l'opération complète, car la vessie ne fut pas fermée en avant; de plus les sutures du canal vesico-anal ayant lâché, l'urine est déversée directement dans le rectum.

Il est rare d'ailleurs, que le canal vésico-rectal ne cède pas sur une certaine étendue au niveau des sutures; le professeur Soubotine a dû opérer 2 fois le malade de l'observation II, 3 fois le malade de l'observation III, pour reconstituer le canal.

J'ai appris récemment qu'un chirurgien russe, M. Gruzdeff, a employé avec succès le procédé de Soubotine dans un cas de fistule vésico-rectale chez une femme.

Si ces tentatives devenaient plus nombreuses, on pourrait dans quelques années établir une parallèle entre le procédé de Soubotine et les autres procédés des anastomotiques: en attendant, les éléments d'appréciation manquent; l'opération se recommande par son ingéniosité et par les deux beaux succès obtenus, il est vrai, chez des malades atteints de simple épispadias avec incontinence; et nous pensons que le procédé de M. Soubotine mérite d'être essayé sur une plus grande échelle, car nul doute que la séparation complète des urines d'avec les matières doive mettre les reins à l'abri des terribles infections ascendantes auxquelles exposent tous les autres procédés anastomotiques.

(1) Communication écrite du docteur Desjardin, de Liège, du 11 janvier 1903.

§ 2. — Procédés de dérivation vaginale, uréthrale, ou cutanée.

A. — Dérivation urétéro-vaginale

La dérivation urétéro-vaginale fut proposée et pratiquée pour la première fois par Pawlick (223) pour une tumeur de la vessie. Kosinski la pratiqua avec succès dans un cas de cancer de la vessie (224); un chirurgien anglais, Chavasse (225), fit l'opération de Pawlick chez une fille de 4 ans atteinte d'exstrophie.

Obs. I. Chavasse (225). — Fille de 4 ans, entrée à l'hôpital général de Birmingham en janvier 1897. L'enfant avait déjà subi antérieurement sans succès, une opération autoplastique. Chavasse se proposa de faire l'opération de Trendelenburg, et le 11 juin 1897 il ouvrit les deux articulations sacro-iliaques et mit l'enfant dans un appareil. Cinq jours après l'opération, la vessie était réduite dans l'abdomen et il ne persista qu'une simple fente. Mais une bronchite se déclara, qui força Chavasse d'envoyer la malade en convalescence à la campagne. Au retour de l'enfant, tout le bénéfice de l'opération était perdu, car la vessie était de nouveau prolabée. C'est alors que Chavasse se décida de faire l'opération suivante:

Les deux uretères furent sondés et leurs portions terminales isolées sur une certaine étendue, deux boutonnières furent ensuite pratiquées à travers la paroi antérieure du vagin ; les 2 uretères y furent attirés et fixés par des points de sutures, faites à la soie. La vessie fut extirpée et l'hiatus comblé par de la gaze iodoformée. Le 24 janvier 1898, Chavasse fit une autoplastie « à la Thiersch » pour combler la plaie abdominale ; le 11 juillet, nouvelle autoplastie, pour recouvrir un point au niveau duquel les sutures de la 1re autoplastie s'étaient désunies. Le 19 septembre 1898, on examine la malade sous chloroforme : l'urine sourd constamment des orifices urétéraux dans le vagin ; on ne sent pas les reins à la palpation ; l'enfant porte un appareil collecteur pendant le jour ; la nuit on garnit la vulve d'ouate.

B. — La dérivation urétéro-cutanée. Urétérostomie

La transplantation de l'uretère à la peau a été pratiquée maintes fois en clinique, soit pour des blessures de l'uretère au cours d'une laparotomie, soit après extirpation de la vessie pour tumeur; de même, en chirurgie expérimentale, l'urétérostomie a été pratiquée sur une grande échelle. Or, ni la clinique ni l'expérimentation ne plaident en faveur d'une opération qui aboutit, par l'écoulement continuel d'urine, à une infirmité insupportable et qui expose, en outre, à l'infection ascendante du rein. Aussi l'indication d'une semblable opération ne devait-elle jamais être posée, et l'opération de Reginal Harrisson (226), qui extirpa le rein gauche et fixa l'uretère droit à la paroi lombaire, est elle la seule où l'urétérostomie fut appliquée comme traitement de l'exstrophie.

C. — La dérivation urétéro-uréthrale. Procédé de Sonnenburg

Le point de départ de l'opération de Sonnenburg a été dans les recherches expérimentales de Glück et Zeller (227). Ces auteurs, dans une série d'expériences, maintes fois reproduites et contrôlées, ont montré que l'extirpation totale de la vessie et de la prostate, chez le chien, avec abouchement des deux uretères à la paroi abdominale ou à l'urèthre, donnent des survies longues et fréquentes à condition de faire des sutures soignées qui ne rétrécissent pas les embouchures urétérales.

Glück et Zeller, qui instituèrent ces expériences en vue de l'extirpation de la vessie atteinte de tumeur maligne, avaient même tracé un manuel opératoire parfaitement réglé sur le cadavre humain. Après avoir extirpé la vessie sans blesser le péritoine, ils proposaient d'ouvrir l'urèthre en le fendant le long de sa face supérieure et de suturer les 2 uretères sectionnés aux lèvres avivées du canal uréthral artificiellement transformé en épispadias.

S'inspirant de ces recherches, Sonnenburg pratiqua, le premier, l'opération de Glück et Zeller chez un enfant de 9 ans, dont l'exstrophie était tellement prononcée, que l'étoffe manquait pour couvrir l'organe par des lambeaux cutanés pris dans le voisinage.

D'autre part, les embouchures urétérales étaient tellement éloignées l'une de l'autre, qu'il était impossible de construire un appareil convenable qui eût emboîté toute la région malade. J insiste sur les caractères de l'exstrophie chez cet enfant, car ce sont ces caractères qui ont guidé Sonnenburg dans l'adoption d'un nouveau procédé opératoire. Le chirurgien allemand ne se proposait pas du tout de faire une *opération radicale*. Tout ce qu'il espérait c'était, en extirpant la vessie, d'enlever au malade un organe continuellement irrité et douloureux et de *rapprocher* les embouchures urétérales l'une de l'autre, de *diminuer* la surface baignée par l'urine et de permettre ainsi le port facile d'un appareil.

Technique opératoire de Sonnenburg. — Elle est très simple. Après cathétérisme des deux uretères, la muqueuse vésicale est disséquée de haut en bas ; on a soin de mordre en pleine couche musculeuse, le bistouri dirigé vers la muqueuse, afin d'éviter la blessure du péritoine. Lorsque toute la surface vésicale est disséquée, on sectionne son insertion aux pubis ; les uretères sont disséqués sur une certaine longueur et la vessie extirpée. On attire alors les uretères hors de l'abdomen, en libérant sur une longueur de quelques centimètres leurs adhérences au tissu cellulaire pelvien, et on les fixe par des sutures au catgut aux bords avivés de la gouttière uréthrale. Quelques points de suture fixent en outre les deux uretères l'un à l'autre. L'hiatus résultant de l'extirpation de la vessie est fermé par suture des lèvres de la plaie.

L'opération, telle que je viens de la décrire, a été exécutée par son auteur 5 *fois* ; dans deux cas il se contenta seulement d'extirper la muqueuse vésicale sans toucher aux uretères ; en tout, l'opération a été pratiquée, si mes recherches bibliographiques sont complètes, 14 *fois*. Voici le résumé de ces cas :

Obs. I. Sonnenburg (228). — Jeune garçon, opéré le 18 juin 1881. Dissection extrapéritonéale de la vessie ; isolement des deux uretères et extirpation de la vessie. Avivement de l'urèthre épispade et fixation des deux urèthres dans la gouttière pénienne. Par 4 sutures au catgut on fixa les deux orifices urétéraux entre eux. On suture le prépuce au périnée pour permettre aux urines de s'écouler facilement au dehors. Fermeture de l'hiatus vésical par un lambeau autoplastique ; en bas cette fermeture fut impossible. Pendant les premiers 4 jours on laissa des cathéters à demeure, dans les uretères ; au 4e jour, on retira les sondes et on laissa l'enfant dans un bain permanent. Ce malade fut présenté un an après l'opération au 11me Congrès des chirurgiens allemands. Seize ans après l'opération, Sonnenburg présenta de nouveau ce malade à la Société de chirurgie de Berlin ; à cette époque, le malade portait facilement un urinal, avait une santé parfaite et était employé comme infirmier à l'hôpital Moabit, de Berlin.

OBS. II. SONNENBURG. — Garçon, 3 semaines. Sonnenburg extirpa la muqueuse, mais ne fit pas l'anastomose urétéro-uréthrale, car le petit calibre des uretères n'aurait pas permis une suture urétéro-uréthrale sans rétrécissement des uretères. L'enfant mourut de gastro-entérite, 6 mois après cette opération.

OBS. III. SONNENBURG. — Garçon de 4 semaines. Chez cet enfant, l'auteur extirpa la vessie mais ne fit pas, et pour les mêmes raisons, l'anastomose urétéro uréthrale.

OBS. IV. SONNENBURG. — Garçon, opéré en 1896. Extirpation de la vessie avec suture des uretères au pénis. Deux ans après l'opération, l'enfant fut présenté par l'auteur, à la Société de chirurgie de Berlin (séance du 11 juillet 1898). L'appareil s'adaptait bien, et le malade était dans un état de santé très satisfaisant.

OBS. V. SONNENBURG. — Le chirurgien allemand présenta à la Société de chirurgie de Berlin (séance du 11 juillet 1898) un jeune garçon, auquel il fit l'extirpation de la vessie avec suture urétéro-uréthrale. L'un des uretères était remonté et sa fixation nécessiterait une nouvelle intervention.

OBS. VI et VII. SONNENBURG. — Mentionnées seulement, sans aucun détail, dans un rapport à la Société de chirurgie de Berlin, séance du 11 juillet 1898.

OBS. VIII. EASTMAN (229). — Garçon, 13 ans, opéré en février 1899. Extirpation de la vessie avec suture des deux uretères à l'urèthre. Il y eut gangrène de l'uretère gauche et Eastman dut alors faire une néphrectomie gauche. Le rein droit suppléa bien et l'enfant guérit ; il porte un urinal.

OBS. IX. ESTOR, de Montpellier (230). — Fille, 13 mois, opérée le 13 février 1898. Dissection de la muqueuse, qui est extirpée, sauf au niveau des mamelons urétéraux. Tout autour de la plaie muqueuse, on avive une surface ayant la forme d'un fer à cheval à concavité inférieure, surface dont la largeur est de 3 centimètres ; on affronte ces plaies cutanées par 4 fils de soie. Les mamelons urétéraux sont fixés à la partie inférieure de la plaie. Guérison. L'enfant porte un urinal, d'après le modèle de celui prescrit par le professeur Poncet, de Lyon, pour les prostatiques à méat hypogastrique.

OBS. X. NIEHANS (231). — Garçon de 4 ans, opéré en 1884, par

Niehans, de Berne. Extirpation de la vessie et suture urétéro-pénienne bilatérale. Quelques points de suture fixèrent les uretères l'un à l'autre. La brèche abdominale fut comblée par des lambeaux cutanés. Deux ans après l'opération, Niehans a eu des nouvelles de son opéré ; l'enfant se porte très bien et l'appareil collecteur s'adapte parfaitement.

Obs. XI. Socin, de Bâle (232). — Garçon, auquel Sacin extirpa la vessie et sutura les uretères à l'urèthre. Plus tard, ayant restauré la gouttière pénienne, il s'est servi du prépuce pour faire une paroi vésicale antérieure à face interne cutanée. Bon résultat.

Obs. XII. van Iterson (233). — Fille, 2 ans, opérée par van Iterson à la clinique chirurgicale de Leyden, en 1885. Extirpation de la vessie ; section des deux uretères au ras de la muqueuse vésicale et suture des orifices urétéraux aux grandes lèvres avivées. Quelques points de sutures fixent l'un à l'autre, les deux uretères. La perte de substance résultant de la résection de la vessie fut fermée par rapprochement de ses bords. Guérison. L'enfant fut revue en 1892, 7 ans par conséquent après l'opération. L'état général était très satisfaisant et le jour il y avait *continence, avec mictions volontaires toutes les demi-heures.*

Il est probable que les deux uretères avaient subi une dilatation ampullaire qui seule explique la continence relative.

Obs. XIII. van Iterson (233). — Garçon de 3 ans, opéré à la clinique de Heidelberg, le 4 octobre 1887. Extirpation de la vessie, libération des uretères, fixation de leurs embouchures à la gouttière pénienne ; la brèche fut comblée par un lambeau cutané. Guérison *per primam*. L'enfant a été revu 5 ans après l'opération ; il portait un urinal de caoutchouc, qui s'adaptait parfaitement et sa santé générale était excellente.

Obs. XIV. van Iterson (233). — Willem Z..., 2 ans, atteint d'exstrophie de la vessie avec prolapsus du rectum et de double hernie inguinale. Ven Iterson opéra d'abord le prolapsus anal, puis, le 1er février 1888, il extirpa la vessie et sutura les embouchures urétérales au pénis. Le pénis fut fixé au périnée et des sondes de Nélaton furent laissées à demeure dans les uretères, les premiers jours après l'opération. Guérison. L'enfant, revu 4 ans après l'opération, est en excellent état de santé. Une des hernies a disparu.

Résultats. — L'opération de Sonnenburg s'est montrée jusqu'à présent d'une bénignité absolue, puisque aucun des malades n'est mort des suites de l'opération. Parmi ces opérés, deux ont été revus 2 ans après l'opération (obs. IV de Sonnenburg, obs. X de Niehaus), deux, 4 ans après (obs. XII et XIV, de von Iterson), un, 5 ans (obs. XIII, de von Iterson), un, 7 ans (obs. XII, de von Iterson), et enfin un autre, 16 ans après l'intervention.

Les malades qui ont subi l'opération de Sonnenburg sont débarrassés des douleurs que provoquaient avant l'opération les irritations de la surface vésicale, exposée ; mais ils restent *incontinents* et condamnés au port d'un urinal. Et pour obtenir un résultat pareil, nullement supérieur à celui obtenu par l'autoplastie muqueuse de mon maître, M. Segond, Sonnenburg *extirpe* la vessie, ôte à jamais au malade la possibilité de bénéficier de tout progrès que pourrait un jour faire la chirurgie de l'exstrophie ; de plus, il *sectionne* les uretères et les prive d'un de leurs éléments de défense contre l'infection : *le sphincter* ; enfin il met un orifice *sans défense souvent sténosé par les sutures*, à fleur de peau et les expose à toutes les infections.

Ces critiques ne sont pas purement théoriques. Chez l'opéré de l'observation V, les sutures ayant lâché, l'uretère gauche remonta et Sonnenburg se proposait une nouvelle intervention ; or cet uretère étroit, sclérosé, altéré par un premier processus inflammatoire, est fatalement voué au rétrécissement lors d'une nouvelle suture ; il y a plus, chez le malade de von Iterson (obs. XII), la sténose des 2 orifices urétéraux est si prononcée que les 2 uretères se sont dilatés en 2 vastes poches, qui permettent l'accumulation des urines pendant une demi-heure ; ici donc la sténose est des plus manifestes. Enfin, chez les malade d'Eastman (obs. VIII), il y eut une urétéro-pyélite infectieuse tellement prononcée, que le chirurgien américain dut faire la néphrectomie gauche.

Enfin, je dois mentionner un autre inconvénient du procédé : *c'est la formation fréquente de calculs urinaires au niveau des embouchures urétérales.*

Cette complication inattendue est pourtant réelle, car Sonnenburg l'indique lui-même ; à plusieurs reprises, il a été amené à extraire de petits calculs des orifices urétéraux, et l'auteur se félicite de ce que son procédé met les uretères à fleur de peau, car cela permet l'extraction facile des calculs, ce qui, dit-il, ne serait pas possible « si on avait couvert les uretères d'un lambeau muqueux » comme dans l'opération de Segond. Je suis, au contraire, d'avis qu'on doit retourner cette complication comme un argument contre l'opération de Sonnenburg, puisque la formation des calculs est justement favorisée par la situation à fleur de peau des embouchures urétérales ; et la preuve est dans le fait que *jamais* on n'a observé des sédiments ou des calculs chez les opérés de M. Segond, où les orifices urétéraux restent profonds et protégés par un lambeau vésical.

La chirurgie palliative n'a pas le droit de faire courir aux malades de si gros risques et quiconque voudra, en toute impartialité, lire les cas d'exstrophie opérés par le procédé de M. Segond, se convaincra aisément que les résultats obtenus ne le cèdent en rien à ceux obtenus par le procédé de Sonnenburg.

En revanche, le procédé de mon maître est d'une exécution infiniment plus facile et d'une innocuité beaucoup plus grande ; enfin, le procédé de M. Segond laisse au malade la vessie, il n'engage pas l'avenir, et le jour où un chirurgien heureux aura trouvé l'opération vraiment idéale de l'exstrophie, les malades opérés par le procédé de l'autoplastie vésicale pourront en bénéficier, alors que les opérés de Sonnenburg auront à jamais perdu cet espoir.

CHAPITRE VI

RÉSULTATS GÉNÉRAUX. INDICATIONS ET CONTRE-INDICATIONS

Les considérations qui suivent reposent sur l'analyse de 305 opérations d'exstrophie de la vessie, se répartissant ainsi :

A. — Cas opérés par la méthode autoplastique.

1° Autoplasties à l'aide de lambeaux cutanés : 107 cas, avec 12 morts ;

2° Autoplasties à l'aide de lambeaux muqueux : 19 cas, dont 17 par le procédé de M. Segond et 2 par celui de Rutkowski ; aucun cas de mort.

B. — Cas opérés par la méthode de la suture directe de la vessie.

18 cas opérés par le procédé de Gerdy ;
23 cas opérés par le procédé de Trendelenburg ;
8 cas par l'ostéotomie iliaque double verticale ;
1 cas par le brisement forcé sous-cutané des os des iles ;
2 cas par la suture des bords après pubotomie totale double ;
39 cas par la suture après pubotomie partielle.

Enfin, dans 6 cas, il y eut simple rapprochement des pubis sans suture des bords.

Sur cet ensemble de 66 cas, il y eut 14 morts.

C. — Cas opérés par la méthode de dérivation.

a) Dérivation intestinale :

1° Anastomoses urétéro-intestinales dans la contiguïté de l'uretère : 3 cas, avec 2 morts ;

2° Anastomoses du bout central des uretères dans l'intestin : 5 cas, avec 3 morts ;

3° Opération de Maydl (abouchement urétéro-trigono-sigmoïdien) : 57 cas, avec 15 morts ;

4° Abouchement urétéro-trigono-rectal : 9 cas avec 5 morts ;

5° Abouchement isolé des deux uretères avec conservation autour de chaque uretère d'un lambeau vésical : 9 cas, dont 5 morts ;

6° Anastomoses vésico-rectales : 5 cas, dont 2 morts ;

7° Anastomoses vésico-vagino-rectales : 2 cas, avec 1 mort ;

8° Anastomoses par le procédé de Gersuny : 1 cas, mort ;

9° Anastomoses par le procédé de Soubotine : 5 cas, dont 3 morts.

b) Dérivation urétéro-vaginale : 1 cas ;

c) Dérivation urétéro-cutanée : 1 cas ;

d) Dérivation urétéro-uréthrale (procédé de Sonnenburg) : 14 cas.

La mortalité opératoire prise en bloc est donc considérable, puisque, sur 305 cas opérés, il y a 60 morts, c'est-à-dire près de 20 p. 100 ; mais on ne peut tirer de ce chiffre global aucune conclusion sérieuse, et il importe d'envisager la mortalité dans chaque méthode et de comparer à ce point de vue les nombreux procédés opératoires.

La méthode autoplastique à lambeaux cutanés donne sur 107 cas 13 morts ; cette mortalité est très forte si l'on songe que l'autoplastie est une intervention très facile et n'intéressant que des tissus superficiels ; aussi tous les cas de mort datent *d'avant l'ère antiseptique* ; depuis plus de 20 ans, on ne cite aucun cas de mort après une opération autoplastique ; c'est dire, *qu'aujourd'hui*, les procédés divers de la méthode autoplastique sont d'une bénignité absolue, et qu'à ce point de vue elle peut victorieusement soutenir la comparaison avec les procédés les plus inoffensifs.

comme celui de mon maître M. Segond ou celui de Sonnenburg, par exemple.

Les 66 cas opérés par la méthode des sutures directes des bords de la vessie doivent être groupés, au point de vue de la léthalité, en deux catégories : dans la première, doivent être comprises toutes les observations d'exstrophie où la suture des bords de la vessie a été faite sans intervention préalable sur le squelette pelvien, ou après une intervention squelettique minime ; dans une deuxième catégorie, il faut grouper les observations d'exstrophies opérées par le procédé de Trendelenburg, de König, ou par ostéotomie double verticale et où une intervention sérieuse sur le squelette et les articulations du bassin a précédé la suture proprement dite des bords de la vessie.

Sur les 27 cas du premier groupe on compte 4 morts ; sur les 23 cas opérés par le procédé de Trendelenburg ou de ses dérivés nous relevons 5 morts, et sur ces 5 morts, 3 à peine, sont vraiment imputables à l'intervention ; quant aux décès des 2 autres malades, l'un est dû à la pyélonéphrite, complication qu'on peut observer après n'importe quelle intervention chirurgicale chez les exstrophiques, et l'autre à l'intoxication iodoformique ; on a donc beaucoup exagéré les dangers de l'opération de Trendelenburg ; je dois même dire que les tentatives faites par König, par Berg et bien d'autres, afin de diminuer la gravité de l'opération de Trendelenburg, ont été loin de donner des résultats supérieurs à ceux de la disjonction des symphyses saro-ciliaques.

La méthode de dérivation entraîne une mortalité de beaucoup supérieure à celle des 2 méthodes précédentes. Mais ici encore, il faut distinguer : la dérivation urétéro-uréthrale d'après la pratique de Sonnenburg est d'une grande bénignité, puisque sur 14 cas opérés d'après ce procédé il n'y a aucun cas de mort. C'est donc la dérivation intestinale qui endosse la responsabilité de la grande mortalité de la méthode dérivative. Cette mortalité s'élève à 37 cas sur 97 cas de dérivation intestinale, c'est-à-dire 39 p. 100.

Des différents procédés de dérivation intestinale, celui de Maydl a été le plus pratiqué ; voyons donc quelle est la mortalité propre à ce procédé.

Sur 76 cas opérés par le procédé du chirurgien de Prague, ou par un de ses dérivés, nous trouvons 22 cas de mort, soit une mortalité de 28,0 p. 100.

Malgré le grand perfectionnement apporté à la technique des anastomoses par Maydl, cette mortalité reste très élevée surtout si on considère que l'exstrophie si pénible qu'elle soit, ne compromet pas l'existence, puisqu'on rencontre des exstrophiques non opérés de tout âge.

De ces chiffres, il ressort que la dérivation intestinale est la méthode qui donne la mortalité de beaucoup la plus élevée ; celle des sutures directes des bords de la vessie vient au second rang : l'autoplastie cutanée, au troisième.

Enfin, je dois de nouveau faire ressortir l'innocuité absolue des deux procédés opératoires de Sonnenburg et de mon maître M. Segond, qui ne comptent, ni l'un ni l'autre, aucun cas de mort sur un total de 31 opérations, faites par ces deux procédé.

Etant donné la bénignité absolue des procédés de M. Segond et de Sonnenburg, et d'autre part la mortalité respectable de la méthode des sutures et celle vraiment considérable de la dérivation intestinale, le choix de l'opération doit donc en premier lieu tenir compte de la gravité comparative des différents procédés opératoires applicables à l'exstrophie de la vessie.

Ceci dit, je reconnais que, pour une infirmité aussi pénible que l'exstrophie la considération de la gravité opératoire ne doit pas entrer à elle seule en ligne de compte, et il convient qu'on arrête le choix du procédé opératoire d'après les résultats éloignés des différents procédés.

L'opération idéale doit aboutir à la reconstitution d'une vessie physiologique et d'un canal uréthral avec miction volontaire. Dans quelle mesure les nombreux procédés opératoires s'approchent-ils de l'idéal cherché?

La méthode autoplastique, à *lambeaux cutanés*, ne satisfait à aucun des *desiderata* énoncés plus haut. Les bénéfices qu'elle procure aux malades sont : la protection de la muqueuse et la possibilité d'appliquer commodément un appareil. Ce résultat, pour palliatif qu'il soit, ne rend pas moins aux malades un service des plus signalés. Malheureusement, cette méthode a plusieurs inconvénients sérieux : le grand nombre d'opérations complémentaires nécessaires pour obtenir la guérison définitive ; la rétractilité des lambeaux qui vient fréquemment compromettre un résultat si difficilement obtenu ; enfin et surtout la fréquence des concrétions calculeuses dans la vessie.

A cause de ces inconvénients divers, l'autoplastie cutanée a été justement délaissée aujourd'hui par la très grande majorité des chirurgiens.

L'autoplastie muqueuse, telle que l'a imaginée et pratiquée le premier M. Segond, est aussi une opération purement palliative : elle protège la vessie et permet le port d'un appareil collecteur. Mais elle présente sur l'autoplastie cutanée l'avantage d'être d'une innocuité absolue ; de plus, les malades guérissent rapidement et il ne se forme jamais dans la vessie de concrétions calculeuses.

La suture directe des bords de la vessie est la méthode qui devrait *a priori* s'approcher le plus de l'idéal cherché, c'est-à-dire la restauration d'une vessie physiologique ; mais, en pratique, les résultats sont loin de répondre aux grandes espérances fondées jadis sur cette méthode. Et d'abord, le réservoir qu'on obtient par la suture des deux bords ne peut nullement être assimilé à une vessie normale ; ce qu'on obtient par la suture, c'est un réservoir aplati d'avant en arrière et pourvu de deux diverticules profonds, le long des bords latéraux de la vessie néoformée ; et à mesure que le malade avance en âge, les pubis s'écartent d'avantage, la cicatrice vésicale est tiraillée et elle s'élargit en s'amincissant.

De plus, la *continence* des vessies ainsi reconstituées n'a été obtenue que dans *trois cas* sur 66 opérations.

Et même dans ces 3 cas, il est impossible d'affirmer que la continence est due au sphincter vésical ; tout, au contraire, porte à croire, qu'il s'agit là d'un simple phénomène mécanique; en effet, même chez des malades opérés par la méthode *autoplastique*, on observe quelquefois, une certaine contention urinaire et pourtant on ne peut pas invoquer dans ces cas l'action du sphincter. Il s'agit d'un phénomène purement mécanique dû à ce que le lambeau cutané, s'appliquant intimement sur la vessie, rend possible l'accumulation d'une certaine quantité d'urine qui ne s'écoule que lorsque la pression du liquide vainc la résistance opposée par le lambeau cutané. Il est plus que probable que dans les 3 cas de continence cités plus haut il s'agit d'un phénomène de même nature.

D'ailleurs, quelle que soit l'explication de la continence, celle-ci n'a été obtenue que chez *trois* malades ; et on est en droit de se demander si un résultat si précaire n'est pas en disproportion avec l'intervention sérieuse qu'est l'opération de Trendelenburg ; dans l'immense majorité des cas, l état des malades est le même que celui dans lequel se trouvent ceux opérés par des procédés opératoires inoffensifs, comme celui de mon maître Segond, par exemple.

La dérivation de l'urine dans l'intestin est aujourd'hui la méthode *radicale* de l'exstrophie, puisque seule, elle rend aux malades la continence et qu'elle les dispense du port d'un appareil collecteur. A ce point de vue, la supériorité de l'opération de Maydl et de ses dérivés sur toutes les autres est incontestable. Tout en n'étant pas l'opération idéale de l'exstrophie, *puisqu'elle extirpe la vessie*, la dérivation intestinale serait rapidement devenue l'opération de choix malgré la mortalité élevée qu'elle comporte, si elle n'exposait aux deux complications redoutables : l'épuisement du sphincter anal par le surmenage qu'on lui impose et la pyélonéphrite.

La fatigue du sphincter s'est manifestée chez plusieurs exstrophiques ayant subi l'opération de Maydl ; la continence, qui était absolue après l'opération, diminua progressivement ; les mictions eurent lieu à des intervalles de plus en plus rapprochés et finalement les malades étaient devenus complètement incontinents.

Les malades se trouvaient dès lors dans une situation infiniment plus précaire qu'avant l'opération, puisqu'ils étaient constamment souillés *et par l'urine et par les matières.* A la vérité, le nombre d'opérés restés parfaitement continents est grand et, comme la muqueuse intestinale supporte bien le contact de l'urine dans l'immense majorité des cas, la situation de bon nombre d'opérés serait tout à fait satisfaisante s'ils n'étaient constamment exposés à l'infection tardive des reins. Cette pyélonéphrite tardive est actuellement la pierre d'achoppement de la dérivation intestinale ; c'est l'épée de Damoclès qui menace constamment la vie des malades. En sera-t-il autrement chez les malades opérés par le procédé de Soubotine? Tout le porte à penser, mais le nombre trop restreint de ces interventions ne permet encore aucune certitude à cet égard.

En somme, l'opération *idéale*, la reconstitution d'un appareil vésico-pénien avec miction volontaire a complètement déçu les espérances fondées sur elle; l'opération *radicale*, c'est-à-dire la dérivation des urines dans l'intestin,a donné des résultats magnifiques, mais elle menace d'une façon permanente les reins.

Restent les opérations palliatives; parmi celles-ci les procédés autoplastiques à lambeaux cutanés sont de plus en plus et justement abandonnés, et le choix doit se cantonner surtout entre les procédés de Segond et de Sonnenburg, l'un et l'autre d'exécution facile et applicables à tous les cas d'exstrophie, presque sans exception.

J'ai longuement exposé les raisons qui militent en faveur du procédé de M. Segond. Le résultat lointain est absolument le même, que le malade ait été opéré par le dernier procédé ou par celui de Sonnenburg; en revanche,dans l'opération du chirurgien allemand, on restreint le calibre des uretères; de plus, les uretères sont à fleur de peau, ce qui facilite l'infection ascendante et la *formation des calculs*.

En définitif, à l'heure actuelle, et à en juger d'après les résultats lointains des procédés opératoires pratiqués jusqu'à ce jour,le chirurgien a à choisir entre deux opérations: celle de Maydl ou de Soubotine, opérations graves, mais qui donnent dans les cas heureux une guérison radicale et l'opération palliative, mais bénigne de M. Segond. Ces deux procédés diffèrent tellement dans leur principe et dans le but qu'ils poursuivent, qu'il est impossible d'établir entre eux un parallèle qui permette au chirurgien le choix du procédé opératoire, lorsqu'il se trouve devant un cas d'exstrophie complète de la vessie. Ce qu'on peut affirmer c'est qu'alors que le procédé de M. Segond trouve son indication dans *tous les cas d'exstrophie*, il existe un certain nombre de circonstances qui contre-indiquent absolument les procédés de dérivation.

Beaucoup d'exstrophiés ont les reins en mauvais état et nous avons indiqué, en étudiant l'anatomie pathologique de l'exstrophie pourquoi les reins sont si fréquemment altérés ; or, dans tous les cas où l'analyse des urines et l'examen rigoureux des reins indiqueront la moindre atteinte de ceux-ci, la dérivation intestinale trouvera une contre-indication absolue.

Les exstrophiques dont le sphincter anal est faible, ceux atteints de prolapsus rectal et, *à fortiori*, ceux qui ont des garde-robes involontaires ne doivent pas, non plus, subir la transplantation des uretères dans l'intestin, car on doit craindre que les urines ne seront pas retenues, et alors l'état du malade se trouvera considérablement aggravé par l'opération.

Il arrive quelquefois que l'un des uretères ou tous les deux s'ouvrent à la surface de la vessie sur le bord même de celle-ci, au ras de la peau. Cette insertion marginale est encore une contre-indication au procédé de Maydl, car elle ne permet pas la taille d'un lambeau périurétéral ; les sutures anastomotiques pénètrent alors en pleine paroi de l'uretère et nous avons suffisamment insisté sur les dangers de cette pratique.

L'âge avancé est encore une contre-indication à l'opération de Maydl ; l'exstrophique a, en effet, une vessie d'autant plus épaisse que le sujet est plus avancé en âge ; et il y a de grandes probabilités pour que les uretères soient rétrécis dans leur portion terminale intra-pariétale, dilatés dans leur traversée abdomino-pelvienne et que les reins soient atteints.

Enfin la considération du sexe est importante, et je pense que l'opération de Maydl ne doit pas être pratiquée chez la femme ; en effet, il faut toujours songer à la possibilité d'une grossesse ; or le développement de l'utérus gravide aboutirait fatalement à la compression des uretères ; l'opération de Soubotine est encore plus contre-indiquée, puisqu'on ne peut l'effectuer sans une hystérectomie préalable. Dans tous ces cas donc, la dérivation intestinale des uretères ne doit pas être tentée ; l'opération de M. Segond n'a au contraire, aucune contre-indication, car le traumatisme opératoire est minime, l'opération facile et exempte de danger. On ne touche pas aux uretères, et enfin l'opération est aussi bien praticable chez l'homme que chez la femme.

CHAPITRE VII

CONCLUSIONS

1° Les nombreuses opérations proposées jusqu'ici pour le traitement de l'exstrophie de la vessie peuvent être classées dans une des trois méthodes suivantes : la reconstitution autoplastique de la paroi vésicale absente, la suture directe des bords de la vessie et la dérivation du cours des urines.

2° Aucune de ces trois méthodes ne réalise une guérison parfaite au point de vue de la forme et des fonctions de la vessie; cela tient à ce que la médecine opératoire a à surmonter des difficultés considérables qui tiennent à la complexité des lésions anatomo-pathologiques de l'exstrophie de la vessie.

3° Parmi ces lésions il faut surtout citer : *l'hypertrophie des parois de la vessie, l'absence de sphincter vésical, le mauvais état des reins chez beaucoup d'exstrophiques, la faiblesse du périnée.*

4° L'hypertrophie des tuniques vésicales s'observe chez la très grande majorité d'exstrophiques, et est due à deux causes : d'abord à ce que la vessie, remplaçant la paroi abdominale absente dans région hypogastrique, supporte tout le poids de la pression abdominale et s'hypertrophie pour résister à cette pression; ensuite, à la cystite chronique dont sont atteintes presque toutes les vessies exstrophiques, constamment exposées à l'infection. Cette hypertrophie a pour conséquence la compression des uretères dans le trajet intra-pariétal, ce qui gêne l'écoulement des urines, d'où hypertrophie avec dilatation des uretères.

5° Le sphincter de la vessie est ou insuffisant ou totalement absent chez les malades atteints d'exstrophie complète, et cette lésion est incontestablement, de toutes celles qu'on observe chez les exstrophiques, de beaucoup la plus grave.

Elle l'est d'autant plus, que la restauration fonctionnelle du sphincter de la vessie n'a jamais été réalisée d'une façon certaine jusqu'aujourd'hui.

6° Les reins des sujets atteints d'exstrophie sont très souvent malades. Les uretères se terminent, en effet, sur une surface muqueuse constamment infectée; et ces conduits, souvent épuisés par la lutte contre l'obstacle apporté à l'écoulement de l'urine par la vessie hypertrophiée, se laissent facilement envahir par l'infection, qui se propage aux bassinets et aux reins.

7° Le périnée des exstrophiques est faible; on observe souvent chez ces malades du prolapsus de la muqueuse rectale et quelquefois même de l'incontinence des matières.

Des différents muscles du périnée, le releveur de l'anus se trouve dans les conditions les plus défectueuses pour un bon fonctionnement; en effet, par suite de l'écartement des pubis, les faisceaux antérieurs du muscle n'arrivent pas jusqu'à la ligne médiane; aussi, quand les deux releveurs se contractent, ils ne peuvent pas réaliser la boutonnière qui, à l'état normal, enserre le rectum de toutes parts.

8° Des trois grandes méthodes opératoires, la méthode autoplastique a été pendant longtemps la plus employée. Ce n'est cependant qu'une opération palliative, puisqu'elle est destinée d'une part à protéger la vessie en lui reconstituant une paroi antérieure absente, d'autre part à permettre l'application et le port faciles d'un appareil collecteur.

La reconstitution de la paroi antérieure de la vessie se fait soit à l'aide de lambeaux cutanés pris dans le voisinage de celle-ci, soit à l'aide de lambeaux muqueux.

9° L'autoplastie par « lambeaux cutanés » compte un grand nombre de procédés opératoires, dont la plupart ont donné de beaux succès. Et pourtant la méthode autoplastique est presque universellement délaissée aujourd'hui.

Elle a en effet quelques inconvénients sérieux : elle nécessite un grand nombre d'interventions complémentaires; les lambeaux, à cause de leur rétractilité, finissent à la longue par découvrir la vessie ; enfin, il se forme dans presque toutes les vessies couvertes de lambeaux cutanés des *calculs*, qui provoquent des douleurs intolérables, gênent l'écoulement des urines et favorisent l'infection ascendante.

10° L'autoplastie à l'aide de lambeaux muqueux a été imaginée et exécutée pour la première fois par M. Segond. Dans le procédé de mon maître, le lambeau qui couvre la vessie est pris sur la vessie elle-même.

L'urine, à sa sortie des uretères, se trouve dans un canal vésico-pénien dont les parois sont exclusivement muqueuses et, ainsi, le grand écueil de la méthode autoplastique — la formation des calculs — est évitée. Le procédé de M. Segond est d'une innocuité absolue, il assure une guérison rapide et n'expose à aucune complication fâcheuse, ni immédiate, ni lointaine ; c'est, de toutes les opérations palliatives dirigées contre l'exstrophie, la plus simple, la plus anatomique et la plus indiquée.

11° Quelques auteurs ont essayé de remplacer le lambeau pris sur la vessie, tel que le taille M. Segond, par un lambeau pris aux dépens de l'intestin grêle. Ces autoplasties vésico-intestinales sont à rejeter, parce que leur technique est compliquée et leur gravité hors de proportion avec le modeste résultat qu'on en obtient.

12° La méthode de suture directe vise la reconstitution d'une vessie normale, physiologique, en suturant l'un à l'autre ses bords avivés ; c'était, pour les chirurgiens qui l'ont imaginée, la méthode *idéale* puisqu'elle devait permettre d'obtenir une vessie contractile et des mictions volontaires.

Deux catégories de procédés appartiennent à la méthode de suture : la première comprend les procédés où l'on intervient uniquement et directement sur la vessie ; la seconde comprend les opérations qui affrontent et suturent les bords de la vessie après avoir préalablement obtenu le rapprochement des pubis.

13° La réunion directe des bords de la vessie, sans intervention sur le squelette pelvien a été imaginée par Gerdy, mais elle a été presque exclusivement pratiquée en Allemagne. Cette opération a donné quelques beaux résultats ortomorphiques, mais elle n'a permis d'obtenir *la miction volontaire dans aucun cas.*

14° La suture des bords de la vessie après rapprochement préalable des os du bassin a été faite suivant des procédés nombreux qui ne diffèrent entre eux que par la façon de rapprocher les pubis : tantôt ce rapprochement est fait à l'aide de simples appareils orthopédiques, procédé de Dubois et Dupuytren ; tantôt il est réalisé par une intervention sanglante et, selon la nature de cette intervention, on distingue : le procédé de Trendelenburg, où l'on rapproche les pubis par une arthrotomie sacro-iliaque simple ou double ; celui de Berg, où, au lieu d'ouvrir les articulations sacro-iliaques, on fait une ostéotomie verticale uni ou bilatérale des os du bassin ; celui de Koch, où le rapprochement des pubis est réalisé par le brisement forcé, sous-cutané des os iliaques ; celui de König, qui opère le rapprochement par une section des branches horizontale et descendante des pubis de chaque côté ; enfin, celui de Schlange, où l'on se contente de réséquer la portion des pubis qui reçoit l'insertion des grands droits de l'abdomen.

15° Malgré le grand nombre des opérations pratiquées d'après la méthode de la suture directe, les résultats sont précaires à l'heure actuelle. Contrairement à ce qu'elles semblaient avoir promis, ces interventions n'ont pas pu créer une véritable cavité vésicale, capable de se dilater uniformément par accumulation de l'urine. Avec l'âge, les pubis s'écartent et tirent, de chaque côté, sur la vessie, dont la cicatrice s'élargit ; cette traction est maxima au niveau du col, et le sphincter, en supposant qu'il existe, est mis dans l'impossibilité de fonctionner. On s'explique dès lors que, sur un nombre considérable d'exstrophiques opérés on n'en puisse citer que deux possédant une vessie continente et encore, pour l'un d'eux, est-il impossible d'affirmer que la contention soit le résultat de la tonicité du sphincter, l'examen direct plaidant, au contraire, en faveur d'une contention purement mécanique avec miction par regorgement.

16° La méthode de dérivation des urines a pour but de guérir l'exstrophie en détournant le cours des urines de la surface vésicale vers d'autres régions.

Parmi les procédés qui s'attachent à la méthode dérivative, les uns laissent les exstrophiques incontinents, comme avant l'opération ; ce sont les procédés qui abouchent les uretères dans le vagin, à l'urèthre ou à la surface cutanée ; d'autres, au contraire, en réalisant une dérivation vers *l'intestin*, délivrent les exstrophiques du symptôme le plus pénible de leur infirmité, l'incontinence ; l'intestin est transformé chez ces malades en réservoir urinaire et le sphincter anal remplit alors les fonctions du sphincter de la vessie.

17° La dérivation intestinale des urines a été dans ces dernières quinze années, l'objet de *travaux expérimentaux* extrêmement nombreux et qui ont mis en relief combien l'abouchement urétéral dans l'intestin est une opération grave chez le chien, lorsque cet abouchement porte sur les deux uretères.

Cette gravité est due au petit calibre des uretères, au fait que dans la plupart des opérations on détruit le sphincter urétéral, organe de défense contre l'infection ascendante et enfin et surtout au rétrécissement que subit presque toujours l'orifice anastomotique urétéro-intestinal. Cette sténose aboutit fatalement à l'hydronéphrose et, dès que celle-ci est constituée, l'infection ascendante se fait avec une remarquable facilité. La sténose de l'orifice d'abouchement est de beaucoup le facteur de gravité le plus redoutable, la pierre d'achoppement des procédés de dérivation intestinale en chirurgie expérimentale.

18° Les procédés mis en œuvre pour dériver le cours des urines vers l'intestin, forment deux groupes, selon qu'on anastomose avec l'intestin les uretères ou la vessie.

Dans les abouchements urétéro-intestinaux, l'anastomose est établie, tantôt sur le trajet de l'uretère, *anastomose latérale dans la contiguïté* ; tantôt elle porte sur toute la lumière de l'uretère, anastomose *centrale dans la continuité*; dans ce deuxième groupe il faut faire une classe à part, pour une opération qui, en anastomosant les embouchures mêmes des uretères, *ménage* les sphincters urétéraux, par la conservation autour des uretères d'un lambeau de la vessie exstrophique, c'est *l'opération de Maydl*.

Les anastomoses vésico-intestinales sont tantôt directes, tantôt elles sont établies, chez la femme, par l'intermédiaire du vagin, anastomose indirecte *vésico-vagino-rectale*.

19° Tous les procédés de dérivation intestinale mettent en contact l'urine avec le contenu intestinal ; pour obvier aux inconvénients qui en résultent et particulièrement à l'infection ascendante des reins, quelques chirurgiens ont imaginé des procédés d'anastomose urétéro ou vésico-intestinale, tout en évitant le contact des urines avec le contenu intestinal, ce sont les procédés de Gersuny et de Soubotine.

20° L'anastomose urétéro-intestinale dans la contiguïté est à rejeter, car elle réunit toutes les conditions d'insuccès : petitesse de l'orifice anastomotique, sténose presque fatale de cet orifice avec tous les inconvénients qu'elle comporte, hydronéphrose, pyélonéphrite, etc.

21° L'anastomose centrale dans la continuité, *sans conservation des sphincters urétéraux*, expose aux mêmes dangers, les sutures devant pénétrer en pleine paroi des uretères, ce qui rétrécit leur calibres ; elle est à rejeter.

22° L'opération de Maydl — anastomose urétéro-trigono-sigmoïdienne — est de tous les procédés anastomotiques celui qui a, le plus solidement, fait ses preuves ; en conservant un lambeau vésical péri-urétéral, le procédé de Maydl garde intacts les sphincters urétéraux, organes précieux de défense, et, d'autre part, les sutures se faisant loin des uretères, la sténose n'est pas à craindre.

Mais, malgré ces perfectionnements, l'opération de Maydl est très grave ; en effet, la mortalité s'élève à 25 p. 100 et elle est due presque exclusivement à la pyélonéphrite ascendante ; des malades qui ont survécu, beaucoup, suivis pendant plusieurs années après l'opération, sont radicalement guéris ; ils ont des mictions rectales toutes les 3 heures en moyenne et ne présentent aucun signe d'intolérance rectale ou de néphrite ; d'autres au contraire, après une période de bien-être, ont à pâtir d'une des complications suivantes : 1° la rectite ; 2° l'insuffisance du sphincter anal qui s'épuise par le grand effort que lui impose la rétention sterco-urinaire, 3° la pyélonéphrite tardive, presque constamment mortelle.

23° Le procédé de Gersuny, dans lequel on transplante les uretères dans le rectum, isolé préalablement du reste de l'intestin, est à rejeter, car la guérison de l'exstrophie est obtenue au prix d'un *anus contre nature* périnéal avec défécation involontaire.

24° Le procédé de Soubotine est une cysto-rectostomie complétée par la création d'un réservoir urinaire dans le rectum, aux dépens de celui-ci et complètement séparé de lui ; ce procédé réalise la séparation des urines d'avec le contenu intestinal par la création d'un urèthre rectal pourvu d'un sphincter, fait aux dépens du sphincter anal.

L'opération de Soubotine, toute récente, d'une technique parfaitement réglée nous paraît être ingénieuse, rationnelle et digne d'être essayée chez les exstrophiques adolescents, du sexe masculin ; l'opération est contre-indiquée chez la femme.

25° La dérivation des urines, vers d'autres organes que l'intestin a été pratiquée en détournant le cours des urines soit vers le vagin, soit vers la surface cutanée, soit vers l'urèthre.

26° Les anastomoses urétéro-vaginale et urétéro-cutanée n'ont été pratiquées qu'exceptionnellement ; elles n'ont, croyons-nous, jamais d'indication ; elles sont dangereuses et n'améliorent aucunement l'état des malades. L'anastomose urétéro-uréthrale, avec extirpation de la vessie, ou opération de Sonnenburg, a au moins l'avantage de débarasser les malades des douleurs et de permettre l'application et le port d'un appareil. Mais ce résultat *purement palliatif* est aussi obtenu avec le procédé de M. Segond, qui, en outre, n'expose pas aux inconvénients qui peuvent se montrer à la suite de l'opération de Sonnenburg, à savoir : la destruction des sphincters urétéraux, la possibilité d'une sténose orificielle, le contact immédiat des embouchures urétérales avec les téguments, d'où possibilité de précipitation de graviers ; enfin, dans l'opération de Sonnenburg, en extirpant la vessie, on ôte à jamais au malade la possibilité de bénéficier de tout progrès que pourrait un jour faire la chirurgie de l'exstrophie.

BIBLIOGRAPHIE

1. KATZ (A.), Note sur un nouveau procédé opératoire applicable au traitement de l'exstrophie de la vessie (procédé du professeur Soubotine, de Saint-Pétersbourg). *Progrès médical*, 1er février 1902.
2. SCHENK (I.), *Observationum medicarum, pararum, novarum, admirabilium et monstrosarum volumen*; liber IV (de partibus generatione dicatis) observatio 9, p. 13, Francofurti, 1595.
3. MORVAT (J.), An account of a child born with the urinary and genitals organs præternaturally formed. *Medical Essays and observations* revised and published by a Society in Edinbourgh, t. III, 1734, p. 276.
4. *Acta Helvetica physico-mathematico-botanico-medica*, vol. VII, 1772. Observationes posthumæ I. Buxtorfis, ab ejus filio et successore Joh. Lud. Buxtorfio, Obs. II, p. 104.
5. DEVILLENEUVE, Sur une nouvelle espèce de hernie naturelle de la vessie urinaire et sur une privation presque totale de sexe. *Journal de médecine, chirurgie et pharmacie*, par A. Roux, t. XXVII, p. 26 juillet 1767.
6. CHAUSSIER, in *Dictionnaire des sciences médicales*, article « Extroversion », t. XIV, 1815, p. 344.
7. VELPEAU, *Mémoires de l'Académie royale de Médecine*, t. III, 2e partie, 1833, p. 97.
8. ANDRÉAS BONN, *Ueber eine seltene und Wiedernaturliche Beschaffenheit der Harnblase und Geschlechtstheile eines 12 jahr. Knabens*. Traduit de l'hollandais par Heinrich-Joseph Arntz, Strasburg und Kehl, 1782.
9. ROOSE, *Dissertatio inauguralis med. de nativo vesicæ urinariæ inversæ prolapsu*. Goettingæ, 1793.
10. VLADEVIESO, *De l'exstrophie de la vessie*. Thèse de Paris, 1876, p. 17.
11. PIPELET, in CHOPART, *Traité des maladies génito-urinaires*, t. II, p. 11.
12. CHASSAIGNAC, *Traité clinique et pratique des maladies chirurgicales*, t. II, p. 790.
13. GRANDJEAN, *De l'exstrophie vésicale et de son traitement*. Thèse de Strasbourg, 1868.
14. GIBB, *The London Lancet*, 1857.
15. BOUISSON, *Montpellier médical*, t. VII, 1861.
16. DUBOIS et DUPUYTREN, Extrait d'une observation sur une conformation vicieuse de la vessie. *Bulletin de la Fac. de Méd. de Paris*, 1806, vol. VII, p. 107.

17. DEMME, in MORGELLIN, *Ueber angeborene Harnblasenspalte und deren Behandlung.* Inaug. Dissert. Berne, 1855.
18. FRIEDINGER, *Wiener Kongress*, vom 16-22. September 1866.
19. DELPECH, *Chirurgie clinique de Montpellier ou observations et reflexions* etc., t. II, Paris, 1828, p. 254.
20. EARLE, *Gazette medicale de Paris*, t. I, 2e série, 1833, p. 246.
21. VIGNEAU, *Ann. chir. de Montpellier*, 1856.
22. ROUX (J.), *Union médicale*, 1853, p. 454.
23. LANGENBECK, Cité par LUCKE, *Centralblatt für die med. Wissenschaften*, 1863, p. 70.
24. MAURY. *The Americ. Journ. of the med. sciences*, t. LXII, p. 156.
25. RICHARD, *Gazette hebdomadaire*, t. I, 1853-54, p. 419; *Bull. de la Soc. de chir. de Paris*, t. VI, p. 176, 1880.
26. ANGER, *Bull. de la Soc. de chir. de Paris*, t. VI, p. 176, 1880.
27. SEDILLOT, *Tr. de méd. op.*, t. II.
28. ALQUIÉ, *Annales cliniques de Montpellier*, 4e année, no 2, p. 17.
29. PANCOAST, *North Americ. medico-chir. Review*, juillet 1859.
30. RIKETS, *Medical Record*, avril 1894, p. 458.
31. AYRES, *New York med. Gaz.*, février 1859.
32. STEINER, Ueber die operative Behandlung der Epispadie und der angeborenen Blasenspalte. *Arch. f. klin. Chirurgie*, Bd XV, 1873, p. 369.
33. HOLMES, *Thérapeutique des maladies chirurgicales des enfants*, traduction Larcher, Paris, 1870.
34. PARKER, *Med. Times and Gazet.*, 1881, vol. I, p. 540.
35. RUGGI, a) *Rivista clinica di Bologna*, Febrario 1873; b) *Ibid.*, juin 1876, ; c) *Ibid.* 1886, p. 576.
36. GRANDJEAN, *De l'exstrophie vésicale et de son traitement*, Th. de Paris, 1868.
37. WOOD, a) *Medico-chirurg. Transact.*, t. LII, 1868; b) *Transact. of the Path. Society of London*, t. XXIV, 1869; c) *Philadelphia med. Times*, July 1875; d) *The Lancet*, July 1873; e) *British med. Journal*, February 1880.
38. ASHURST (JOHN), a) *The Americ. Journ. of the med. sciences*, 1873, vol. LXII, p. 135; b) *Ibid.*, avril 1874 et juillet 1871. Voir aussi thèse VLADIVIESO, Paris, 1876.
39. BENETT, *Dublin Journ. of med. science*, 1881, vol. I. et *Transact. Acad. med. Ireland*, Dublin, 1886, t. IV, p. 139-143.
40. WHEELER, *Medical Press*, London, 1886, no 3, XII, p. 384.
41. GAY, a) *Boston med. and surg. Journ.*, 7 janvier 1866 ; b) *Med. a. Surg. Rep. City Hosp.*, Boston, 1889.
42. MAY ROBSON, *Brit. med. Journ.*, janvier 1885.
43. SCHRADY, *Med. Rec.*, 1884, vol. II, p. 362.
44. MARSCH, *Bartholomew's Hosp. Reports*, 1875.
45. MURRAY (R.-W.), a) *The Lancet*, 25 janvier 1896, p. 239; b) *The British Med. Journ.*, 12 juin 1897, t. I, p. 1469.
46. MATWIEFF, *Wratch*, 1889.
47. HIRSCHBERG, *Arch. f. klin. Chir.*, vol. XVII, 4e fasc., 1875, p. 727.
48. MAC EWEN, *The Lancet*, 1902, p. 598.
49. BILLROTH, Gesammtbericht über die chirurgischen Kliniken in Zurich und Wien. *Chirurgische Klinik*, 1860-1876.
50. THIERSCH, a) *Verhandlungen der deutschen Gesellschaft für Chirurgie*,

4. *Kongress*, 1875 ; *b*) *Ibidem*, 11. Kongress, 1882 ; c) *Berl. klin. Wochenschr.*, numéros du 8 avril, du 9 août, du 11 octobre 1875 et du 24 juillet 1882.

* SCHMIDT (G.-B), Die operative Behandlung der Blasenektopie. *Beiträge zür kl. Chir.*, Bd VIII, 1892, p. 295.

52. LANGENBECK, *Archiv f. klin. Chir.*, 1877, 21 suppl., p. 215.

53. DALLE ORA, *Atti di assoc. med. Comb.*, Milano, 1896.

54. BRACHINI, *Gaz. di Ospitali*, n° 48, 1889.

55. PARONA, *Arch. di Ortopedia*, 1881.

56. PRIOLLEAU DE BRIVES, *Congrès franç. pour l'avancement des sciences*, sess. de Besançon, 1893.

57. LE FORT, a) *Bull. de la Soc. de chir.* de Paris, 1876, t. II, p. 874 ; b) *Bull. de l'Ac. de méd.*, juillet 1888.

58. GREIG SMITH, a) *The Brit. med. Journ.*, 1880, t. I ; b) *The Lancet*, 1885, p. 8.

59. RICHELOT, a) *Union médicale*, 10 octobre 1886, p. 601 ; b) *Bull. de la Soc. de chir.* de Paris, 1887, t. XIII, p. 159.

60. BERGER, a) *Bull. Ac. méd.*, 2 juillet 1889 ; b) *France Méd.*, 1889 ; c) *Courrier Méd.*, 1889 ; d) *Bull. Ac. Med.*, avril 1891.

61. PHOCAS, *Congrès franç. de chir.*, tenu à Paris du 17 au 22 octobre 1898, et *Revue de chirurgie*, 1898, p. 1132.

62. POZZI, a) *Revue de gynécologie et de chirurgie abdominale*, 1897, p. 161. *Note sur un cas d'exstrophie de la vessie et sur une modification de la méthode autoplastique* ; b) *Annales des mal. des org. génito-urinaires*, 1897, p. 18.

63. POUSSON, Traitement de l'exstr. de la vessie, *Ann. des mal. des org. génito-urinaires*, 1888.

63. TUFFIER, *Traité de chirurgie*, DUPLAY, RECLUS, 2e édition, t. VIII, p. 649.

65. BIGELOW, New meth. in the treatment of exstrophy of the bladder and of erectile tumor. *Boston med. and surg. Journ.*, 1876, vol. I, p. 7.

66. BRAUN, *Arch. f. klin. Chir.*, 1892, t. XLIII, p. 185.

67. THOMAS, *Ann. des mal. des org. gén. ur.*, 1890, p. 100.

68. WISLOW, *Maryland med. Journ.* Baltimore, 1886-1887, t. XVI, p. 153.

69. SCHOENBORN, *Berl. kl. Woch.*, 19 décembre 1881.

70. WILLIARD (docteur DE FOREST), *Ann. of Surg.*, 1899.

71. WALSHAM, *Soc. med. de Londres*, séance du 23 janvier 1888, in *The Lancet*, 1888.

72. RACOVICEANU, *Revista de chirurgie* Bucuresci, 1897.

73. BATTLE, *Transact. cl. Soc. Lond.*, 1891.

74. ANDERSON, *Transact. cl. Soc. Lond.*, 1892.

75. BERG (docteur JOHN), The Surg. Treatment of exstrophy of the urinary bladder. *The Brit. Med. Journ.*, 20 octobre 1900, p. 1169.

76. MAC EWEN, *The Lancet*, 1902, p. 598.

77. VANCE, *Journ. Am. Med. Assoc.*, Chicago, 1900, t. XXXV, p. 1671-74. *Epispadie exstrophy of the bladder complete.*

78. POUSSON, *Loc. cit.*, p. 473.

79. PAUL SEGOND, Traitement chirurgical de l'exstrophie de la vessie. Note sur un nouveau procédé opératoire. *Annales des maladies des organes génito-urinaires*, avril 1890, p. 10.

80. Rosenberg, *Virchow's Archiv*, Bd. CXXXII.
81. Enderlein, 1° *Verhandlungen der deutschen Gesell. f. Chir.*, 29. Kongress 1900. Experimentale Blasenplastik; 2° *Deutsche Zeitschrift für Chirurgie*, 1900, Bd. LV.
82. Rutkowski : 1° Zur Methode der Hornblasenplastik. *Centralbl. f. Chir.*, n° 16, 1899; 2° *Centralbl. f. Chirurgie*, 2 avril 1892.
83. Mikulicz, Zur Operation der angeb. Blasenspalte. *Centralbl. f. Chir.*, n° 22, 3 juin 1899, p. 641. Voir aussi Anschutz, Ueber die Heilung der angeb. Blasenspalte durch Plastik aus den Dunndarm. *Verhandl. der deutschen Ges. f. Chir.* 29. Kongress. Berlin 1900. Voir aussi, Anschutz, *Arch. f. klin. Chir.*, 1901, t. LXI, pp. 1048-1063.
84. Mundel (docteur Dawid Edward), Note of operative relief of ectopiæ vesicæ. *Annals of Surg.*, 1899, t. XXX, p. 714.
85. Lewis, *Ann. of Surg.*, 1900, p. 724.
86. Paul Segond, Traitement chirurgical de l'exstrophie de la vessie. Note sur un nouveau procédé opératoire. Communication faite au 4e *Congrès français de Chirurgie*, 1889. Voir aussi *Annales des maladies des voies génito-urinaires*, avril 1890. *Congrès français de Chirurgie*, 1894.
87. Pousson, Traitement de l'exstrophie de la vessie. Progrès réalisés depuis 6 ans dans le traitement chirurgical de l'exstrophie de la vessie (Modification proposée par l'auteur au procédé de Segond). *Annales des organes génito-urinaires*, février 1896.
88. Poncet, Communication à la Société nationale de médecine de Lyon, séance du 24 novembre 1890. *Lyon médical*, t. LXV, p. 476.
89. Cros, *Sur un nouveau procédé opératoire applicable au traitement chirurgical de l'exstrophie de la vessie* (*procédé de Segond*). Thèse de Lyon, 1890.
90. Lacaze Duthiers, *Traitement chirurgical de l'exstrophie de la vessie par un procédé nouveau*. Thèse Paris, 1890-91.
91. Richelot, *Bull.de Soc. de Chir.*, t. XX p. 608, 1894, et thèse Katz, Paris, 1895, p. 39.
92. Vincent, Communication à la Soc. de méd. *de Lyon*, séance du 17 novembre 1890.
93. Anderson, *Transaction Surg. Society*. London, 1891, p. 243.
94. Jamain, Thèse Paris, 1845.
95. Rigaud in Hergott, *De l'exstrophie vésicale dans le sexe féminin*, Thèse Nancy, 1874.
96. Wymann (H.-C.), *New York med. Record.*, 5 décembre 1886.
97. Czerny in Schmidt (G.-B.), Die Operative Behandlung der Blasenektopie *Beiträge zur klin. Chirurgie*, Bd VIII. 189., p. 291.
98. Poppert, *Verhandl. der deutschen Gesellschaft für Chirurgie*, 25. Kongress.
99. Bax, Inaug. Dissert. Konigsberg, 1899.
100. Hoffmann, Zwei Falle von Ektopia vesicæ, *Centralbl. f. Chir.*, n° 31, 1884.
101. Hoeffmann, *Arch. f. klin. Chirurgie*, t. XLII, p. 575.
102. Lotheisen (docteur Georg), *Beiträge zur klinischen Chirurgie*, 1900, vol. XXV.
103. Roberts (docteur John), *Annals of Surgery*, 1895, t. XXI.

104. KRAUS, *Münchener med. Wochenschrift*, 1900, p. 555.
105. EUGEN ENGELS, Thèse inaug. de Marburg, 1901.
106. PASSAVANT (docteur G.), 1° Die Blasen Harnrohrennaht mit Vereinigung der Schambeinspalte bei ang. Blasenspalte mit epispadias. *Archiv f. klin. Chirurgie*, 1887, vol. XXXIV, p. 463; 2° *Arch. f. klin. Chir.*, vol. IV, p. 1, 1890.
107. TRENDELENBURG, 1° Zur operativen Behandlung der Ectopia vesicæ. *Centralbl. f. Chir.*, 1885, n° 49; 2° Ueber Heilung der Harnblasenektopie durch directe Vereinigund der Spaltränder. *Verhandl. der deutschen Gesellsch. f. Chir.*, 1886, p. 173; 3° *Verhandlungen der deutschen Ges. f. Chir.*, 1887, p. 114; 4° *Arch. f. klin. Chir.*, vol. XLIII, cahiers 3 et 4; 5° *Verhandl. der deutschen Ges. f. Chir.*, 29. Kongress, 1900, p. 72; 6° *Münchener med. Wochenschr.*, n° 44, 1901.
108. KONIG, cité par LOTHEISEN, Zur operativen Behandlung der Blasenektopie. *Beiträge zur klin. Chir.*, 1900, vol. XXVIII, p. 528.
109. KOCH, Eine modificierte Trendelenburgsche Blasenspaltoperations. *Centralbl. f. Chir.*, septembre 1897, n° 36, p. 953.
110. SCHLANGE. *Verhandl. der deutschen Gesells. f. Chir.* Séance du 4 avril 1891.
111. EUGEN ENGELS, *Beiträge zur pathol. Anat.*, *Aetiologie u. Therapie der Ectopia vesicæ*. Thèse de Marbourg, 1901.
112. BROOKMANN, *British med. Journ.* 21 octobre 1893.
113. MAKINS, *British med. Journ.*, 1888, p. 696.
114. DUBET, *Journal des sciences méd. de Lille*, 1891.
115. RYDGIER (de Cracovie), *Verhandl. d. deutschen. Gesell. f. Chir.*, XX. Congress, 1891, p. 358.
116. DELAGÉNIÈRE (du Mans), Exstrophie de la vessie guérie par le procédé de Trendelenburg, *Revue de chirurgie*, septembre 1900, p. 413.
117. TIETZE, Zur operativen Behandlung der angeborenen Blasenspalte. *Beiträge z. klin. Chir.* Bd. XVIII, cah. 3, 1897, p. 1.
118. SIMON JOHN, *a*) *Saint Thoma's Hospital*. Ectropia vesicæ (Absence of the anterior walls of the bladder and pubic abdominal parietes); operation for circling the orifices of the uretero into the rectum; temporary success; subsequent death; autopsy. *The Lancet*, London, 1852, vol. II, p. 568; *b*) Congenital imperfection of the urinary organs treated by operation. *Transactions of the Pathological Society of London*, vol. VI, London, 1855, p. 256.
119. RICHARDSON-CHOPART, *Traité des maladies des voies urinaires*. Nouvelle édition par E.-H.-Félix Pascal. T. I., Paris, avril 1821, p. 325.
120. LLOYD EDWARDS, Ectropia vesicæ; *Saint-Bartholomew's Hospital*. (Absence of the anterior walls of the bladder). Operation, subsequent death. *The Lancet*, London, 1851, vol. II, p. 370.
121. ROUX (JULES). Exstrophie de la vessie; autoplastie pour masquer la difformité et créer un réservoir capable de retenir l'urine pendant un certain temps; insuccès; établissement définitif d'un canal cutané propre à maintenir en place un réservoir en caoutchouc vulcanisé. *Union médicale*, t. VII, n°s 114 et 115 du 24 et 27 septembre 1853, pp. 449 et 453.
122. ATHOL JOHNSON, cité par HOLMES (33).

123. HOLMES TIMOTHÉE, *Thérapeutique des maladies chirurgicales des enfants.* Traduction par O. Larcher, Paris, 1870.

124. THOMAS SMITH, An account of an unsuccessful attempt to treat extroversion of the bladder by a new operation. *Saint Bartholomew's hospital Reports*, vol. XV, London, 1879, p. 29.

125. GLUCK und ZELLER, a) Ueber extirpation der Harnblase und Prostata. *Verhandlungen der deutschen Gesellschaft für Chirurgie*, X. Kongress Berlin, 1881 (4 Sitzung, 9 April); b) Ueber Extirpation der Harnblase und Prostata. *Archiv f. klinische Chirurgie*, Bd. XXVI, Heft. 4, Berlin, 1881, p. 910; c) *Berliner klinische Wochenschrift* du 6 juin 1881, n° 23, p. 335, et 31 octobre 1881, n° 44, p. 648; d) *Verhandlungen der deutschen Gesellschaft für Chirurgie*, XXIV. Kongress Berlin, 1895.

126. BARDENHEUER, a) *Zür Frage derDrainirung der Peritonealhöhle.* Stuttgart, 1881; b) *Extraperitonealer Explorationsschnitt*, Stuttgart, 1887, p. 273.

127. NOVARO (G.-F.), a) Dell'innesto degli ureterinel retto. *Bolletino della sezione des cultori delle scienze mediche in Siena.* Anno V-1887, Siena, 1888, p. 4; b) *Ibid.*, 188, p. 351; c) *Verhandlungen des X. Internal. Mediz. Congress.* Berlin, 1890, p. 209; d) Transpiantamente transperitoneale delle uretere des X. Intern nella vescica a cura della fistula uretero-vaginale. *Accademia de Scienze di Bologna*, mars 1893; e) *Riforma Medica*, 23 mars 1893.

128. TUFFIER, a) De la dérivation par le rectum du cours de l'urine. *Bulletins de la Société anatomique de Paris*, 1892, p. 808; b) *Annales des maladies des organes génito-urinaires*, XI° année, 1892, p. 225.

129. GIORDANO, DAVIDE, Dell innesto degli ureteri nel crosso intestino et dall'aspertazione della vescica e delle protata. *Riforma medica*, Maggio, 1892, n° 117.

130. MORESTIN, Greffe d'uretère. *Bull. de la Soc. anat. de Paris*, 47° année, 5° série, t. VI, p. 706; b) Greffe de l'uretère dans le rectum. *Annales des maladies des organes génito-urinaires*, 1893, p. 224.

131. REED HARVEY, Experimental research on the implantation of the uretero into the rectum. *Annals of surgery*, 1892, vol. XVI, p. 193.

132. VAN HOOK, The surgery of the ureters; a clinical and experimental research. *The journal of the American medical Association*, vol. XXI, n°s 25, 26.

133. THOMSON HERMANS, Experimentale Beiträge zur Bauchchirurgie. *Zeitschrift für Geburtshilfe und Gynäkologie*. Bd XXVI, 1893, p. 178.

134. CHAPUT, De l'abouchement des uretères dans l'intestin. *Archives générales de médecine*, janvier 1894, p. 5.

135. ACHILLE BOARI, *Chirurgia dell' uretere Studio sperimentale et clinico.* Roma, 1900.

136. LESTRADE, *Chirurgie de l'uretère spécialement dans ses rapports avec la chirurgie gynécologique*, Thèse, Toulouse, 1897.

137. PRESSAT (ANDRÉ), *La cystoentérostomie en particulier dans le traitement de l'exstrophie de la vessie.* Thèse, Paris, 1898.

138. VIGNONI, Del trapiamento degli ureteri nell' intestino. *Gaz. med. di Torino*, 1895, n° 2.

139. KRYNSKI (docteur LÉON), Zur Technik der Ureterimplantation in den Mastdarm. *Centralblatt für Chirurgie*, 1896, p. 73.

140. FRANK (JACOB), a) *The Journal of the Americ. Med. Association*, 1898; b)

Berliner med. Wochenschrift, 1897 ; c) *Revue de gynécologie et de chirurgie abdominale*, 1900.

141. MARTIN (FRANKLIN), Experimental implantation of ureters in the bowels. Pathological report on doctor Franklin H. Martin's cases of implantation of ureters into intestine. *The Americ. gynäcological and obstetrical Journal*, vol. XIV, mars 1899. (*Transactions of the Chicago gynäcological Society*. Stated Meeting 18, January 1899 et *Centralblatt für Gynäcologie*, t. XXIII, 1899, p. 1477.

142. KALABIN, a) Zur Frage über die Einpflanzung der Ureteren. *Centralblatt für Gynäkologie*, t. XXIII, 1899, p. 1078 ; b) Zur Frage von den Veranderungen in der Schleimhaut des Darmes und der Nieren nach Implantation des Harnleiters in den Darm. *Centralblatt für Chirurgie*, t. XXVI, 1899, n° 51 ; c) *De la transplantation des uretères*, Moscou, 1899 (en russe) ; d) voir aussi *Wratch*, 1899, p. 1258.

143. PETERSON (R.), *a*) *Transactions of the Chicago gynäcological Society*, juny 1900. Compte rendu dans *Centralblatt für Gynæcologie*, t. XXIV, n° 47, 1899 ; *b*) Anastomosis of ureters with intestine. *Medical News*, vol. LXXVII n° 6, p. 206.

144. JACHONTOFF, *Sur la transplantation des uretères dans le rectum*. Thèse de doctorat, Saint-Pétersbourg, 1901.

145. DUVAL et TESSON, De l'abouchement des uretères dans le côlon. *Annales des maladies des organes génito-urinaires*, 1900, p. 269.

146. MAUCLAIRE, Quelques essais de chirurgie expérimentale applicable au traitement de l'exstrophie de la vessie et des anus contre nature complexes. *Revue de chirurgie*, 1895, p. 929.

147. LINDNER, In thèse de JACHONTOFF (144), pp. 128 et 298.

148. PISANI UGO, Proposta di nuove metodo di innesto degli ureteri nel retto. *Il Policlinico*, anno III, Rome, 1896, p. 333.

149. KUSTER (E.), Neue Operationen an der Prostata und Blase. *Verhandlungen der deutschen Gesellschaft für Chirurgie*, 20. Kongress, Berlin, 1891, p. 255, et *Archiv für klin. Chirurgie*, 1891, p. 864.

150. GIORDANO in BOARI, *Chirurgia dell'uretere*, etc. (135), pp. 294 et 300, et thèse de PRESSAT, Paris, 1898, p. 17.

151. CHALOT, La transplantation systématique des deux uretères et la ligature préventive des deux artères iliaques internes pour extirpation large du cancer diffus de l'utérus par l'abdomen. *Indépendance médicale*, 1896, n° 38. Voir aussi thèse de SONEIRA, L'implantation des uretères dans le côlon, Paris, 1899, et thèse de LESTRADE Toulouse, 1897.

152. ESTIENNY, In thèse de LESTRADE, Toulouse, 1897.

153. TURETTA, *Atti della Soc. ital. di Chirurgia*. Voir aussi thèse de PRESSAT, Paris, 1899, p. 17.

154. SCHEDE, In thèse de JACHONTOFF (144), p. 75.

155. SCHNITZLER, *Officielles Protokoll der k. k. Gesellschaft der Aerzte in Wien.*, Sitzung V, 21 octobre 1898. Voir aussi *Wiener klinische Wochenschrift*, 1898, p. 990.

156. KRAUSE (T.), *Münchener medizinische Wochenschrift*, 1899, p. 1443.

157. TRENDELENBURG in MATHES, Zur Casuistik der Ureterenimplantation in den Darm. *Deutsche Zeitschrift für Chirurgie*, 1897, p. 136.

158. ALEXANDROW, *Journal d'accouchement et des maladies de femme*, 1900, p. 1447 (en russe).
159. TUFFIER et DUJARRIER, Extirpation de la vessie pour néoplasme. *Revue de Chirurgie*, avril 1898.
160. GUYON et ALBARRAN, *Annales des maladies des voies génito-urinaires*, 1890.
161. L. LEWIN und GOLDSCHMIDT (H.), *Experimentale Studien über die Beziehung Zwischen Blase und Harnleiter.*
162. COURTADE et GUYON (J.), *Annales des maladies des organes génito-urinaires* 1894, p. 561.
163. TUFFIER, Maladies de la vessie, *Traité de Chirurgie*, DUPLAY, RECLUS, 1re éd., t. VII, p. 696.
164. ROUX in BOARI, *Chirurgia dell'uretere* (135), p. 301.
165. POIRIER, *Traité d'anatomie humaine*, article « Uretères ».
166. REINE. *Atti dell' XI Congresso medico internazionale* (Ostetrica, ginecologia, p. 165), Roma, 29 Marzo, 5 Aprile 1894, vol. V, Torino, 1895, et thèse de JACHONTOFF (144), p. 13.
167. ROUX in BOARI, *Chirurgia dell'uretere* (135), p. 301.
168. DUPLAY, in thèse de JACHONTOFF (144).
169. RYERSON-FOWLER (docteur Georges), Implantation of the ureters into the rectum in exstrophia of the bladder with a description of a new method of operation. *The Americ. Journ. of med. sciences*, March 1898, p. 270.
170. MAYDL (KARL), *a*, Ueber die Radikaltherapie der Ectopia vesical urinariæ. *Wiener medizinische Wochenschrift*, 1894, p. 1114, p. 1170, p. 1210 et 1258; *b*) Neue Beobachtungen von Ureterimplantation in die Flexura romana bei Ectopia vesicæ. *Wiener klinische Wochenschrift*, nos 28, 29, 30 et 31, 1896; *c*) Ueber weitere Erfahrungen über Implantation der Ureteren in die Flexur bei Ectopie. *Wiener medizinische Wochenschrift*, no 6 du 4 février 1899, p. 250.
171. BROCA, *Bulletin de la Société anatomique de Paris*, 1887.
172. VIALLETON, *Archives provinciales de chirurgie*, 1892.
173. KATZ, *Bulletin de la Société anat. de Paris*, 1903.
174. PARK, Exstrophy of the bladder withoter congenital defects. Maydl's operation. *Medical News*, vol. LXX, no 22.
174. MIKULICZ dans TIETZE. *Beiträge zur klin. Chirurgie*, t. XVIII, 1897, p. 1.
175. KRYNSKI, *Loco citato.*
176. ESTOR, *Bull. et Mém. de la Soc. de chir. de Paris*. Séance du 12 février 1902.
177. FRANK HARTLEY, The operative treatement for exstrophy of the bladder, *Annals of Surgery*, 1901, vol. XXXIV, p. 25.
178. MALINOWSKI, in thèse JACHONTOFF (*loc. cit.*), p. 238.
179. COLZI in FLORENZO JAJA, Contributio clinico all trattamento chirurgico dell estrofia vesicale etc. *Atti della Societa italiana di chirurgia*, Roma, 1901.
180. BERGENHEIM, *Kirurgisk Kasuistik fran Nikopings lasarette Eira*, no 10, 1895, Stockholm.
181. FRITSCH in MAYDL, *Wien. medizinische Wochenschift*, 1899, p. 250.
182. POZZA in BOARI, *Loc. cit.* p. 324.
183. CAPELLO in BOARI, *Loc. cit.*, p. 326.

184. Peters (professeur docteur Georges-A.), Toronto University. Implantation of the ureters in the rectum in a case of exstrophy of the bladder with patient. *Journal of the Am. Med. Asso.*, septembre 1899, p. 660. *British Med. Journ.*, 22 juin 1901, p. 1538.

185. Smith Pye, *Yorkshire Branch of the British Med. Assoc.*, 29 janvier 1902.

186. Wolfler, *Wiener klinische Wochenschrift*, 1896, n° 16, p. 307.

187. Mazel, Eduard, Ueber Blasenektopie und deren operative Behandlung. *Beiträge zur klinischen Chirurgie*, Bd XXIII, Hft. 2. Tubingen, 1899, p 444.

188. Ewald Carl a) *Wiener klinische Wochenschrift*, 1897, n° 5, p. 133; b) *Officielles Protokoll der K. K. Gesellschaft der Aerzte in Wien.* Sitzung, V. 21 octobre 1896, n° 43, p. 990; c) Thèse de Jachontoff, Saint-Pétersbourg, janvier 1900 (144); d) Communication écrite du 13, 1903.

189. Von Eiselsberg, a) *Wiener klinische Wochenschrift*, 1897, n° 4, p. 101; b) Mathes P., Zur Casuistik der Ureterenimplantation in den Darm Deutsche. *Zeitschrift für Chirurgie*, Bd XLV, 1897, p. 136; c) Bax, *Zur operativen Behandlung der angeborenen Blasenspalte durch Ureterenimplantation in den Darm.* Inaugural Dissertation Konigsberg 1899; d) thèse Jachontoff, Saint-Pétersbourg, 1891 (144), p. 180; e) Lettre privée du prof. von Eiselsberg du 27 février 1903; f) lettre privée du docteur Mathes assistant à la clinique chirurgicale de Graz, du 13 janvier 1903.

190. Herczel Emanuel, *Wiener medizinische Presse*, 1897, n° 49, p. 1557; b) *Centralblatt fur die Krankheiten der Harn und Sexualorgane*, Bd X, Heft, 11 novembre 1899.

191. Schnitzler (J.) a) in Mazel, *Beiträge zur klinischen Chirurgie*, 1899, t. XXIII, p. 483.

192. Pendl, *Wiener klinische Wochenschrift*, n° 47.

193. Kortewег (J.-A.) *Jahresberichte über die Fortschritte a. d. Gebiete der Chirurgie*. II. Jahrg. Wiessbaden, 1897.

194. Tuffier, *Gazette hebdomadaire*, n° 56, 14 juillet 1898, p. 661; b) Lettre privée du 15 décembre 1902.

195. Forgue (Émile), La technique de l'opération de Maydl dans la cure de l'exstrophie vésicale. *Revue de gynécologie et de chirurgie abdominale.* n° 4 juillet, août 1902, p 107.

196. Nové-Josserand, a) *Revue mensuelle des maladies de l'enfance*, 1899, p. 258. b) Lettre privée du 18 mars 1903.

197. Roux, a) Pressat, thèse, Paris, 1898, p. 17; b) Boari, *Chirurgia dell'Uretere*, etc. (135), p. 301; c) Lettre privée du 25 avril 1903.

198. Resegotti Luigi, Sopra un caso di innesto degli ureteri nella inflessione iliaca. *Giornale della R. Accademia di Medicina di Torino*, Torino, 1896, p. 372.

199. Trombetta, *Archivio ed atti della Societa italiana di Chirurgia*, anno 1896, p. 148; voir aussi Boari (135) p. 318.

200. Crespi in Boari, *Chirurgia dell'Uretere* (135), p. 321.

201. Boari, *Chirurgia dell'Uretere* (135), p. 321.

202. Bucheri in Boari (135), p. 323.

203. Orloff, Le traitement chirurgical de l'exstrophie de la vessie. Abouchement de l'urèthre, d'après Maydl en particulier. *Chirurgia*, 1902, X, 472-525 (en russe).

204. DEMOUJINSKY, a) in travail de ORLOFF (203); b) voir aussi thèse de JACHONTOFF (144), p. 121; c) communication écrite du 2 mars 1903.

205. VOSCRESENSKY, *Chirurgia* (russe), t. IX, mai 1901; voir aussi travail d'ORLOFF (203).

206. GRAUBNER, *Saint-Petersburger medizinische Wochenschrift*, n° 36, *Kasuistischer Beitrag zur operationen Behandlung der Blasenspalte* et lettre du 20 avril 1903.

207. DUDLEY P. Allen, de Cleveland, *Journal of the Americ. Med. Asso.*, 1899 p. 258, et communication écrite du 19 février 1903.

208. EHRICH, Gallertkrebs der ekstrophierten Harnblase, *Beiträge zur klinischen Chirurgie*, 1901, t. XXX, p. 581.

209. FRANK RUDOLF, *Wiener klinische Wochenschrift*, 1898, n°s 43, 45 et 47; *ibid.* 1899, n°s 3 et 6; voir aussi travail d'ORLOFF (203).

210. SOUBOTINE, *Bulletins de l'Académie Impériale de Médecine de Saint-Pétersburg*, 1901 (en russe); voir aussi thèse de JACHONTOFF (144), p. 184.

211. PREINDLSBERGER, cité par EHRICH (208).

212. SCHEDE, in travail d'ORLOFF (203) et communication écrite du docteur Graff privatdocent de chirurgie à Bonn en date du 5 mars 1903.

213. TIETZE, (Dr A.), Zur operativen Behandlung der angeborenen Blasenspalte. *Beiträge zur klinischen Chirurgie*, t. XVIII, Tübingen, 1897, p. 1.

214. THIERSCH, *Verhandlungen der deutschen Gesellschaft für Chirurgie*, II. Kongress, 1882, p. 88.

215. TUFFIER, *Tr. Chir.* DUPLAY, RECLUS, t. VII, p. 648.

216. ROSE (docteur EDMOND), Ueber die Anlage einer Harnrohre im Masddarme und die Schwierigkeiten dieser Operation. *Therapeutische Monatshefte*, 1888, p. 423.

217. NOVARO de SIENNE, Nouvelle opération de l'exstrophie de la vessie. *Verhandlungen der X. Internat. Kongress.*, Berlin 4-9 August 1890. Berlin, 1891, t. III, p. 209.

218. ROSEGOTTI, Contribuzione alla cura radicale delle estrofia. *Gazetta med. di Torino*, 1895, n° 47.

219. GERSUNY, *Officielles Protokoll der k. k. Gesellschaft der Aerzte in Wien*, Sitzung, V. 21, Okt. 1898. *Wiener klin. Wochenschrift*, 1898, n° 43, p. 990.

220. LOTHEISEN, Ueber Ureterenimplantation. *Wiener klinische Wochenschrift*, 1899, n° 36.

221. SOUBOTINE (M.-O.), Communication au congrès des chirurgiens russes, tenu à Moscou du 28 au 30 décembre 1900. Voir aussi CHIROURGIA, t. IX, n° 50, février 1901.

222. MORESTIN, *Des opérations qui se pratiquent par la voie sacrée*, Thèse Paris, 1894.

223. PAWLICK, Ueber Blasenextirpation. *Verhandlungen des X. Internat. Kongress.* Berlin, 1890, Bd. III. Voir aussi *Wiener med. Wochenschrift*, 1891, p. 1814.

224. KOSINSKI, *Centralblatt für Krankheiten der Harnorgane*, 1894, cité par CLADO, *Tumeurs de la vessie*, 1895.

225. CHAVASSE, *The Lancet*, 21 janvier 1899, p. 161. General Hospital Birmingham. A case illustrating a method of treating extroversion of the bladder in the female.

226. Reginal Harrisson, *Medical Record*, 1er mai 1899.
227. Docteur F. Gluck und A. Zeller, Ueber Extirpation der Harnblase und der Prostata. *Arch. f. klin. Chir.*, 1881, t. XXVI, p. 916.
228. Sonnenburg, Ueber Operation an der Harnblase besonders auf Hinsicht auf die Extirpatio der Blase bei Inversio vesical. *Verhandlungen der deutschen Gesellschaft für Chirurgie* XI. Kongress, 1882, p. 113. *Berliner kl. Wochenschrift*, n° 30, p. 429, 1881; *ibid.*, 1882, p. 356, p. 373 et 471. *Deutsche Med. Wochenschrift*, 1899, n° 14; *Centralblatt f. Chir.*, 1898, p. 1052. Freie Vereinigung der Chirurgen Berlins (6e séance du 11 juillet 1898. *Handbuch der praktischen Chirurgie*, Verlag von Enke in Stuttgart.
229. Eastman (Indianopolis), *Journ. of the Americ. Med. Association*, 5 mai 1900, p. 1103.
230. Estor (de Montpellier), *Nouveau Montpellier médical*, 1899, p. 39.
231. Zesas, *Arch. f. klin. Chir.*, 1887, p. 753, t. XXXVI.
232. In communication de M. Segond au *Congrès français de chirurgie*, 1889.
233. In thèse de Alin Fribourg, 1892.

TABLE DES MATIÈRES

19-1043. — Tours, Imp. E. Arrault et Cie.

www.ingramcontent.com/pod-product-compliance
Ingram Content Group UK Ltd.
Pitfield, Milton Keynes, MK11 3LW, UK
UKHW021059230726
13926UKWH00004B/1943